누구에게나 찾아오는 중년의 불청객

목 디스크

이 동 호 저

최신의학사

차 례

- 머리말 / 5
- 이 책을 읽어야 하는 이유 / 10
- 목의 구조와 기능 / 19
- 목 디스크(퇴행성 경추질환)의 병태 생리 / 61
- 목 디스크의 증상 / 70
- 목 디스크의 진단 / 101
- 목 디스크의 치료 / 113
- 신경근증의 수술 방법/ 123
- 척수증의 수술 방법 / 143
- 기타 증상의 수술 방법/ 178
- 경추 수술의 합병증 / 183
- 경추 수술에 쓰이는 삽입물들 / 195
- 수술 후 재활 / 203
- 부록 1. 목디스크 환자의 흔한 치료 예들 / 209
- 부록 2. 경추에 좋은 자세와 경추 운동법 / 216
- 참고 문헌 / 222
- 색인 / 233

머리말

"제가 목 디스크인가요"

"목 디스크는 왜 생기나요?"

"목 디스크라는데 수술 받아야 하나요?"

"목 수술 받으면 증상이 더 나빠 진다는데 수술 안 받으면 안될까요?"

오늘도 진료실에서 몇 번씩 듣게 되는 질문들입니다.

'목 디스크'라는 말을 한번이라도 들어보지 못한 분은 없을 것입니다. 하지만 막상 목 디스크에 대해 여쭤보면 정확히 알고 계신 분도 그렇게 많지는 않습니다. 많이 들어봤던 병명이라도 막상 나를 비롯한 나의 가족에게 닥치게 되면 생소하기는 마찬가지입니다. 그동안 들어왔던 얘기가 많을수록, 또 주변에서 경험담을 들려주는 사람들이 늘수록, 인터넷에 정보가 넘쳐날수록 병에 대해 정확히 이해하기는 커녕 혼란만 커지는 것이 사실입니다. 이러한 혼란에서 벗어나는 가장 빠른 길은 이 병을 올바른 방향에서 잘 바라보아야 하는 것입니다.

저는 20년 전부터 경추(목뼈) 환자 위주로 진료를 해왔으며 10년 전부터는 아예 경추(목뼈) 질환 환자만을 진료하고 있습니다. 저의 스승이신 이춘성 교수님께서 약 20여 년 전, 저에게 경추 질환을 전공해보라고 권유하셨을 때에 저는 무척 망설였습니다. 당시는 지금처럼 경추 질환에 대한 연구가 많이 되어 있지 못하고, 수술 기법도 발전하지 못했던 때라서 "목은 수술하기 위험한 부위", "까딱하면 마비 만드는 수술"과 같은 인식이 의사들 사이에서도 만연해 있었거든요. 그런 위험한 분야를 밤잠 설쳐가면서, 마음 졸여가면서 전공으로 선택해야 하는 것이 맞는지, 그때 당시라면 저 아닌 누구라도 주저했을 것입니다. 하지만 서울아산병원에서의 근무를 시작하고 목뼈 질환 환자들을 관심있게 보게 되면서 저의 생각은 바뀌었습니다. 작은 뼈를 섬세하게 수술하는 것이 저의 적성과 더 맞는 것 같기도 하고, 사지 마비가 오던 환자분들이 저의 손에 의해 완쾌되는 것을 보면서, 이전에 경험해보지 못했던 의사로서의 보람과 희열을 느끼게 되었거든요. 그래서 저는 2009년 미국에 연수를 가게 되었을 때, 경추 수술만을 전문으로 하시는 Daniel Riew 선생님을 찾아가게 되었습니다. 이분은 한국계 미국인인데요,- 성은 물론 류씨고요- 경추 분야에서 누구나 인정하는 세계 1인자였습니다. 그분과 1년 반을 함께 지내면서 제가 생각하기에도 신기할 정도로 눈이 뜨이게 되었는데요. 돌아와서 10년 남짓 전념하다 보니 이제는 제 나름대로의 진단과 치료법을 개발하여 세계에 발표하는 수준이 되었고, 아예 경추 환자만을 보는 의사가 되었습니다.

목 디스크는 중년 이후에 알게 모르게 누구나 가지고 있는 병입니다. 그 중에 어떤 분들은 불편하고 심각한 증상이 나타나서 고생하시고, 어떤 분들은 증상이 없어서 모르고 지나가는 것일 뿐이지요. 누구나 가지고 있는 병인 만큼 정확히 이해하시고 스스로 노력하신다면, 수술 등 힘든 치료를 거치지 않고도 잘 나아질 수 있는 병입니다. 저는 저를 찾아오는 환자분들께 이런 점을 잘 설명 드리고 안심을 시켜드리는 것이 주로 하는 일이고, 또한 어쩔 수 없이 수술이 필요한 분들에게는 최고의 수술을 통해 문제를 해결해 드리는 것이 그 다음 일입니다.

저는 지금까지 약 20년 동안을 목뼈만 생각하고 살고 있으며, 그만큼 많은 연구 결과들을 발표하면서 전세계 의사들이 좀 더 나은 치료를 할 수 있도록 돕고 있습니다.

하지만 한편으로는 저의 노력이 전 세계 척추외과 의사들에게는 어떨지 몰라도, 정작 이 병을 앓고 계시는 환자분들에게는 큰 도움이 되지 못하고 있다는 것을 깨닫게 되었습니다. 환자분들은 병에 대해 궁금한 점이 많은데, 제가 그 궁금

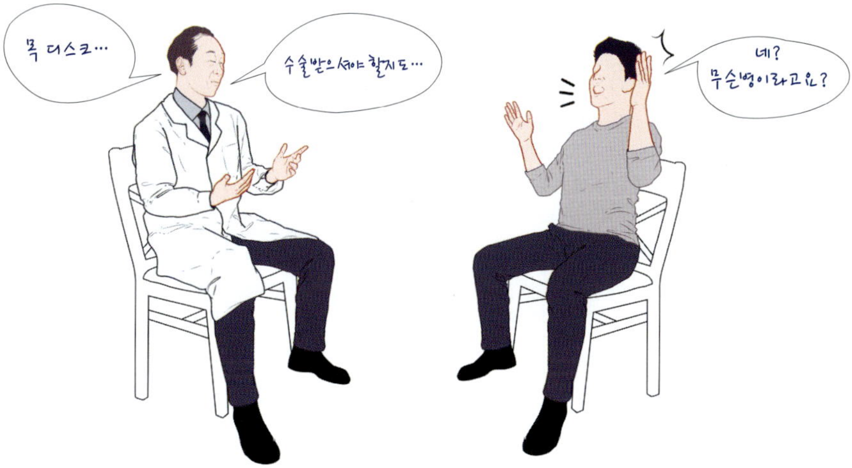

증에 대한 해답을 잘 전달해드리지 못하고 있다는 고민이었지요. 심지어 저에게 수술 받는 환자분들도 의문 사항에 대한 해답을 모두 얻지 못하십니다. 궁금한 게 워낙 많은데다가, 미안해서 질문을 다 못하시기도 하고, 설사 설명을 듣더라도 생소한 분야라서 정확히 이해하지 못하시는 경우도 많거든요.

목 디스크는 분명 경추 질환 중에서도 가장 흔한 병 중 하나입니다. 그런데도 불구하고, 척추를 전공하는 의사 선생님들 중 일부도 이 병을 완전히 이해하시지 못한 채 자신의 환자들을 치료하는 경우가 있는 것을 심심치 않게 보았습니다. 물론 의사 선생님들께는 빈번한 학회 활동을 통해 반복하여 주지시켜드리고 있지만, 이 병을 갑자기 알게 되시거나, 경험하시더라도 평생 한두 번에 불과하실 환자와 보호자분들은 병에 대한 정확한 정보를 얻을 기회가 많지 않습니다. 이 질환을 전문적으로 설명해주는 서적이 부족한 것은 물론이고, 기존에 출판된 서적이나 인터넷을 뒤져보더라도 병에 대한 설명이 너무 어렵게 되어 있어 일반인들은 거의 이해하지 못할 지경이었습니다. 척추 질환 환우회라는 곳들도 여럿 있어서 홈페이지에 들어가 보니 전부는 아니지만 전문의가 아닌 분들이 부정확한 정보를 교환하고 있어 안타깝기도 했습니다.

그것이 제가 이 책을 쓰게 된 이유입니다.

불운하게 원치 않는 병으로 걱정하고 고통받는 환자와 그 가족 분들이 보다 정확한 사실을 알게 되어서, 잘못 알려진 공포로 두려워하시거나, 치료 결정에 있어 어리석은 선택을 하시는 것을 막고 싶었습니다. 그래서 이 책은 철저하게 의사가 아닌 일반인들의 눈에 맞춰 씌어졌습니다. 복잡한 의학 용어의 사용을 가능한 한 자제하여 이해하시기 쉽도록 했습니다. 때문에 어떤 분들이 보시기에는 내용이 비전문적으로 보일 수도 있습니다. 하지만 이 책은 목 디스크에 대해 발표된 의학 서적, 논문에 근거한 가장 의학적인 사실만을 다루고 있다고 자부합니다. 때때로 일부 의사나 저의 사견을 말씀드릴 때에는 미리 그 사실을 밝혀 독자들이 오해하시지 않도록 주의하였습니다. 다시 말씀드려 문체는 옆집 아저씨가 들려주는 옛날 얘기 같더라도, 내용은 웬만한 의학 교과서와 견주어도 부끄럽지 않을 정도입니다.

책을 쓸 결심을 하고 막상 책을 출간하기까지는 긴 시간이 소요되었습니다. 그만큼 준비할 것도 많은데다가 초고를 완성하고도 수정에 수정을 거듭했거든요. 이 책을 준비하는 동안 가정에 소홀했는데도 불구하고 묵묵히 저를 도와주고 응원해준 제 아내 서희, 그리고 아이들 승민, 승현에게 진심으로 고맙고 사랑하고 있다는 말을 전하고 싶습니다. 그리고 할 줄 아는 것 없는 저를 천직인 의사로 키워주신 저희 부모님, 그리고 누이, 형제들에게 항상 감사드립니다. 저를 가르쳐주고 이끌어주신 이춘기, 이춘성, 임승철 교수님께도 감사드립니다. 그동안 저와 팀을 이루어서 환자들을 성심성의껏 보살펴 주셨던 서울아산병원 척추팀의 황창주, 조재환, 박재우 교수, 변찬웅 선생님 등 전임의, 전공의 선생님들, 그리고 이미영, 윤소정 전문 간호사님, 최정희, 유미화 간호사님 및 수술장, 외래 간호사님들, 그 분들의 도움이 아니었으면 제 환자분들의 환한 웃음은 없었을 것입니다.

주위에서 항상 응원하고 지원해주신 동료 교수님들께도 진심으로 감사드립니다. 제가 힘들 때에 도움이 되어 주신 김미경 원장님, 이 책을 출간하는 데에 큰 도움을 주신 최신의학사 엄철 사장님, 김부장님, 그리고 직원 분들께도 심심한 사의를 표합니다.

이 책을 읽어야 하는 이유

팔을 떼어내 버리고 싶을 정도의 고통

이목자 씨는 올해로 연세가 55세되는 여성분입니다.

대학생 자녀 2명을 두고 있는 평범한 주부입니다. 2년 전부터는 남는 시간을 활용하기 위해 보험 설계사가 되어 적당하게 바쁜 직장 생활도 겸하고 있습니다.

어느 날 이 씨는 자녀들을 학교에 보내고 보험 상품을 문의하는 고객과 만나기 위해 승용차를 몰고 집을 나섰습니다. 사거리에서 정지 신호가 떨어져 브레이크를 밟았는데 따라오던 차가 미처 보지 못하고 트렁크 뒤를 추돌하고 말았습니다. 갑자기 목이 뒤로 젖혀지는가 싶더니 목 뒷부분에 날카로운 통증이 느껴졌습니다. 깜짝 놀라기도 전에 오른쪽 팔로 전기가 오르는 것 같은 찌릿한 느낌이 들었습니다. 그날 밤부터 목의 통증이 점점 심해지더니 오른쪽 팔로 뻗치는 통증마저 악화되었습니다. 아침에 양치질을 하려는데 팔에 힘이 잘 안 들어가 들어올리기 힘들면서, 팔이 빠지듯이 아픕니다. 저린 느낌이 목과 어깨를 타고 내려가 엄지와 두번째 손가락까지 전해집니다. 급히 병원에 들러 진통제 주사를 맞았지만 통증이 가시지를 않습니다. 차라리 팔을 떼어내고 싶을 정도로 심한 통증입니다.

엑스레이를 찍어보니 5-6-7번 목뼈 사이가 많이 망가졌다고 하고, MRI를 찍어보니 역시 같은 마디에 뼈가 자란 디스크로 협착증이 생겼다고 합니다. 신경성형술을 해 보라기에 해보았지만 1~2일간 좋아지는가 싶더니 다시 통증이 재발했습니다. 눌리는 신경들의 차단술도 해보았지만 마찬가지 입니다.

척추 전문병원에 갔더니 경성 디스크에 의한 협착이라고 저절로 낫기 어렵다고 하면서 수술을 받으라 합니다. 안 하면 전신 마비가 올지도 모른다고 하네요.

경황 없이 급하게 수술을 받고 입원하였습니다. 마비는 막아야 하니까요.

이 모든 것이 단 1주일 만에 이루어진 일입니다.

여러분도 어느 순간 교통 사고나 아니면 운동, 수면 후에 급격한 목 통증과 팔의 통증을 경험하실 수 있습니다. 그리고 1주일 후 목 수술을 받고 누워있는 모습을 잠시 상상해 보십시오. 너무나 당황한 나머지 내린 결정일지 몰라도 저를 찾는 몇몇 환자분들이 실제로 들려주시는 경험담입니다.

과연 이런 치료가 맞는 것일까요? 아니면, 거꾸로 수술을 절대 하지 말고 아픈 것을 참아가면서 최대한 버텨보는 게 맞는 것일까요?

둘 다 유명한 병원이나 한의원에서 처방 받은 치료입니다. 어떤 것이 맞을까요?

여러분이 이러한 극단적인 두 가지 치료를 권유받는다면 어떤 쪽을 따르고 어떤 결과를 얻게 될까요? 주변 사람들에게 물어보실 건가요? 그중 많은 사람들이 말하는 것이 과연 진실일까요? 궁금하시죠?

그것이 이 책을 읽으셔야 하는 이유입니다.

목의 통증이나 목 디스크 증상은 30~40대가 넘어가면 누구나 흔하게 겪을 수 있는 증상입니다. 일생 동안 몇 번을 경험할 수도 있지요. 그때마다 의사 선생님들의 말만 따르고 그분들에게 결정을 맡기시겠습니까? 아니면 거꾸로 현명한 결정을 하신다는 의사 선생님을 찾아가시겠습니까?

앞에서 예를 든 두 선생님의 말씀이 모두 맞을 수도 있고, 틀릴 수도 있습니다. 목 디스크라는 병은 그것을 가지고 있는 환자분에 따라 천차만별로 다를 수 있기 때문입니다. “인간”이라는 이름은 같아도 그 개체가 현재 이 지구상에 60억 명 이상 존재하듯이, “목 디스크”라는 병명은 같아도 그 상태는 환자분의 얼굴 다르듯이 천차만별일 수 있습니다. 이것을 한 가지 병으로 생각해서 오로지 한 가지 편견만 가진다면 그 손해는 의사가 아닌 바로 환자분들과 그 가족분들에게 끼치는 것입니다.

현대 의료에서 치료는 예전과 같이 의사에 의해서만 이루어지는 것이 아닙니다. 환자와 가족분들은 자신과 가족의 병을 잘 이해하고, 치료의 옵션들을 고려할 줄 알아야 하며, 향후 이루어지는 진단과 치료 과정을 의사와 함께 협조하여 진행해야 합니다. 그래야 성공적인 치료가 될 수 있습니다. 따라서 병에 대해 정확한 지식을 가지고 있는 것이 올바른 치료와 재활의 필수 조건이 되는 것입니다.

목 디스크는 전문으로 이 병을 치료하는 의사조차도 여러 가지 이유로 심한 선입견을 가지고 있을 수 있는 병입니다. 그러니 환자분들은 더더욱 잘 알지 못하고 지나친 두려움을 가지시거나, 반대로 지나친 낙관론을 가지고 계시기도 하지요. 이 책은 의사가 아닌, 이 병을 가지고 계신 환자분들과 그 가족분들을 위한 책이며 따라서 그분들의 눈높이에 맞추어 써졌습니다. 진단과 질환 관리, 그리고 치료와 재활에 대해 꼭 아셔야 할 내용들만 하나하나 어렵지 않게 설명하려 하였습니다. 대부분은 제가 진료실에서 환자분들에게 가장 많이 받는 질문들에 대한 답을 드리려 했습니다. 그것이 독자들의 궁금증과 가장 일치할 것이라고 생각했기 때문입니다. 이 책은 목에 원하지 않는 병을 얻어 고통받는 분들이 과도하게 불안해하지 않고, 병을 이해하며 현명한 선택을 하실 수 있는 길잡이가 될 것입니다.

의사마다 다른 소리를 하는데 누구 말이 맞는 건가요?

척추 전공 의사들은 왜 저마다 다른 말을 하는가?

아주 좁은 의미로 의사와 환자가 만나 병을 진단하고 그에 맞는 치료를 해나가는 과정을 진료라고 합니다. 그렇다면 여러분들이 생각하시는 올바른 진료란 무엇일까요? 환자에게 가장 좋은 결과를 만드는 것을 말할까요? 환자를 가장 인간답게, 친절하게 대하는 것을 말할까요? 가장 많은 의사들이 원하고 받아들이는 것을 말할까요? 도대체 무엇일까요?

만약 어떤 병에 가장 올바르다고 알려진 진단과 치료 방법이 있다면 그것은 누가 찾은 것이고, 누가 권하는 것일까요? 그리고 의사들은 그러한 진료 가이드를 한 사람도 거부하지 않고 모두 받아들여야 할까요? 만약 이 기준에 따르지 않는 의사가 있다면 그는 나쁜 의사일까요? 그 의사는 어떻게 제재해야 할까요?

잘 모르시겠지요? 과학, 철학, 윤리가 섞여 있는 복잡한 문제라서 정답은 없습니다. 의료계에서도 최선을 찾으려고 항상 고민하고 있습니다. 그렇다고 모범 답안이 없는 것은 아닙니다. 일반적으로 통용되는 것이 있지요. 감히 제 기준에서 말씀드리면 다음과 같습니다.

올바른 치료는 환자의 인권을 충분히 고려하면서 가장 좋은 결과를 내는, 가장 가성비 높은 치료를 말합니다. 물론 이 세 가지 기준이 서로 모순을 나타낼 때도 있어요. 어떤 암을 100% 치료할 수 있는 A라는 약이 출시되었는데, 그게 한 알에 1억이라고 하면 그 약을 쓰는 것이 올바른 치료일까요? 병은 낫더라도 가정은 파산하게 될 텐데 말이죠. 만약 그전에 쓰던 완치율 95%의 B라는 약이 있는데 그것은 한 알에 1만 원이라면 어떨까요? 대부분의 의사와 환자들은 두 번째 약으로 하는 치료를 올바른 치료라고 하겠지요? 물론 A가 의학적인 결과상으로는 최선의 치료이지만 말이지요. 제 말에 동의하지 않으시는 분들도 분명 계실 겁니다. 왜냐하면 이것은 개인의 가치관과 철학에 달린 문제이니까요.

또 이건 어떨까요? C라는 약은 최근 개발된 것으로 대부분의 의사들이 효과가 있을 것이라고 큰 기대를 하고 있습니다. 그전에 쓰던 D라는 약이 효과도 떨어지고 부작용도 많았었거든요. 하지만 아직 국가기관으로부터 허가를 받지는 못했습니다. 허가 과정이 보통 몇 년씩 걸리니까요. 여기 생명이 위독한 환자가 있다면 C와 D 중 어떤 약을 사용하는 것이 올바른 치료일까요? 흔히 들어왔던 말대로 "의사가 환자를 자기 가족이라 여기고 결정 하는게 최선의 치료지!"라고 생각하시나요? 만약 제 가족이라면 C라는 약이 더 좋을 것 같아서 그렇게 결정했습니다. 하지만 약을 쓰던 도중 뜻하지 않던 부작용이 나타나 환자의 상태가 악화되었어요. 여러분이 환자나 보호자라면 제 결정이 올바른 것이었다고 이해할 수 있을까요? 제 가족이라고 생각하고 치료한 것인데 말이지요.

이렇듯 의사가 환자를 진단하고 치료하는 최선의 진료 행위는 한 가지로 정의하기가 무척 어려운 것입니다. 따라서 여러 전문가들의 의견을 모으는 것이 중요하겠지요. 그들 중 다수가 의사로서의 윤리와 가치관에 따라 동의하는 것이 아마 최선이 되겠지요. 의사들에게서 이러한 역할을 하는 전문가들의 집단, 즉 의사들의 집단이 바로 협회나 학회입니다. 의사협회, 병원협회 등의 단체와 내과학회, 척추외과학회 등과 같은 학회 말이지요. 이 중 특히 학회는 설립 목적에 맞는 주제의 연구 결과와 지식을 회원들 간에 꾸준히 토론, 비판, 공유함으로써 올바른 진료 지침을 형성하고, 이를 내외부적으로 발표, 교육시키기도 합니다. 학회는 국내 뿐 아니라 전 세계 해당 의사들이 전부 모인 국제 학회도 있습니다. 여기에서 세계적으로 어느 정도 일치된 의견(컨센서스, consensus)이 만들어지는 것입니다. 하지만 사항에 따라서는 아직 서로 의견 일치가 되지 않고 논란이 계속되고 있는 것들도 많습니다.

가령 예를 들어 '세계 척추 학회(가칭)'라는 곳이 있어 전세계 척추를 연구, 진단, 치료하는 의사들이 모여 있다고 해봅시다. 여기서 목 디스크를 치료하는 방법으로 E가 더 좋은지 F가 더 좋은지 학문적으로 건전한 논란이 한창이라서 의견 일치가 되지 않았다고 생각해 보세요. 이러한 상황에서는 환자분들이 병원에 가게 되면 어떤 의사는 E라는 치료를, 어떤 의사는 F라는 치료를 권할테니 누구 말이 맞는지 헷갈리실 겁니다. 또 E를 권하는 의사는 F의 단점을 크게 부각시켜서 환자분들의 혼란과 불안감을 더 키울지도 모릅니다.

유사한 사례가 여러분이 흔하게 보시는 시술을 주로 하는 의사와 수술을 주로 하는 의사들의 차이입니다. 시술을 주로 하는 의사들은 시술의 효과를 과장하고 수술적 치료를 과도할 정도로 꺼려 합니다. 수술을 주로 하는 의사들은 수술의 확실한 효과만을 믿고 쉽게 수술적 치료로 넘어가려는 경향이 있습니다.

자, 이것이 여러분들은 병원에 가면 의사마다 서로 다른 말을 한다고 느끼시는 이유입니다. 아직 명확하게 어떤 것이 더 좋다고 판명되지 않은 것들이 있기 때문입니다.

A와 B의 차이처럼 어떤 의사는 1% 더 나은 결과를 얻으려고 10배 더 비싼 의료 재료를 선택하기도 합니다. C와 D의 차이처럼 어떤 의사는 환자를 자기 가족이라 생각하고 아직 입증되지 않은 치료를 할 수도 있고, 그런 만큼 그 결과가 좋지 않을 수도 있습니다. 물론 극히 일부 의사는 돈을 벌 목적으로 입증되지 않은 치료를 하는 경우도 있습니다. E나 F의 차이처럼 아직 결론이 나지 않은 여러 가지 치료법들이 있다면 이것은 어떤 치료를 권하든지 그 의사의 경험과 지식에 의존할 수 밖에 없는 것입니다.

그렇다면 전문가가 아닌 여러분들이 이런 혼란으로부터 빠져나올 수 있는 방법은 무엇일까요? 네, 바로 여러분들이 병과 치료에 대해 기본적인 개념을 알고 계셔야 합니다.

목이나 허리병의 치료는 아직도 명확한 진료 지침이 확립되지 않은 것들이 많습니다. 그래서 여러 의사들이 여러 치료법들을 소개하고, 자기 것이 최고라고 선전하고 있는 것입니다. 하지만 이러한 혼란스러움 중에서도 어느 정도 잘 알려진, 많은 의사들이 받아들이는 연구 결과나 기준들은 있습니다. 이것만 알아도 최소한 엉뚱한 치료를 받는 일은 없겠지요? 이 책에서는 경추에 생기는 목 디스크(퇴행성 경추 질환)에 대해 이러한 기본 개념들을 설명드릴 것입니다. 아마도 이 책의 마지막 장을 넘기실 때쯤 되면 웬만한 의사 선생님들보다도 목의 병에 대해서는 더 확실한 개념을 가지고 계시게 될 것입니다. 그 개념이 바로 여러분들이 올바른 선택을 하시는 밑거름이 될 것이라 확신합니다.

요즘 목 디스크, 목뼈 질환들이 늘어나고 있다는데 사실인가요? 그 이유는 컴퓨터, 스마트폰을 너무 오래 보는 나쁜 습관 때문인가요?

늘어나는 경추(목뼈) 질환

우리나라에서 목 디스크 등 목뼈 관련 질환 환자의 절대적 수가 늘어나고 있는지는 확실히 알 수 없습니다. 왜냐하면 예나 지금이나 정확한 자료가 없기 때문인데요. 정확한 자료란 많은 일반인들을 모아서 그중 목 질환이 있는 환자들이 얼마나 되는지 조사해서 얻어지는 것을 말합니다. 대규모 여론 조사할 때처럼 상당한 시간, 인력, 경비가 소요되는데, 그런 것들을 투자할 만큼 중요한 조사라고 생각되지 않았나 봐요. 자료가 없습니다. 아주 정확하다고는 할 수 없지만 대신 이용할 수 있는 간접 자료를 국민건강보험 심사평가원에서 구할 수 있습니다. 1

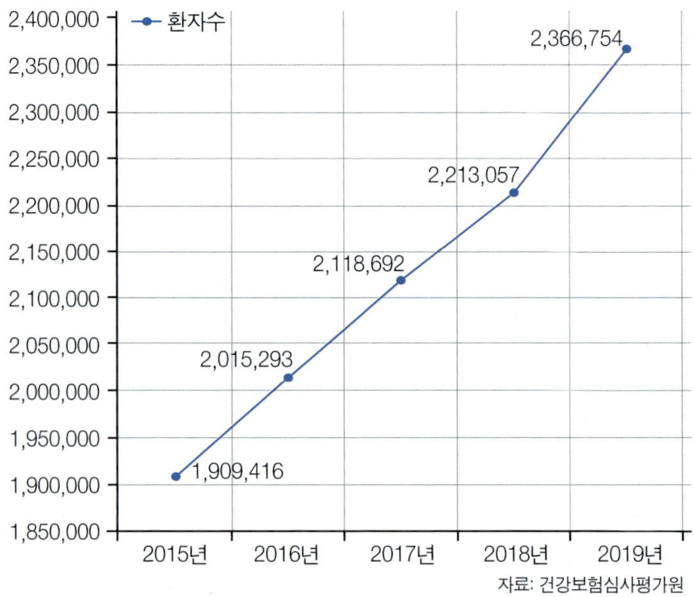

자료: 건강보험심사평가원

년간 우리나라에서 목뼈 질환을 진단명으로 하여 치료받은 환자 수를 보면 됩니다. 2015년 191만 명에서 2019년은 237만 명으로 해마다 늘고 있지요. 우리나라의 의료 서비스가 향상되어 진단되고 치료받는 사람이 많아졌다고 보기에는 너무도 급속한 성장세입니다. 실제로 환자 수가 늘고 있다는 거지요.

그렇다면 최근에 목뼈 질환은 왜 증가하고 있는 것일까요? 스마트폰 때문일까요? 과도한 스마트폰 사용이 일부 원인이 될 수도 있겠지만 아마도 가장 큰 이유는 중년, 노년 인구의 증가 때문일 것입니다.

2013~2019년 연령층별 인구 분포 변화(단위=%)

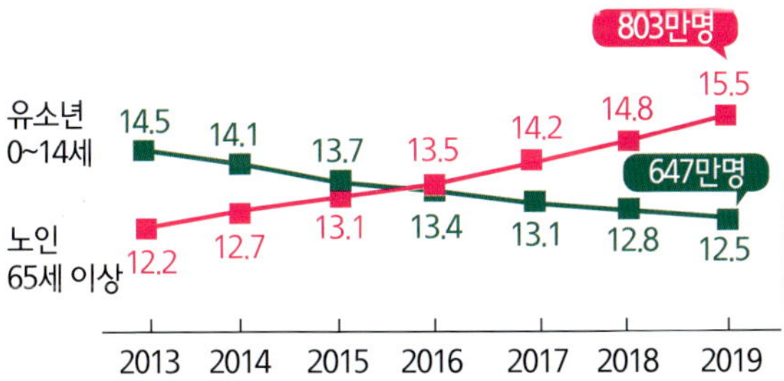

2019년 연령대별 주민등록 인구(단위=%)

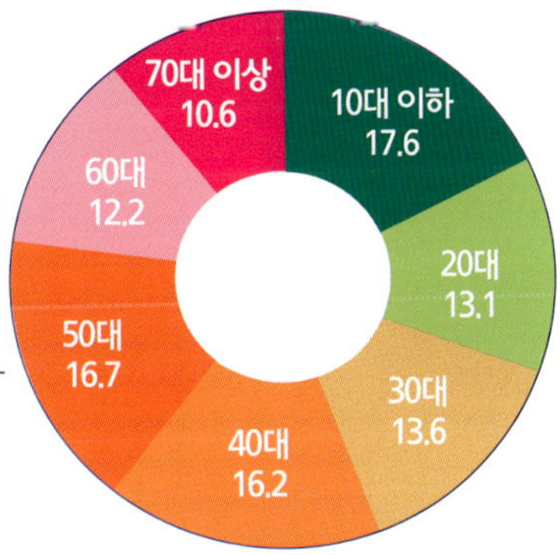

자료-행정안전부

위의 왼쪽 그래프를 보시면 2013년부터 2019년에 걸쳐 65세 이상 노년 인구가 꾸준히 늘고 있지요. 2019년에는 800만 명을 넘어섰습니다. 오른쪽 동그란 그래프에서 보면 40대 이상이 55.7%이고, 60대 이상은 22.8%나 됩니다. 간단하게 말해서 우리나라 인구 2명 중 한 명은 40세 이상, 5명 중 한 명은 60세 이상이란 말이지요. 기본적으로 목뼈의 질환은 중년기 이후 주로 노년층의 병이라고 할 수 있습니다. 우리나라는 전 세계에서 65세 이상 노년 인구가 가장 빨리 증가하고 있는 가장 대표적인 나라입니다. 이렇게 많아지는 중년, 노년 층에서 목뼈 질환이 발생하고, 이것이 전체적인 환자 수의 증가를 견인하기 때문이지요. 목 디스크도 마찬가지입니다. 흔하게 발견되는 연령이 40대 이후입니다. 아니 책을 읽으시는 여러분의 나이가 40세 이상이 되었다면, 이미 극소수를 제외하고는 모두 목 디스크를 가지고 있다고 생각하시는 것이 맞을 겁니다. 목 디스크는 남의 얘기가 아닙니다. 중, 노년층 모두의 얘기입니다. 그래서 잘 이해하고 계셔야 한단 말이지요. 그렇다고 “음, 나도 목 수술을 받아야 된다는 거야?”라고 지레 겁먹지는 마십시오. 그 이유는 차차 설명드리겠습니다.

목의 구조와 기능

목에 생기는 목 디스크(퇴행성 경추 질환)을 이해하시기 위해서는 우선 목의 해부학적 구조와 기능 등을 먼저 아실 필요가 있습니다. 차량을 인도하는 네비게이션 시스템이, 지도 없이 만들어질 수 없듯이 목의 병을 이해하기 위해서는 목 안의 생김새와 구조, 목을 이루고 있는 구조물들 그리고 그들 간의 관계 등 기본적인 지식없이 불가능하기 때문입니다. 그래서 이번 장에서는 목, 목뼈, 그곳을 지나는 신경 능의 기본적인 해부학적 지식을 전해드릴 것입니다. 와, 이제 막 의과대학에 들어온 신입생들 같군요. 하지만, 의과대학생들이 배우는 것보다는 훨씬 이해하시기 쉬운 용어로 천천히 설명드릴 테니 부담 갖지 마시고 잘 따라오시기 바랍니다. 물론 시험도 보지 않겠습니다. 만약 중간에 이해가 안 되실 때는 앞 장을 다시 한번 숙독해 보시는 것이 한 가지 방법이 되지 않을까 합니다.

목은 왜 중요하지요? 무슨 기능을 하나요?

목의 기능

목은 우리의 머리와 몸통을 연결 해주는 중요한 통로 역할을 합니다. 목은 비교적 움직임이 자유로워 머리와 눈, 코, 입, 귀 등의 감각 기관을 필요한 위치에 가져다 놓기 용이합니다. 시각이 모든 감각의 90%를 담당하는 사람에게서는 원하는 방향으로 시선을 돌릴 수 있게 하는 것이 가장 큰 기능이겠지요. 목에는 또한 신경, 근육, 동맥, 정맥 등 혈관, 목뼈, 림프관, 분비샘, 식도, 기도 등 생명 유지에 필수적인 구조물들이 지나갑니다. 뇌에서부터 몸통과 팔다리로 가는 신경의 통로가 되기도 하고, 머리의 균형을 잡는 균형추의 역할도 하며, 기도를 통해 호흡을, 식도를 통해 음식이나 수분을 섭취하는 기능을 도와주기도 합니다. 이러한 중요한 기관들이 가슴 부위에서처럼 갈비뼈 같은 뼈로 보호도 받지 못한 채 드러나 있으니 대단히 손상받기 쉬운 부위이기도 하지요.

이 책에서 목을 이루는 모든 구조물들을 설명드릴 필요는 없습니다. 목 디스크라는 병을 이해하기 위한 기본적인 것들만 아시면 됩니다. 목뼈, 신경, 혈관, 식도, 기도 등 만을 다루게 될 것입니다.

척추는 어떻게 생겼으며 그 중 경추(頸椎;목뼈)는 어느 부위에 있나요?

척추의 구조

목뼈는 척추의 가장 윗부분에 위치하여 두개골 밑부분과 가슴 척추 윗부분을 연결해 줍니다. 영어로는 cervical spine 혹은 C-spine, 한자로는 목 頸자, 쇠골 椎자를 써서 경추(頸椎)라고 하지요. 경추에 대해 알기 위해서는 전체적인 척추(脊椎)의 구조를 알아야 합니다. 척추는 아시다시피 우리 목과 몸통의 중심을 이루는 기둥이며 뼈와 연골, 추간판(椎間板, 디스크), 인대로 구성되어 있습니다. 그렇다고 척추 전체가 온통 하나의 뼈로 이루어진 것이 아닙니다. 만약 그렇게 되어 있다면 몸을 굽히고 펴거나, 좌우로 기울이거나, 혹은 돌리는 등의 움직임을 전혀 만들지 못하겠지요. 척추는 조각조각 나누어져 있고, 각각의 연결된 조각들 사이에서 움직임이 일어납니다. 쉽게 비유해서 척추는 모두 26개의 장기알을 위로 차곡차곡 쌓아 놓은 것과 비슷하다고 생각하시면 가장 적당하겠네요. 물론 장기알 사이에는 쿠션 역할을 해줄 수 있는 작은 방석들이 끼어 있는데 이것이 여러분들이 잘 아시는 디스크(=추간판, 앞으로는 주로 디스크라는 용어를 쓸 것입니다)입니다. 따라서 디스크는 원래 우리 몸에 정상적으로 있는 구조물이며 흔히 쓰이듯이 병명은 아닙니다. 그러니까 "나 요즘 디스크가 생겼어.", "디스크로 치료받고 있어."라는 말은 엄밀히 말해서 잘못된 용어이지요.

물론 26개의 척추뼈가 모두 똑같이 생기지는 않았습니다. 어떤 것들은 아주 기괴한(?) 모양을 갖고 있기도 해요. 그렇다고 26개의 뼈에 모두 다른 이름을 붙인다면 너무 복잡하겠지요? 그래서 대략 유사한 모양과 기능을 가지고 있는 척추뼈를 부위에 따라 구분하게 되었습니다. 사람의 척추는 크게 5부분으로 구분하는데요, 두개골부터 몸통 사이에는 7개의 경추(頸椎, 목 척추)가 있습니다. 이 밑으로는 12개의 흉추(胸椎, 가슴 척추), 5개의 요추(腰椎, 허리 척추), 1개의 천추(薦椎, 골반 척추), 그리고 1개의 미추(尾椎, 꼬리 척추)가 차례로 이어집니다.

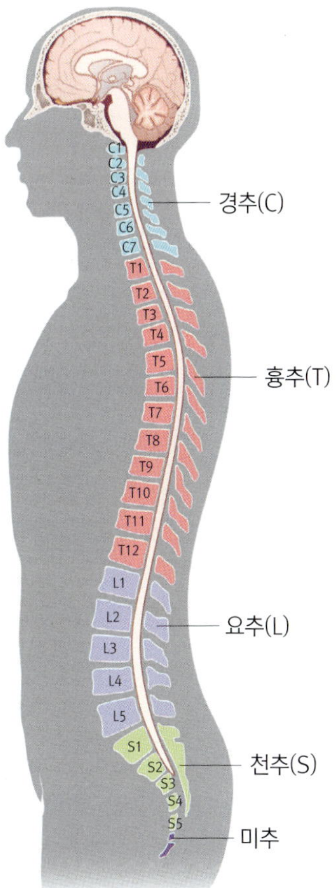

경추의 하부에는 주로 흉부를 이루고 있는 12개의 흉추(가슴 척추)가 있습니다 흉추에는 늑골(肋骨, 갈비뼈)이 연결되어 있어서 마치 새장 모양의 둥근 공간을 만들게 되는데, 여러분들도 잘 아시다시피 이 공간에는 심장과 폐가 들어 있습니다. 심장과 폐가 생명을 유지하는데 일차적으로 중요한 장기이기 때문에 딱딱한 흉곽에 둘러싸여 보호되고 있다고 생각할 수 있죠. 또한 흉추에서는 몸통을 앞뒤로 혹은 좌우로 기울이는 움직임보다는 회전을 일으키는 움직임이 상대적으로 크게 나타납니다. 저는 골프를 잘 못 치지만 독자분들 중에는 골프 좋아하시는 분도 많을 것입니다. 골프 스윙을 배우면서 자주 듣게 되는 말이 무엇이지요? 바로 "몸의 회전을 이용하라."라는 말입니다. 하지만 몸의 회전은 결국 흉추가 유연한 사람에게서나 가능한 일입니다. 그래서 아직 몸에 유연함이 남아있는 아이들이나 여성에서 유리한 것입니다. 그러니까, 골프 스윙을 할 때 몸의 회전이 좀 덜 된다고 하더라도 크게 실망하시거나 좌절하실 필요는 없습니다.

흉추의 밑, 즉 허리 부위에는 5개의 요추(허리 척추)가 있습니다. 몸통과 골반을 연결해 주어 상체의 하중을 하체로 전달해 주는 아주 중요한 부위입니다. 우리 몸의 기둥 뿌리라고 할 수 있겠네요. 그래서 아프기도 잘 아프고, 디스크 등 병도 잘 생기는 부위이지요. 바로 위에 있는 흉추의 움직임이 많지 않기 때문에 많은 움직임을 만들어 내야 하는 부위이기도 한데, 주로 몸을 앞뒤로 숙이고 젖히는 동작(굴곡-신전)과 좌우로 기울이는 움직임(좌우측 굴곡)이 많이 만들어 집니다. 큰 하중이 걸리는 곳이라서 척추가 제일 단단하고 크게 생겼습니다. 충격을 완화하기 위해 디스크도 상당히 크고 두꺼워요. 디스크의 모양은 앞쪽이 두껍고 뒤쪽이 얇은 쐐기(사다리꼴) 모양인데, 하나가 아니고 여러 개의 디스크가 이러한 형태를 가지면 결국 요추 전체가 앞으로 볼록하고 뒤로 오목한 전만 형태(lordosis)를 가지게 됩니다. 이 전만이 상당히 중요한데 이는 다음 장에서 다시 설명드리겠습니다.

천추는 엄마 뱃속의 발생 초기에는 요추처럼 5개의 뼈로 나뉘어져 있었습니다. 하지만 출생 시에는 하나의 뼈로 합쳐지지요. 하나의 뼈이기는 하지만 모양에 따라서 1-5번 천추까지 번호를 붙이기도 합니다. 천추는 거의 기능을 하지 않는 미추를 제외하고는 척추의 가장 밑부분에 해당하며, 양쪽 골반 뼈와 관절을 이루어, 상반신의 체중을 양쪽 다리로 전달하는 역할을 합니다.

목뼈는 어떻게 생겼나요?
또한, 목 디스크는 무엇이며 어떻게 생겼나요?

경추의 구조

목뼈는 7개의 뼈로 이루어져 있습니다. 이 중에서 위의 2개는 매우 특이하게 생겼고, 역할도 달라서 따로 구분합니다. 3번부터 7번 목뼈는 유사하게 생겼으며 흔히 디스크라는 병이 자주 발생하는 부위입니다. 먼저 1, 2번 목뼈부터 볼까요. 1번 목뼈는 동그란 고리 모양으로 생겨서 환추(環椎)라고 불립니다. 영어 이름도 있는데 하늘을 들고 있는 그리스 신화 속 거인인 아틀라스(Atlas)예요. 머리를 들고 있는 모습이 마치 하늘을 지고 있는 아틀라스와 비슷하나고 해서 붙여진 이름입니다. 그럴듯하지요?

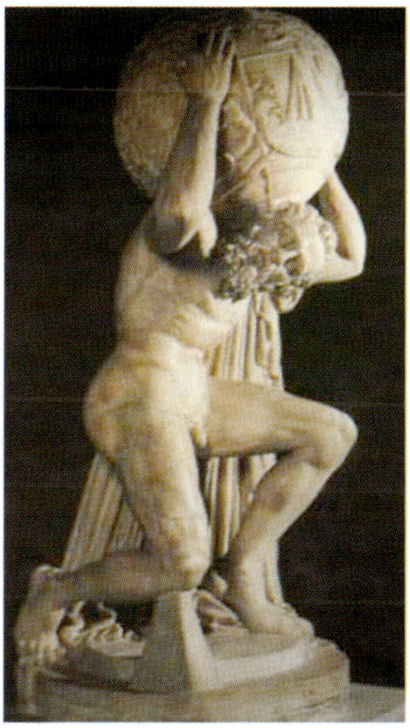
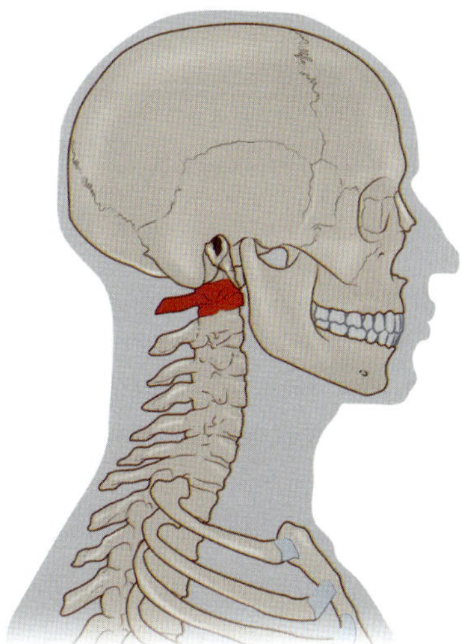

하늘을 들고 있는 아틀라스.
1번 목뼈가 두개골을 들고 있는 모습이 마치 이와 비슷하다고 하여 1번 목뼈를 아틀라스라고 이름 붙였습니다. 낭만적이죠?

2번 목뼈는 마치 맷돌 자루('베테랑'이라는 영화에서 유아인씨가 했던 대사 '어이'라고 아시지요?)가 꽂힌 맷돌 모양이에요. 그래서 축추(軸椎)라고 불립니다. 영어로도 축이라는 뜻의 axis예요. 이 맷돌 자루가 그림과 같이 고리 모양의 환추에 꽂히면 이것을 축으로 하여 마치 맷돌이 돌아가듯 뼈들이 돌아가게 되지요. 그래서 1, 2번 목뼈는 주로 목을 좌우로 돌리는 움직임을 담당하게 되는 것입니다.

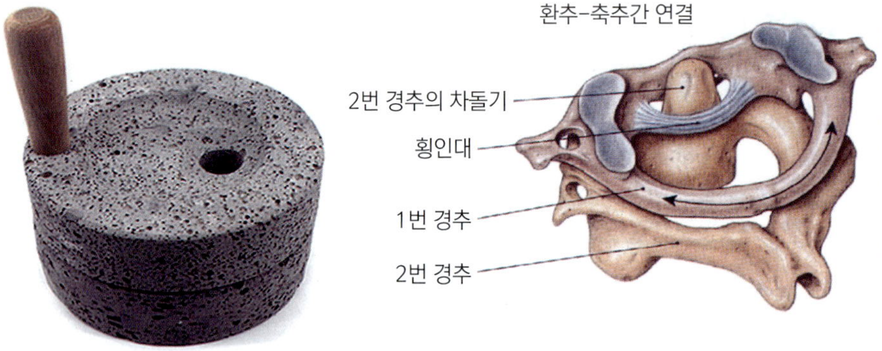

맷돌 자루가 꽂힌 맷돌 모습이 마치 2번 목뼈같이 생겼지요? 이 자루에 1번 목뼈인 환추가 꽂혀져 주로 목이 돌아가는 움직임을 만듭니다.

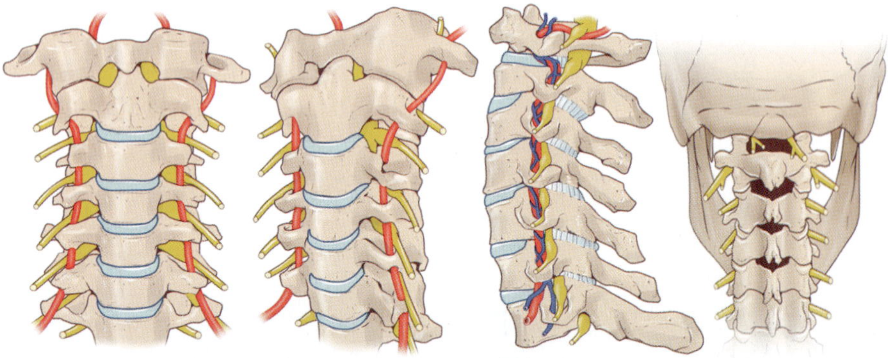

목뼈의 앞, 사면, 옆 모습, 그리고 뒷 모습. 빨간 띠모양의 구조물은 척추 동맥이고 파란 띠모양은 척추 동맥을 둘러싸고 있는 작은 정맥들입니다. 그리고, 노란 띠는 신경공을 빠져 나오는 경추 신경근입니다. 1, 2번 목뼈를 제외한 나머지 5개의 뼈는 매우 유사하게 생겼으며, 이 들 중간 중간 하늘색으로 보이는 것이 목 디스크입니다.

목 디스크에서는 다음 뼈들이 중요합니다. 잘 들으세요. 3-7번 목뼈는 대체로 서로 비슷하게 생겼습니다. 목을 숙이고 젖히며, 좌우로 기울이는 역할을 주로 합니다. 이들 목뼈 사이에는 쿠션 역할을 하는 디스크가 들어있습니다. 목뼈로 전달되는 하중을 완화시키는 역할을 하고 목뼈 사이의 움직임도 가능하게 하지요.

목 디스크는 어떻게 생겼으며 기능이 무엇인가요?

목 디스크의 구조와 기능

디스크는 얇은 방석 모양이며 구조와 성분에 따라 다시 두 부분으로 나뉩니다. 가운데 들어있는 동그란 것이 수핵(髓核, nucleus pulposus), 바깥쪽을 싸고 있는 타이어 같이 생긴 것이 섬유윤(纖維輪, annulus fibrosus)입니다. 수핵에는 당단백(糖蛋白)이라는 고분자 물질이 있습니다. 이 당단백이 삼투압을 발휘해서 물을 끌어당기죠. 그 결과 수핵은 90퍼센트 이상이 수분으로 이루어져 있습니다. 수핵의 둘레는 섬유윤이 둘러싸고 있습니다. 섬유윤은 겹겹이 쌓인 콜라겐 섬유로 구성되어 있어, 탄탄한 타이어 모양으로 수핵을 내부에 가두어 두는 역할을 합니다. 이렇게 물샐틈없이 섬유윤에 싸인 수핵은 바람이 빵빵하게 들어찬 고무공처럼 탄성이 아주 좋아, 주로 목으로 전해지는 압박력을 견디는 역할을 합니

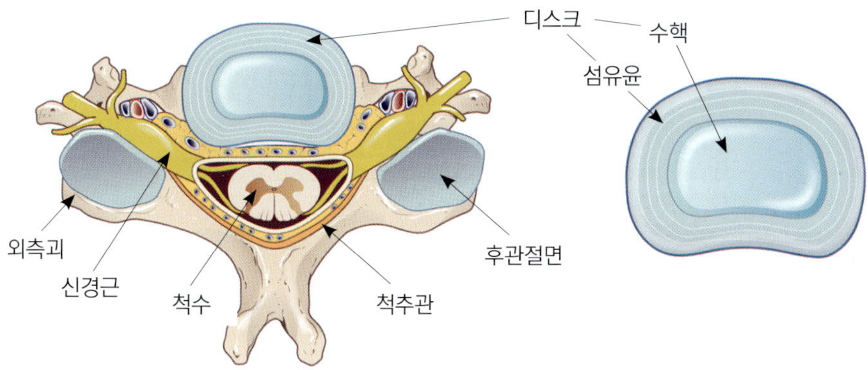

목뼈를 디스크 마디에서 절단한 횡단면 모습. 가운데 타원형 모양의 링이 디스크, 그 뒤쪽, 바깥쪽으로 보이는 타원형 2개가 후관절, 그 사이를 빠져 나가는 노란 선이 신경근입니다. 디스크 뒤쪽에는 척추관이 있고, 그 안에 척수가 지나가고 있습니다. 디스크는 중앙부에 물기가 풍부한 수핵, 그 바깥쪽을 싸고 있는 섬유윤의 두 부위로 구분됩니다.

다. 콜라젠이 풍부한 섬유윤은 목이 좌우, 혹은 머리 쪽으로 늘어나는 인장력에 견디는 역할을 합니다.

이 장의 내용은 상당히 중요합니다. 목 디스크의 구조와 기능을 한 번 더 읽어 보시기 바랍니다.

목 디스크 질환은 왜 생기나요?

경추 질환의 원인

우리 몸은 언제부터 노화되기 시작할까요? 30세 이상, 아니면 50세 이상, 그것도 아니면 65세 이상 노인이 되어야 노화가 시작될까요? 놀랍게도 우리 몸은 사춘기 끝나자마자 노화 과정에 들어가게 됩니다. 20대 한창 젊은 나이에도 몸은 나이가 들어가고 있다는 것입니다. 그러니 "우리 다같이 늙어가는 처지에…"라는 말이 아주 농담은 아니겠지요.

노화가 될수록 디스크에도 변화가 나타납니다. 수핵에 있는 당단백의 성분이 바뀌게 되면서 삼투압이 떨어지게 됩니다. 수분 함유량이 떨어지면 수핵은 탄성이 떨어지고 이전처럼 압박력에 저항하는 힘이 약해집니다. 그러면 이 압박력을

목 디스크는 왜 생기나?

추간판(디스크)의 노화 때문

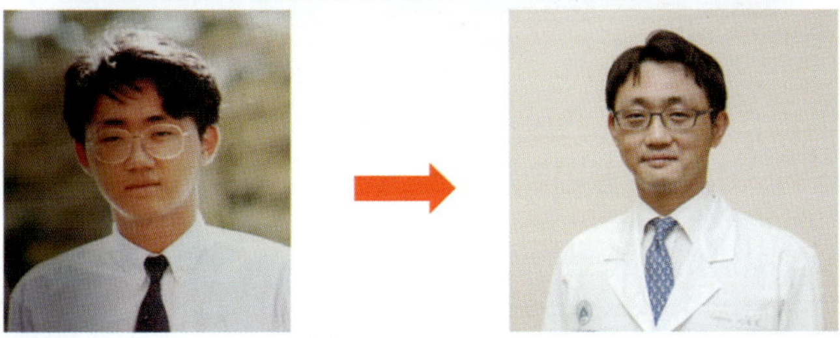

저의 대학교 졸업 사진과 현재 사진입니다. 똑같은 사람인데 모습이 다르죠. 원인은 노화가 일어났기 때문입니다. 우리 목뼈의 디스크도 이런 노화 과정을 거쳐 망가지는 것입니다.

바로 옆에 있는 섬유윤이 나눠 지게 되는 겁니다. 섬유윤의 역할은 인장력에 저항하는 것입니다. 평생 해본 적 없던 압박력에 저항하는 일을 하자니 쉽게 지치겠지요? 그래서 섬유윤도 노화가 빨리 되어, 갈라지고 찢어지게 되는 것입니다.

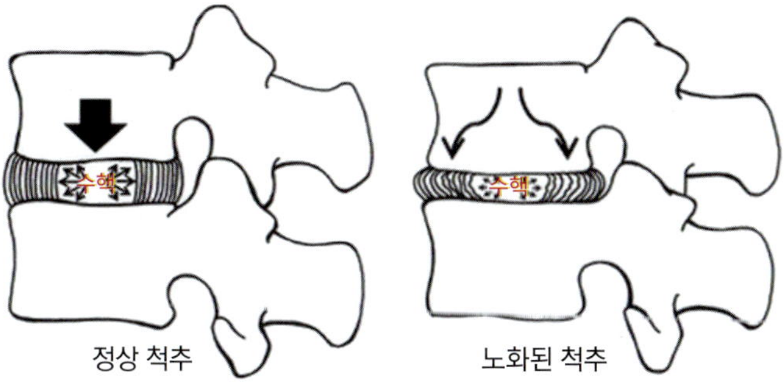

정상 상태와 퇴화된 추간판의 압력 및 힘의 전달 경로.

이렇게 갈라진 틈으로 노화된 수핵이 튀어나오는 것, 예, 그것이 바로 수핵 혹은 디스크 돌출, 혹은 탈출이라는 것입니다. 좁은 의미의 "디스크병"이 되겠지요.

그렇다면 디스크병의 기본적인 원인은 무엇일까요? 말씀드린대로 수핵과 섬유윤, 즉 디스크의 노화가 바로 그 원인이 되겠습니다.

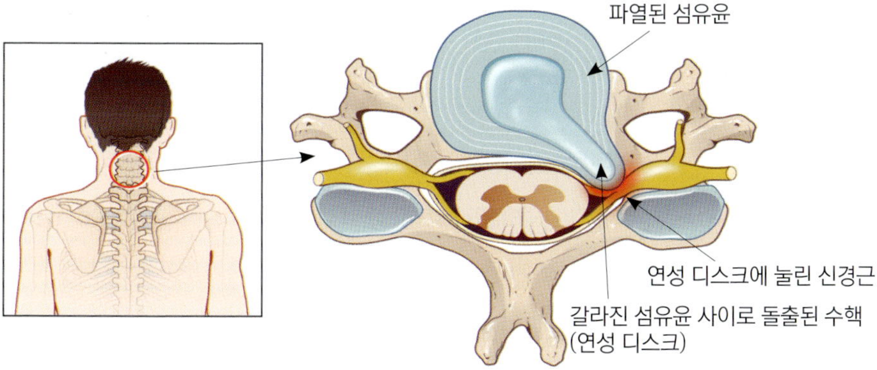

연성 디스크 돌출. 섬유윤이 노화되면 콜라젠 섬유들이 약해지면서 갈라지거나 찢어집니다. 이 찢어진 틈으로 중앙부에 있던 변성된 수핵이 뚫고 나오는 경우 이것을 연성 디스크라고 합니다.

물론 어떤 분들은 목을 다치고 나서, 혹은 삐끗하고 나서 목 디스크의 증상이 나타났기 때문에 '외상이 원인이다'라고 생각하실 수 있습니다. 하지만 목 디스크가 외상만으로 생기는 일은 매우 드뭅니다. 외상에 의해 심해지는 일은 있어도 그 기저에 깔려있는 것은 노화입니다.

디스크를 제외한 나머지 부위는 어떻게 생겼나요?

척추체와 후관절, 구추관절, 추궁판의 구조

여러분의 목 병을 이해하기 위해서는 디스크 이외의 부위도 잘 알고 계셔야 합니다. 이장의 내용도 중요하니 반드시 숙지하시기 바랍니다. 앞장에서 디스크는 목뼈와 목뼈 사이의 쿠션이라고 했지요? 엄밀히 말하자면 목뼈의 몸통(椎體, 추체)과 몸통 사이의 쿠션입니다. 디스크의 위아래, 마치 장기알 모양의 둥근 원기둥처럼 생긴 뼈가 보이시나요? 그것이 척추의 몸통, 즉 추체 혹은 척추체입니다. 추체 뒤로는 무엇이 있나요? 양쪽에 비스듬히 뒤로 향한 한 쌍의 작은 원기둥이 있지요? 이것을 척추경(脊椎莖)이라고 합니다. "척추경 나사못"이라는 말을 들어보신 적이 있나요? 그렇습니다. 척추경 나사못은 이곳 척추경을 통해 삽입하는 나사못을 말합니다. 척추에서 나사못을 박기에는 가장 단단하고 안전한 부위라서 이곳에 금속 나사못을 삽입하는 경우가 많습니다. 경추에서만큼은 이 척추경 나사못이 완전히 안전하지 않은데요, 이후에 나올 것이지만 척추경의 바로 바깥쪽에 척추 동맥이 있기 때문입니다. 그 뒤로는 양쪽으로 편평하고 네모난 덩어리가 있지요? 이곳을 외측괴(外側塊)라고 부릅니다. 이 외측괴는 위아래 목뼈의 외측괴와 만나서 뒤로 한 쌍의 관절을 이루는데 이 관절을 후관절(後關節)이라고 부릅니다. 외측괴가 제법 크고 단단하게 생겼지요? 그래서 경추에서는 척추경 대신 이곳에 나사못을 삽입하는 경우가 많습니다. 이 나사못을 외측괴 나사못이라고 부릅니다. 물론 척추경 나사못에 비해서는 길이가 짧고 뼈를 고정하는 힘도 약간 떨어집니다. 하지만 나사못 삽입이 가장 안전한 부위이기 때문에 많이 사용합니다. 후관절 뒤로는 양쪽에 앞뒤로 편평하면서 뼈로 된 판이 있지요? 이것을 추궁판(椎弓板)이라고 부릅니다. 척추경과 외측괴가 만나는 곳, 그리고 추궁판과 추궁판이 만나는 곳에서는 삐쭉삐쭉 기묘하게 돋아난 뼈 돌기가 있습니다. 이것을 각각 횡돌기(橫突起), 극돌기(棘突起)라고 합니다. 횡돌기 안으로는 앞서 말씀드린 척추 동맥이 지나갑니다. 어떻습니까 바로 척추경의 바깥쪽이지요? 따라서 척추경 나사못을 잘못 삽입하면 자칫 척추 동맥을 다칠 우려가 있습니다. 저희 서울아산병원 척추팀이 어떻게 하면 이런 손상없이 경추 척추경 나사못을 안전하게 삽입할 수 있을지 국제학회지에 발표한 연구가 다른 논문들에서 많이 인용되고 있습니다. 우리 목뼈 뒤를 만져보면 볼록볼록한 콩알처럼 만져지는 뼈들이 있지요? 이 뼈들이 바로 극돌기입니다.

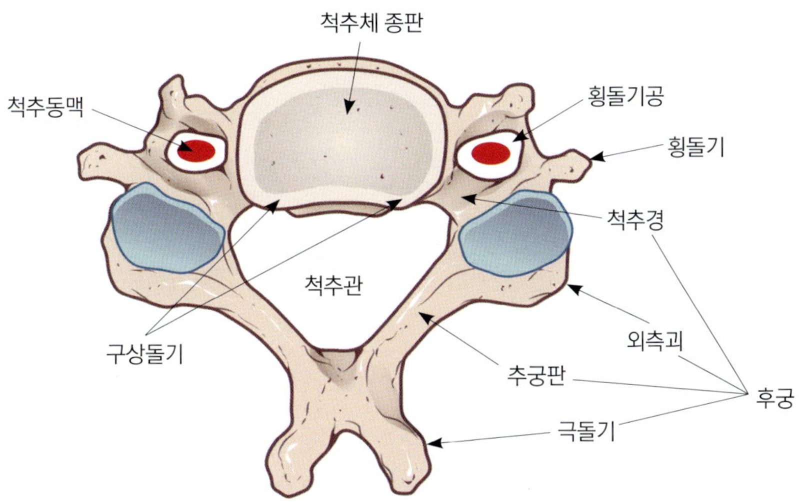

척추체 윗면과 후궁의 모습. 척추체 윗면 후외방에 도드라지게 올라온 것이 바로 구상 돌기입니다. 구상돌기 후외방에 다리 모양의 구조물이 척추경입니다. 척추경 앞쪽 횡돌기공으로 척추 동맥이 지나가고, 척추경 후내측 척추관으로는 척수가 지나갑니다. 척추체를 제외하면 척추경, 외측괴, 그리고 추궁판은 아치 모양으로 생겼는데 그래서 이 부위를 후궁(後弓)이라고 합니다. 후궁의 뒤쪽으로 뾰족 튀어나온 것이 극돌기입니다.

추체의 윗면을 볼까요? 즉 윗쪽 디스크와 연결되는 면입니다. 추체의 윗면 앞쪽은 오목하게 함몰되어 있습니다. 하지만 뒤쪽은 양 옆에서 볼록하게 솟아나 있는데 이것을 갈고리 모양으로 생겼다 하여 구상돌기(鉤像突起, uncinate process)라 합니다. 이것이 마치 제방처럼 후외방을 막아주어 디스크가 이 쪽으로 탈출되기 어렵게 만듭니다. 이 돌기가 위에 있는 추체와 만나 관절을 만드는데 이를 구추관절(鉤椎關節, uncovertebral joint) 또는 Luschka 관절(Joint of Luschka)이라 합니다. 이 구추 관절은 경추에만 있는 것입니다.

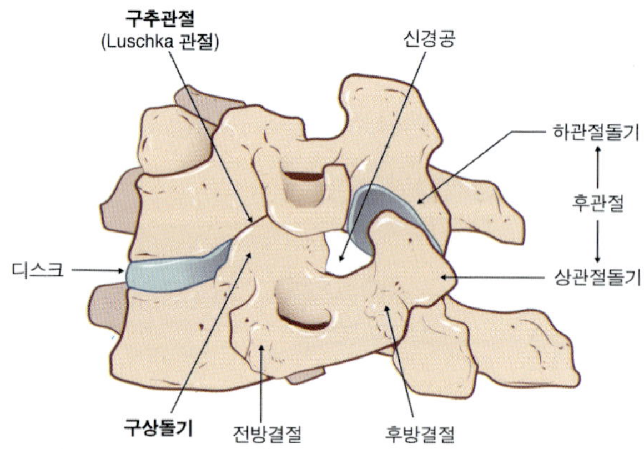

구상 돌기와 구추 관절.
구추 관절입니다. 밑에 있는 척추체로부터 튀어나온 구상 돌기가 위에 있는 척추체와 만나 관절을 이룹니다. 이 관절은 마디당 좌우에 하나씩, 한 쌍이 있습니다.

디스크와 후관절 2개는 요추에도 있습니다. 따라서 요추는 관절이 3개입니다. 경추에는 몇 개일까요? 이 구추 관절 2개가 더해져서 모두 5개입니다. 그런데 여기서 구추 관절과 관련된 재미있는 현상이 있습니다. 디스크의 후외방 돌출을 막는 제방 역할을 하던 이 Luschka 관절이 디스크가 노화되면 급격한 하중을 받아서 덧뼈(골극, 骨棘)가 자라게 되는데, 이것이 거꾸로 마치 튀어나온 디스크처럼 신경근을 누르는 일이 종종 일어나게 됩니다.

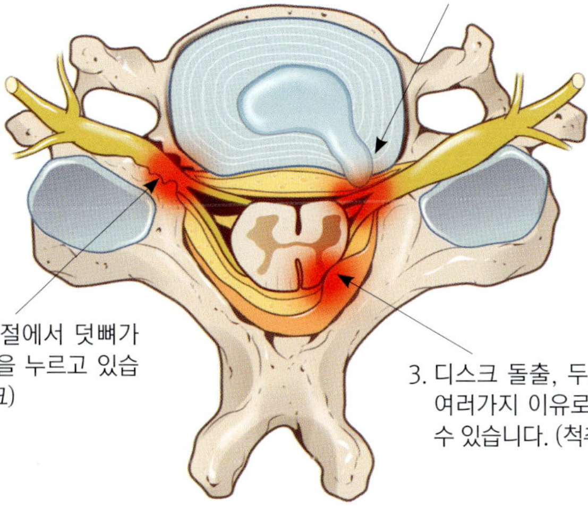

연성 혹은 경성 디스크에 의해 눌리는 신경 조직. 1번은 변성된 수핵이 갈라진 섬유윤을 뚫고 신경공으로 튀어나와 신경근을 누르는 장면입니다(연성 디스크 돌출). 2번은 구추 관절과 후관절의 퇴행성 변화에 의해 자란 덧뼈(골극)가 신경공을 좁히면서 역시 신경근을 누르는 장면입니다(경성 디스크 돌출). 3번은 이상의 여러 가지 이유와 두꺼워진 황인대가 함께 척추관을 좁혀 척수를 누르고 있는 모습입니다(척추관 협착증).

수술이나 진단명에서 후궁, 척추관이라는 용어가 많이 나와요. 그것은 무엇을 말하는 것인가요?

후궁(後弓), 척추관의 구조

자, 이제 경추체(경추의 몸통) 뒤쪽의 둥근 부분만 따로 떼어 생각해볼까요? 그러면 척추경, 외측괴, 추궁판으로 이루어진 마치 아치 모양으로 생긴 뼈가 보이지요? 이것을 뒤쪽에 있는 아치라고 해서 후궁(後弓, posterior arch)이라 합니다. 이 아치는 앞쪽에서 추체 뒷면과 만나 동그란 고리를 형성하는데 이것이 척추관(脊椎管)입니다. "척추관 협착증"이라는 병명 많이 들어보셨지요? 바로 이 관이 좁아진 것을 말합니다. 이 척추관은 경추, 흉추, 요추, 천추에 모두 있습니다. 따라서 요추의 척추관이 좁아졌을 때는 '요추 척추관 협착증'이라고 하고, 경추의 척추관이 좁아졌을 때는 '경추 척추관 협착증'이라고 합니다.

추체의 뒷면은 후종인대(後縱靭帶, posterior longitudinal ligament)가 덮고 있습니다. 만약 이 후종인대가 뼈로 변하면서 두꺼워진다고 생각해 보십시오. 척추관쪽으로 자라 들어가 척추관 협착증을 일으키겠죠? 이것이 바로 우리나라에서 목 디스크 다음으로 흔한 목 병인 후종인대 골화증의 기본 병리입니다. 목뼈가 겹겹이 쌓이다 보면 위아래 척추경들 사이사이로 타원형의 구멍이 만들어지는데 이것이 신경 구멍(신경공, 神經孔)이며 이 구멍을 통해 신경근(神經根)이 경추 밖으로 빠져나가게 됩니다.

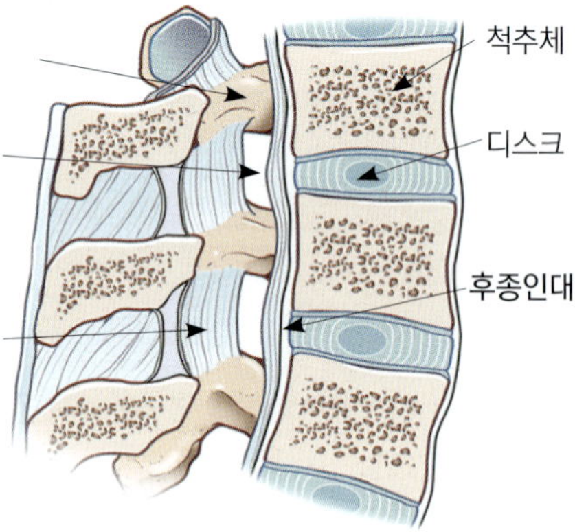

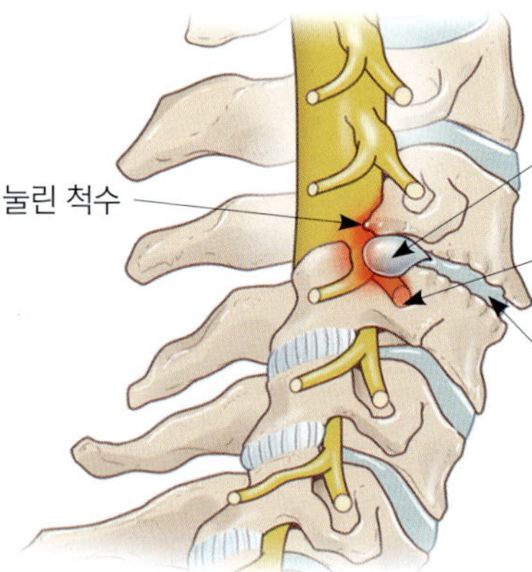

목뼈가 차곡차곡 쌓이면 이 것을 유지하기 위해 강한 인대들이 필요한데 그것이 전종인대, 후종인대, 황인대입니다. 또한 쌓여있는 두 목뼈의 척추경이 타원형의 구멍을 형성하는데 이것이 신경근이 빠져나가는 신경공입니다. 신경공으로 수핵이 튀어나오거나 덧뼈가 자라나와 신경공을 지나는 신경근을 누르면 신경근증이 발생하게 됩니다.

경추의 양쪽 횡돌기에는 작은 구멍이 하나씩 있는데 이것을 횡돌기공(橫突起孔)이라고 합니다. 7번을 제외한 1-6번 목뼈의 횡돌기공으로는 척추 동맥, 정맥 및 교감 신경총(sympathetic plexus)이 통과합니다. 척추 동맥은 심장으로부터 소뇌와 중뇌, 뇌간, 연수, 뇌교 부위로 가는 혈류를 담당하는 아주 중요한 동맥입니다.

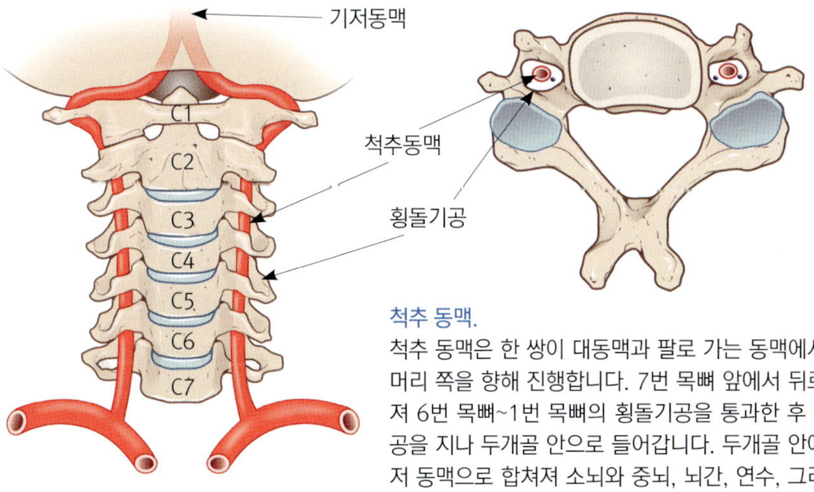

척추 동맥.
척추 동맥은 한 쌍이 대동맥과 팔로 가는 동맥에서 나와 머리 쪽을 향해 진행합니다. 7번 목뼈 앞에서 뒤로 휘어져 6번 목뼈~1번 목뼈의 횡돌기공을 통과한 후 대후두공을 지나 두개골 안으로 들어갑니다. 두개골 안에서 기저 동맥으로 합쳐져 소뇌와 중뇌, 뇌간, 연수, 그리고 척수 앞쪽 2/3를 공급하는 동맥들을 내보냅니다.

이 횡돌기공과 그곳을 지나는 척추 동맥은 오로지 경추에만 있으며, 경추 수술이 흉추나 요추처럼 자유롭지 못하고 까다롭게 만드는 걸림돌이 됩니다. 경추 수술이 다른 부위 수술에 비해 더 위험하고 어렵다고 하는 것은 요추부에는 없는 척수와 이 척추 동맥이 그 원인이 되는 경우가 많습니다.

사람의 척추는 S자로 되어 있다는데 그것은 무슨 말인가요?

척추의 만곡(커브)

일자목과 거북목을 이해하시려면 이장의 내용을 잘 이해하셔야 합니다. 척추

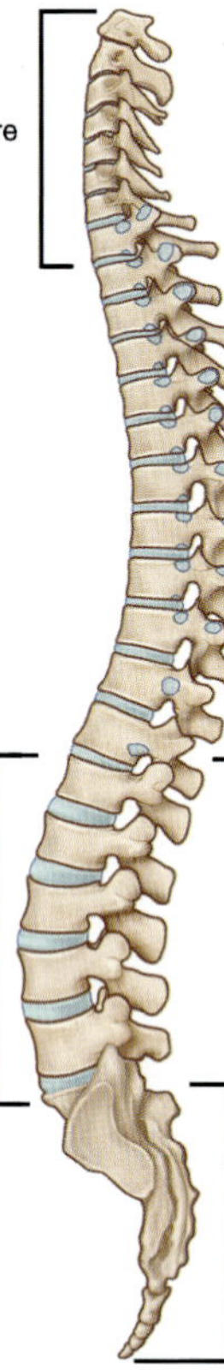

척추의 S자형 곡선.

는 앞뒤에서 보면 1자로 똑바르지만 옆에서 보면 그렇지 않습니다. 만곡(彎曲, 곡선에서 볼록하게 튀어나온 것)이 4개인 S자형 곡선을 이루고 있습니다. 그림과 같이 경추는 앞으로 볼록, 흉추는 뒤로 볼록, 요추는 다시 앞으로 볼록, 천추는 다시 뒤로 볼록한 형태입니다.

여기서 잠시 만곡(灣曲)이란 용어를 먼저 설명드리고 가겠습니다. 이 책에서 만곡이라는 용어가 반복적으로 나올 것이라서요. 만곡은 "휘어짐"이라는 말입니다. 그런데 이 방향을 정확히 나타내주는 것이 서로 원활한 소통을 하기에 중요하겠지요? 그래서 의사들은 만곡의 방향을 나타낼 때 그 볼록한 쪽을 기준으로 삼습니다. 만약 왼쪽으로 볼록하게, 즉 오른쪽이 오목하게 휜 곡선을 좌측 만곡이라 부르고, 오른쪽으로 볼록하게, 즉 왼쪽이 오목한 만곡을 우측만곡이라 합니다. 옆에서 볼 때는 어떨까요? 목뼈와 같이 앞으로 볼록, 뒤로 오목한 만곡은요? 앞방향으로 만곡이 생긴 것이니까 전만곡(前灣曲), 혹은 전만(前彎)이라 합니다. 가슴뼈와 같이 뒤로 볼록, 앞으로 오목한 만곡은요? 네, 당연히 후만곡(後灣曲), 혹은 후만(後彎)이 되겠지요?

헷갈리시면 안되니까 다시 한번 복습해보시기 바랍니다.

척추가 옆에서 볼 때 복잡한 곡선을 가지는 이유는 사람이 고개를 들어 앞을 바라보고, 편하게 서서 걸어 다니기 위한 것입니다. 원래 태생기때 엄마 뱃속에서 아기가 처음 만들어질 때는 척추가 뒤로 볼록한 C자 형태, 즉 후만곡을 띄고 있었습니다. 세상에 태어날 때까지도 이 곡선은 유지됩니다. 그러다가 3개월 때 목을 가누기 시작하면서, 뒤로 볼록하던 목의 만곡이 앞으로 볼록한 만곡, 전만곡으로 역전됩니다. 그림에서 보듯이 목뼈의 곡선이 앞으로 볼록해야 앞을 쳐다보기 쉬울테니까요. 허리도 생후 7~10개월까지는 뒤로 볼록한 만곡이 유지되고 있다가 앉거나 서는 연습을 할 때부터 앞으로 볼록한 만곡으로 역전됩니다. 그림에서 보시듯 허리뼈가 앞으로 볼록하게 휘어 있어야, 앉거나 걸을 때 침팬지처럼 앞으로 몸이 굽는 것을 막아줄 수 있어서 두 손이 자유로워질 수 있겠지요? (사실 침팬지는 요추가 뒤로 볼록합니다. 그래서 오래 서서 걸을 수 없는 것입니다.)

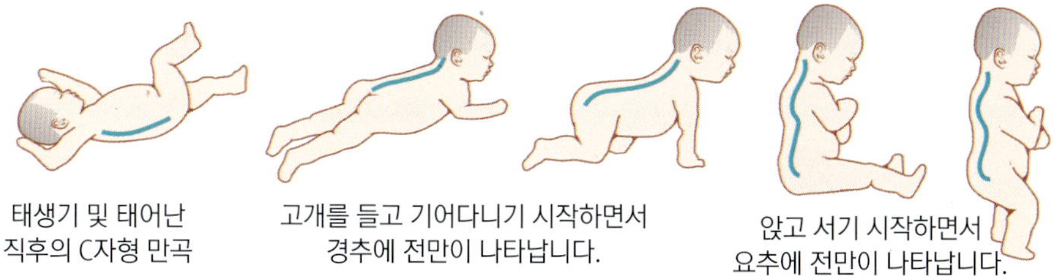

나이에 따른 2차 만곡의 형성.

이렇게 만 1세가 지나면 우리 몸은 앞으로 뒤로 볼록볼록한 S자형 곡선을 이루게 됩니다. 이때, 엄마 뱃속에서 원래 가지고 있던 뒤로 볼록한 커브를 1차 만곡, 태어난 후에 2차적으로 만들어진 앞으로 볼록한 만곡을 2차 만곡이라고도 부릅니다. 그럼 1차 만곡은 어디에 있을까요? 네, 그렇습니다. 흉추와 천추에 남아 있지요? 2차 만곡은요? 네, 경추와 요추에 새로 생기는 것입니다. 한때, 여성분들에게서 S자 몸매가 유행하던 시절이 있었는데, 알고 보면 사람은 누구나 S자 몸매를 가지고 있는 셈입니다.

그렇다면 일자목, 거북목은 무엇인가요? 심각한 병인가요?

일자목, 거북목의 의미

자, 사람 척추의 정상 곡선을 알게 되었으니 그것이 망가졌을 때 무슨 일이 일어나는지 생각해 볼까요? 다음 그림은 척추외과 의사들에게는 아주 유명한 그림입니다.

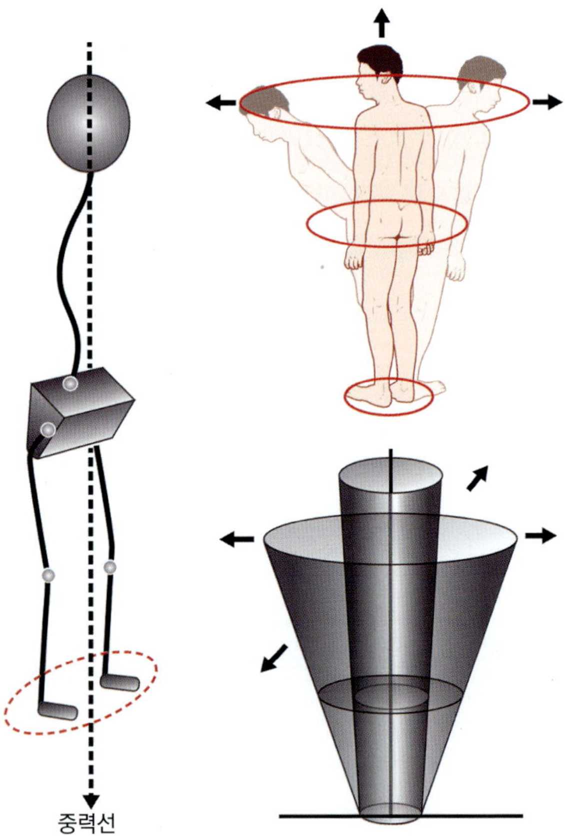

Conus of economy.

Dubousset란 프랑스 의사가 만든 Conus of Economy Theory 이란 그림인데요. 우리말로 하면 "경제의 원뿔형"설이라고 할까요? 의학에서 웬 경제 얘기가 나올까요? 앞으로 이 책에서 나올 경제는 '돈'이 아니라 사람이 일상 생활에서 쓰는 '에너지'라는 관점에서 생각하시면 됩니다. 이 에너지는 '근육이 수축'할 때 쓰이게 되지요. 사람은 지면에 수직으로 서 있을 때 가장 편안하고 에너지 소비가 적습니다. 만약 몸이 기울어져 비뚤어진다면 머리와 몸통과 다리에 중력이 각각 작용해 그 자세를 유지하는데 급격하게 많은 근육 운동을 하게 되고, 그 근육 수축에 많은 에너지를 소비, 결과적으로 피로와 통증을 유발할 수 있습니다. 이 개념을 목에 한번 적용해 볼까요?

목의 기능에서 중요한 것 중 하나가 머리를 몸통 위에 균형 있게 유지하는 것이라고 했지요? 머리가 몸통 위에 놓여서 정면을 바라보려면 경추는 약간 앞으로 볼록하게 휘어 있어야 합니다. 또한 이 위치가 마치 골프 티 위에 골프공을 올려놓은 것처럼 가장 안정적인 자세이기 때문에 우리 목의 근육들이 별로 일을 하지 않고 쉬고 있어도 됩니다.

만약 목뼈가 일자이거나(일자목), 뒤로 볼록한 만곡(거북목)이라면 머리는 앞으로 이동하면서 중력에 의해 굴러 떨어지려 하겠지요? 이를 방지하기 위해 목뒤의 근육이 하루 종일 긴장을 하고 있어야 할 것입니다. 또한 이러한 위치에서는 머리에 미치는 중력 외에 앞으로 떨어지려는 회전력까지 목뼈에 작용하여 디스크와 관절에 걸리는 부하가 몇 배나 증가하게 되므로, 디스크와 목뼈의 노화를 촉진할 수 있습니다.

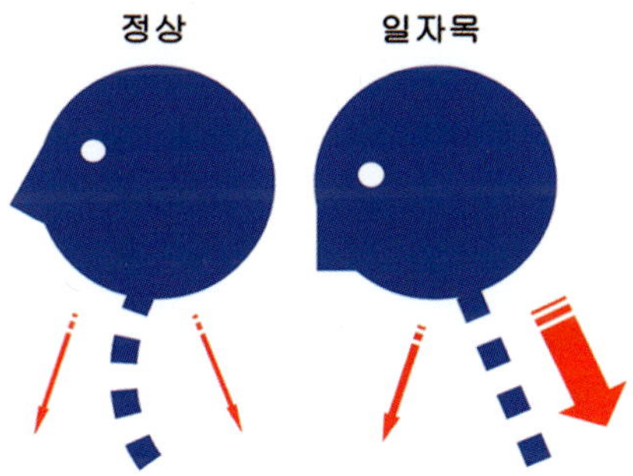

정상 목과 일자목에서의 근육의 긴장도.

계속되는 목 근육의 긴장, 그리고 디스크, 목뼈의 촉진된 노화가 쉽게 목의 피로와 통증을 유발하고, 더 나아가서는 신경 증상을 일으키기 쉽겠지요? 그래서 일자목이나 거북목이 앞으로 볼록한 만곡을 가지는 정상목에 비해 안 좋다고 하는 것입니다.

하지만 일자목, 거북목이 있는 모든 사람들은 그렇지 않은 사람들에 비해 목이 더 아프고, 목뼈의 병도 더 많이 생기는 것일까요?

다행스럽게도 여러 의사의 논문들에서는 큰 영향이 없다는 보고가 더 많습니다. 그리고 아무런 증상 없는 정상인의 20%가 원래 일자목, 거북목 형태를 가지고 있다는 보고도 있습니다. 결론적으로 일자목, 거북목이 있으면 정상 커브를 가지고 있는 목에 비해 쉽게 피로를 느끼고, 아프고, 빨리 망가질 가능성이 높아집니다. 하지만 그렇다고 해서 일자목, 거북목이 있는 분들이 모두 목이 아프다는 증거는 없습니다. 크게 걱정하지는 않으셔도 된다는 말이지요. 거기다가 목이 많이 아프면 원래 정상 만곡을 가지고 있던 목뼈가 일자목, 거북목이 되는 경우도 많아서, 목의 증상이 있을 때 병원에서 찍어본 엑스레이에 일자목, 거북목이 있다고 너무 실망하실 필요는 없습니다.

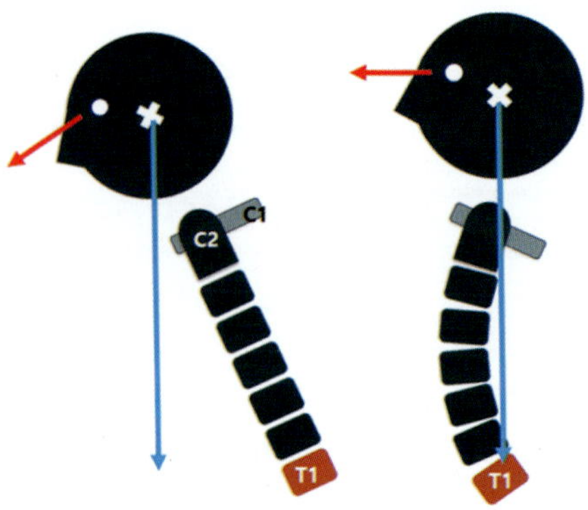

일자목과 정상목. 흉추의 후만에 의해 앞으로 기울어진 1번 흉추 위에 직선으로 놓인 일자목(왼쪽)에서는 아래를 쳐다보는 것이 편하고, 두개골의 무게 중심은 몸통에 비해 훨씬 앞쪽으로 빠져 있습니다. 정상목(오른쪽)에서는 두개골의 무게 중심이 잘 맞아 있고, 정면을 편하게 볼 수 있습니다.

일자목, 거북목을 피하기 위해서는 어떤 자세를 가져야 하나요? 운동이 효과가 있을까요?

흉추가 뒤로 볼록한 곡선을 가지고 있기 때문에 만약 경추가 직선 형태를 가지고 있다면 머리가 저만큼 앞으로 가 있고, 눈은 땅만 바라봐야 할 것입니다

하지만 다행히 목이 앞으로 볼록한 곡선(전만곡)을 가지면서 흉추의 후만곡을 상쇄시켜주기 때문에 사람들의 머리는 몸통 위에 중심을 잘 잡고, 앞을 편하게 쳐다보면서도, 근육의 긴장(에너지 소비)을 최소화하는 것입니다(A). 여러분들 모두 타고난 최고의 에너지 절약가들이란 말입니다. 그런데 만약 어떤 사람의 흉추 만곡이 정상적으로 다른 사람에 비해 작다고 생각해 볼까요? 그러면 경추는 머리의 균형을 맞추기 위해 앞으로 덜 볼록한 만곡을 가질 것이고 이것이 마치 일자목처럼 보일 수 있습니다(B). 다시 말해서 일자목은 사람에 따라 정상적으로 있을 수 있다는 말이지요. 이런 분들이 "나는 일자목이라 큰일이구나."라고 실망하실 필요는 없습니다. 또 한가지 어떤 사람이 몸통이 전체적으로 뒤로 눕고 흉

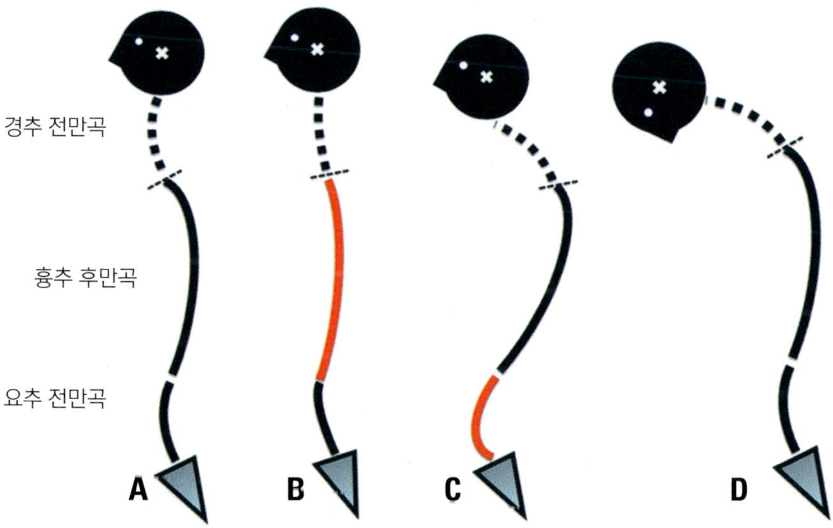

추 만곡이 정상이거나 조금 작다고 생각해 볼까요? 그럼 이 사람의 경추는 균형을 맞추고 앞을 보기 위해 뒤로 볼록한 거북목이 되겠지요? 이런 분들에게 거북목은 뒤로 누운 몸통을 교정하기 전까지는 오히려 유리한 작용을 하는 것입니다. 이 분들의 거북목을 억지로 교정한다면 오히려 더 불편한 상황이 됩니다(C).

하지만 앞서 보여드린 예와 다르게 몸통과 흉추의 만곡이 모두 정상인데 일자목이거나 거북목인 사람을 생각해 봅시다(D). 이분들은 맨 앞에 설명드린 그림 1에서처럼 머리가 앞으로 빠지고 땅을 쳐다봐야 편안한 분들이지요. 그래서 경추에 가해지는 부하가 증가하고 목이 자주 아프고 빨리 망가질 수 있는 안좋은 여건을 가지고 있는 것입니다. 이런 분들은 직접적인 경추 교정이 필요하겠지요.

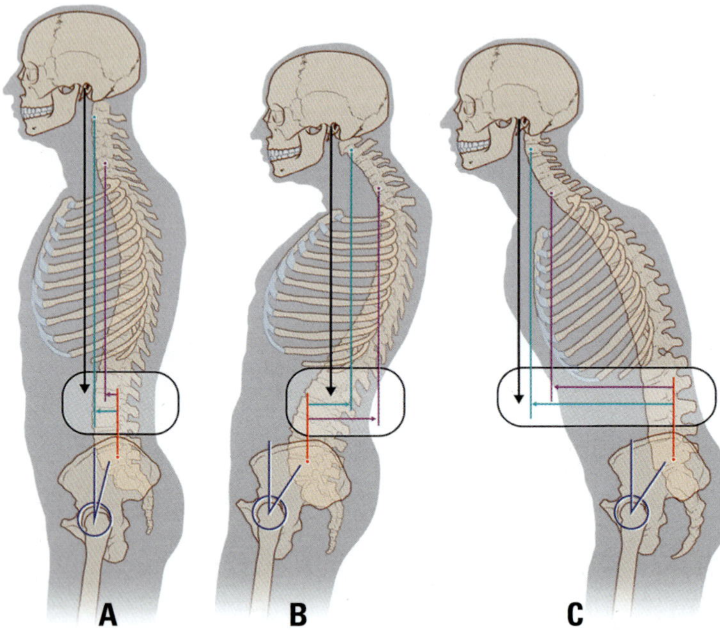

목의 변형에 따른 자세의 변화. 정상목(A)에 비해 거북목(B)이 생기면 앞을 바라보기 위해 요추 전만을 증가시켜 몸 전체를 뒤로 눕혀야 합니다. 이러면 무게 중심이 무너져 자세를 유지하는데 몇 배의 에너지가 소비됩니다. 전만이 증가한 목(C)에서도 마찬가지입니다. 앞을 보기 위해서 상체 전체를 앞으로 눕혀야 합니다. 이 또한 근육 수축과 이에 따른 에너지 소비를 증가시킵니다. 강아지 꼬리가 몸통을 흔들 듯 목의 조그마한 변형이 자세 전체를 망가뜨리는 것입니다.

모든 병들이 그렇지만 일자목, 거북목도 치료보다는 예방이 훨씬 중요합니다. 그러기 위해서는 고개를 계속 숙이고 하는 작업, 고개 숙이고 스마트폰 오래 보기, 구부정한 자세 등을 피하는 것이 좋습니다. 그냥 쉽게, 옆에서 볼 때 머리가 몸통 바로 위에 올라오도록 편안하게 위치시키는 것이 좋다는 말이지요. 만약 일자목, 거북목 성향이 나타나면 초기에는 스스로 자세 교정과 스트레칭 운동 등으로 교정할 수 있습니다. 운동 방법은 책 부록으로 넣어두겠습니다.

만약 일자목, 거북목이 단단하게 굳어 자세 교정과 스트레칭 운동으로도 교정이 되지 않을 정도이고, 환자분이 이러한 변형으로 인해 생활의 불편이 심하다면 목뼈를 수술로 교정할 수 밖에 없습니다. 하지만 다행스럽게도 이런 상황까지 가는 분들은 흔치 않습니다.

흉추와 몸통에 이상이 없이 단순히 잘못된 습관으로 일자목, 거북목을 만드시는 분들은 앞으로의 목 건강을 위해 지금부터 바른 자세로 앉고 활동하시는 것이 중요하다는 점 잊지 마세요.

식도와 기관은 어디를 지나고 있나요?
그리고 목 부위에서 어떤 기능을 하고 있나요?

식도와 기관, 갑상선

여러분이 아시다시피 식도는 입으로 삼킨 음식물이 통과하는 관, 기관은 호흡할 때 공기가 드나드는 관입니다. 손으로 목 앞부분을 만져 보시면 소위 "아담의 사과"라고 해서 방패 모양으로 딱딱하게 만져지는 연골이 있을 텐데요. 이것이 갑상 연골(甲狀 軟骨)입니다. 갑상 연골이 둘러싸고 있는 것이 후두(喉頭)이고, 후두가 기관(氣管)으로 이어집니다. 후두 뒤에는 인두(咽頭)라는 것이 있고 이것이 식도(食道)로 이어지지요. 인두와 식도는 꽤 깊이 있고 말랑말랑하기 때문에 밖에서 만지기 힘듭니다. 기도에서는 갑상 연골 초입에 성대(聲帶)가 있습니다.

우리 목소리를 만들어 주는 곳이며 후두와 기관의 경계선이지요. 갑상 연골 상부에 딱딱하고 동그랗게 만져지는 반원형 뼈가 있는데 이것이 설골(舌骨)이라는 뼈입니다. 엑스레이로 보면 띠 모양으로 보이고, 혀 밑에 경추 앞쪽으로 보입니다. 가끔 그게 뭐냐고 물어보시는 분들이 있는데 누구나 갖고 있는 것이니까 걱정하실 필요는 없어요. 방패 밑으로 U자로 생긴 물컹물컹한 게 만져지는 데 그게 갑상선(甲狀腺)입니다. 혹시나 이 갑상선이 많이 부어오르고 동글동글 딱딱한 게 만져지신다면 병원 가보셔야 합니다. 갑상 연골과 갑상선 사이에 마치 두꺼운 반지처럼 만져지는 게 있을 텐데요. 이것이 윤상 연골(輪狀 軟骨)입니다. 인두에는 후두덮개라는 것이 있어요. 음식을 삼킬 때는 후두를 덮어서 음식물이 식도로 가게 하고 그렇지 않을 때에는 후두를 열어 놓아서 숨을 자유롭게 쉬게 해주지요. 길잡이 역할을 하는 거예요. 이게 리듬을 잘 못 맞추면 음식이 기관으로 넘어가 사레 들리는 거예요.

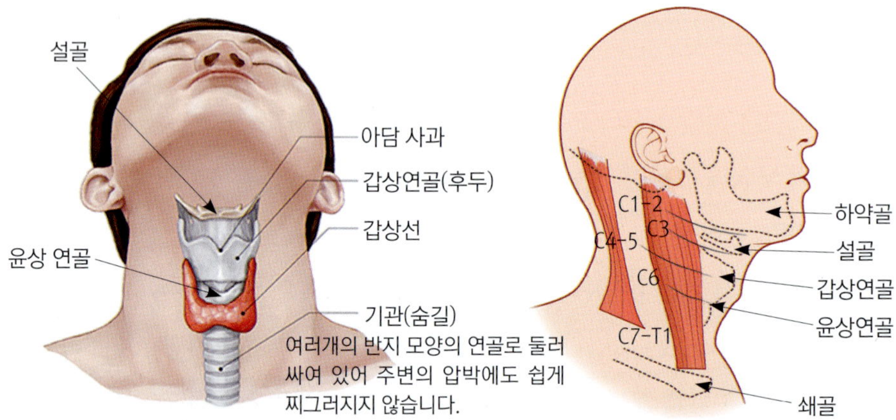

경추의 전방에서 만져지는 해부학적 구조물들은 피부 절개시 척추의 위치를 파악하는데 도움이 됩니다.

밖으로 만져지는 이런 구조물들을 보고 대충 목뼈의 위치를 가늠할 수도 있는데요. 설골이 대충 3번 목뼈, 갑상 연골은 4, 5번 뼈, 윤상 연골이 6번 뼈 위치 쯤

됩니다. 수술하시는 선생님들이 이것을 기준으로 수술 부위에 따라 피부 절개를 하기도 합니다. 재미있지요?

기관은 숨을 쉬기 위한 통로로 가장 중요한 구조물인데요. 숨을 5분만 쉬지 않아도 죽을 수 있으니까요. 그래서 쉽게 눌리지 않도록 여러 개의 반지형 연골로 둘러싸여 있습니다. 하지만 기관이 되기 전 후두부는 그런 연골이 뒤쪽에 없어서 목이 많이 부어오르면 기도가 막힐 수도 있습니다. 후두가 기관으로 바뀌는 것이 대충 3, 4번 목뼈 사이인데요, 따라서 4번 뼈 위쪽에서 수술할 때는 목이 많이 부어오르지 않도록 조심을 해야겠지요.

목을 지나는 중요한 혈관은 무엇이 있나요? 어디에 있나요?

경정맥, 경동맥, 척추 동맥, 교감 신경총

목에는 심장으로부터 뇌의 혈액을 공급하는 혈관들이 지나갑니다. 대표적인 것이 경동맥입니다. 목에 있는 가장 중요한 동맥이라서 붙여진 이름입니다. 경동맥은 두뇌에 혈액을 공급하는 가장 중요한 혈관입니다. 만약 경동맥이 손상받는다면, 두뇌가 혈액 공급을 제대로 못 받아 뇌경색이 일어날 것입니다. 중풍 말이지요. 경동맥 바로 옆에는 경정맥이 같이 지나가는데, 그렇습니다, 뇌로 영양분을 공급한 피가 다시 심장으로 돌아가는 길입니다. 이들 경동맥과 경정맥을 따라 함께 주행하고 있는 신경이 있는데 그것이 교감 신경총(交感 神經叢)입니다. 교감 신경들이 그물 모양으로 뭉쳐 있다고 해서 붙여진 이름입니다. 이들은 목 부위에서 세 개의 신경절(神經節)을 형성하는데요, 각각 상, 중, 하 성상(星狀, 별모양) 신경절이라고 부릅니다. 신경이 주행하다가 잠시 쉬어가는 곳이라고 생각하시면 되겠습니다. 이 교감 신경이 인체의 기능을 유지하는데 중요한 역할을 합니다. 심장 등 주요 장기에 분포되어 심박수도 조절하고, 혈압도 조절하고 하지요. 학생 때 배우셨겠지만 교감 신경의 기능은 부교감 신경(副交感 神經)과 반대 역할로 주로 "흥분해서 싸울 때"를 연상하시면 됩니다. 심박수를 증가시키고, 혈압을 높이고, 동공을 확대시키고, 몸에 땀이 나게 하는 등의 기능입니다. 만약 목 수술을 하다가 이 신경이 망가지면 주로 얼굴 쪽에 증상이 나타나는데요. 얼굴 반쪽에서 땀이 나지 않고, 동공이 닫히며, 눈의 초점이 잘 안 맞고, 눈이 쏙 들어가는 증상이 나타납니다. 하지만 수술에 연관되어 이 신경이 다치는 일은 거의 없습니다.

동맥은 경동맥 말고도 척추 동맥이라는 것이 있습니다. 앞 장에서 말씀드렸지만 다시 한번 설명드리면 왼쪽은 대동맥, 오른쪽은 팔로 가는 동맥에서 분지되어 한 쌍이 목 위로 올라가다가 7번 뼈 앞에서 방향을 살짝 틀어 6번에서 1번 목뼈까지의 횡돌기 구멍으로 들어갑니다. 신기하죠? 따라서 여기서는 뼈 속을 통과하여 뇌쪽으로 올라간다고 보시면 됩니다. 이후에 왼쪽, 오른쪽이 합쳐져서 기저동맥(基底 動脈)이라는 것을 형성하고 이 동맥이 주로 소뇌, 뇌간, 뇌교, 연수, 그리고 척수의 앞쪽 2/3에 혈액을 공급합니다. 만약 척추 동맥이 손상을 받는다면 소뇌 기능이 많이 망가질 것입니다.

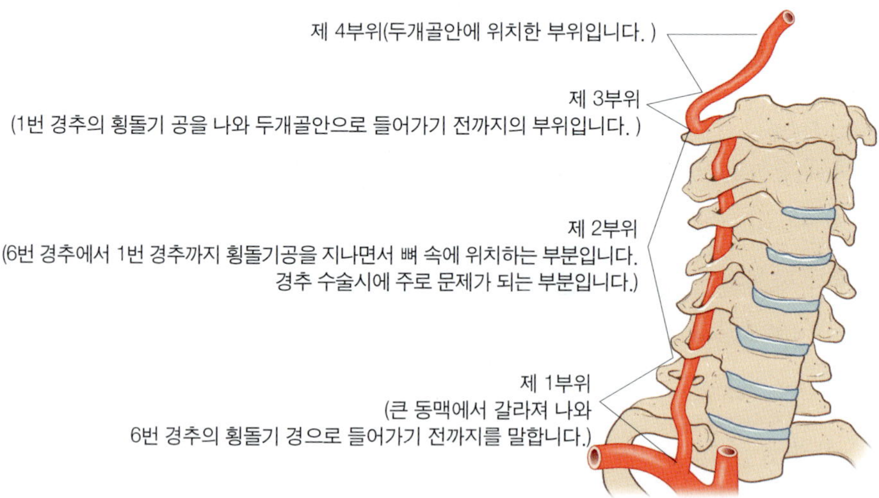

척추 동맥.

경추를 지나는 신경은 어떤 것들이 있나요?

경추의 신경들

경추에는 아주 중요한 신경들이 지나갑니다. 이러한 신경들을 바깥쪽에서 딱딱한 뼈로 보호하는 것이 경추의 아주 중요한 기능이기도 하지요. 경추는 요추와 아주 큰 차이가 있는데 가장 중요한 것은 경추 내로는 중추 신경(中樞神經)인 척수(脊髓)가 지나간다는 것입니다. 많이 들어보셨겠지만 우리 몸의 신경계는 중추 신경계와 말초 신경(末梢神經)계로 나뉘는데 그중 중추 신경계는 뇌와 척수로 이루어집니다. 말초 신경계는 척수 이하로부터 각종 장기, 몸통, 팔, 그리고 다리에까지 뻗어있는 신경들을 말합니다. 이미 이름에서 알 수 있듯이 중추 신경계가 조금 더 중요하다고 할 수 있는데 이것은 마치 이것들이 나무의 뿌리와 줄기 부분에 해당하기 때문입니다. 말초 신경계는 가지와 잎새에 해당하지요. 나무의 뿌리와 줄기가 망가지면 나무 전체가 죽거나 상당 부분이 썩는 것처럼, 중추 신경계가 망가지면 그 이하 부위 우리 몸 전체의 기능에 이상이 생기거나 아예 마비가 되어 버리기도 합니다. 또한 중추 신경계는 한번 망가지면 회복이 전혀 되지 않거나, 되더라도 상당한 후유증을 남기는 것이 보통입니다. 나무에서도 뿌리나 줄기가 썩으면 그 나무 전체나 상당 부분이 죽게 되는 것과 같지요. 아주 심하지 않은 말초 신경 손상은 흔히 완전 회복이 될 수 있는 것과 대조적이지요.

그러면 경추를 지나간다는 척수는 어디를 통해 지나가며 그 구조가 어떻게 생겼나요? 또 그 기능은 무엇인가요?

척수의 구조와 기능

앞장에서 목뼈의 구조를 말할 때, 후궁과 추체 뒷면으로 만들어지는 척추관을 말씀드렸지요? 척수는 경추의 척추관을 통하여 뇌에서부터 몸통으로 내려갑니다. 척수의 구조는 어떨까요?

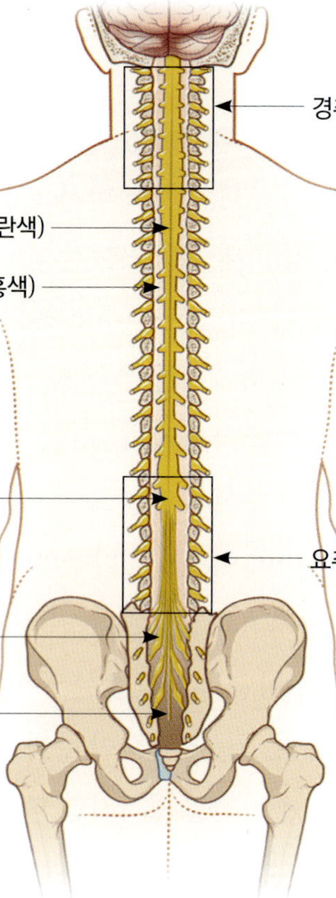

척추 후궁을 제거하고 경막을 열면 보이는 신경계 구조.

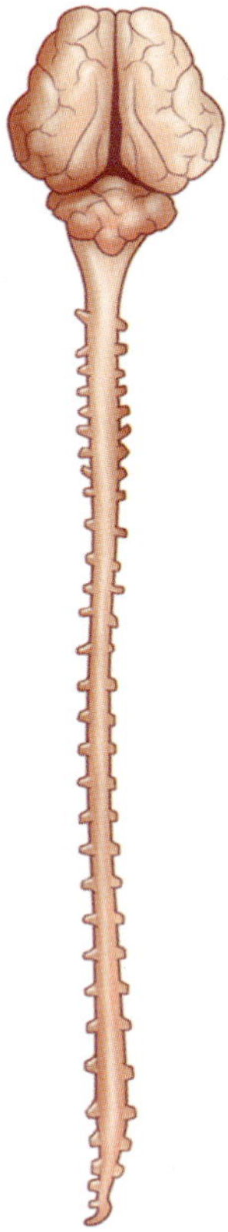

신경근들이 절단된 상태의 뇌와 척수, 즉 중추 신경계입니다.

척수와 신경근의 구조.

그림은 척추에서 후궁을 모두 제거한 상태를 뒤에서 보는 모습입니다. 척수는 뇌에서부터 경추를 거쳐 정상 성인에서는 제 1요추까지 내려가 있습니다. 따라서 경추부터 흉추, 1번 요추까지 어느 부위이든 이상이 생긴다면, 중추 신경 손상의 일종인 척수의 기능 이상이 발생할 수 있습니다. 따라서 3-4-5번 요추-1번 천추에 흔히 발생하는 요추 질환에서는 척수 손상이 거의 발생하지 않고 대신 말초 신경 손상만 나타날 수 있는 것입니다.

척수의 구조는 더 자세히 어떻게 구성되어 있고 어떤 역할을 하는 것일까요? 척수는 간단히 표현해서 굵은 동아줄 같은 형태로 되어 있습니다. 위로는 뇌 바로 밑에서 시작하여 성인에서는 1번 요추 바로 밑에서 끝납니다. 이 경로에서 양측으로 8쌍의 경추 신경근, 12쌍의 흉추 신경근, 5쌍의 요추 신경근, 5쌍의 천추 신경근을 내보냅니다. 이 신경근(神經根)들이 말초 신경으로 우리 몸에 구석구석 분포되어 각종 장기의 기능, 몸통과 팔다리의 감각 및 운동을 조징하게 되는 것입니다.

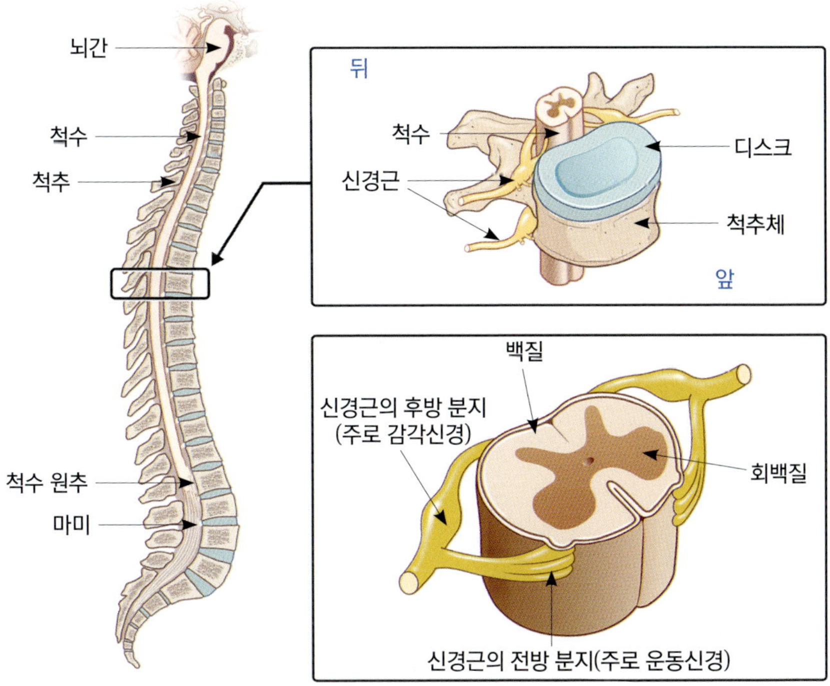

척수의 구조.

척수를 횡단면으로 잘라보면 옆으로 넓은 달걀 형태로 되어있습니다. 내부도 역시 달걀 후라이처럼 안쪽의 노른자, 바깥쪽의 흰자처럼 보입니다. 하지만 이 노른자는 H자 모양으로 조금 찌그러져 있기는 합니다. 노른자 부위는 주로 신경 세포체(細胞體, 세포의 몸통)들이 들어있는 부위이고, 흰자 부위는 뇌와 우리 몸을 연결하는 신경 섬유들이 모여서 지나가는 통로입니다. 의학 용어로는 노른자 부위는 회색으로 보인다 해서 회백질(灰白質), 흰자 부위는 흰색으로 보인다 해서 백질(白質)이라고 부릅니다.

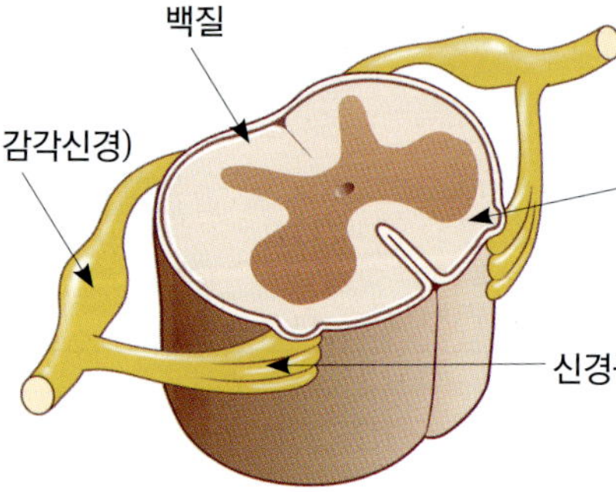

척수의 구조. 가운데 H자로 보이는 것이 회백질입니다. 주로 신경 세포의 몸통으로 구성되어 있습니다. 바깥쪽을 둘러싼 달걀 후라이의 흰자 부분이 백질입니다. 이 부위는 주로 신경 섬유로 이루어져 있습니다.

결국 척수는 뇌로부터의 명령을 말초 신경으로 전달하고, 거꾸로 말초 신경으로부터 올라오는 각종 감각들을 뇌로 전달하는 중요한 통로가 되는 것이지요. 만약 이 통로가 망가진다면 어떻게 될까요? 네, 생각하신 대로 전기줄이 끊어진 것처럼 뇌와 우리 몸의 상호 조절 능력이 모두 차단되어 우리 몸은 제 기능을 하지 못하게 되는 것입니다.

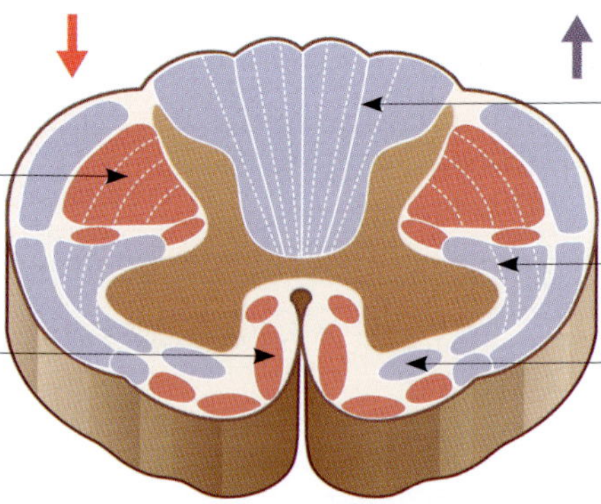

척수의 횡단면. 빨간 부분은 뇌의 명령을 각 근육으로 전하는 운동 신경이 밑으로 향해 지나는 길입니다(하행성 피질-척수로). 파란 부분은 감각 신경들이 각각의 말초 감각기관으로부터 얻은 감각을 뇌쪽으로 전달하는 통로 입니다(상행성 척수-시상로).

자세히 알고 싶어 하는 분들을 위해 백질의 구조를 조금 더 말씀드릴까요? 그림의 위쪽이 뒤쪽, 아래쪽이 앞쪽입니다. 그림에서 보이는 빨간색 부분은 뇌에서부터의 명령을 근육에 전달하는 아래로 내려가는(下行性) 신경의 통로입니다. 빨간 근육의 색깔을 연상하시면 되겠네요. 파란색 부분은 말초 기관으로부터 들어오는 자극, 즉 감각을 뇌로 전달하는 상행성(上行性) 신경의 통로입니다. 파랗게 질린 추위를 감지하는 감각을 연상하시면 됩니다. 감각의 통로는 두 가지가 있다고 말씀드렸지요? 날카로운 통증, 온도 감각을 전달하는 통로와 경계가 불분명한 무지근한 통증, 촉각, 진동, 고유 감각을 전달하는 통로 말입니다. 그림에서 보이는 전외방측(앞쪽 바깥쪽)에 있는 파란 통로가 날카로운 통증과 온도를 전달하는 통로이고, 뒤쪽에 있는 삼각형 모양의 파란 통로가 나머지 감각을 전달하는 통로입니다. *만약 척수 앞쪽 반만 망가졌다고 가정해 보실까요? 날카로운 통각과 온도 감각은 못 느끼게 되고, 나머지 감각들은 느껴질 것입니다. 운동 기능은 빨간 부분이 많이 살아 있으니까 많이 남아있게 되겠지요.*

이번엔 왼쪽 반이 망가진 척수를 생각해 볼까요? 왼쪽 몸의 촉각, 진동각, 고유 감각이 사라집니다. 그리고 오른쪽 통각, 온독 감각이 없어지고, 운동 기능도 소실 됩니다. 이 차이는 신경들이 반대쪽으로 건너가는데, 그 건너가는 위치가 서로 차이 나서 그런 것입니다. 이것은 너무 복잡해서 설명드리지 않겠습니다. 지름이 1 cm 밖에 되지 않는 척수이지만 참 오묘하고 신기하죠?

경추에는 신경근이라는 말초 신경도 있다고 했는데 몇 개나 있고 어디를 지나는 것인가요?

경추에는 척수만 있는 것이 아닙니다. 요추에서와 같이 말초 신경인 신경근도 있습니다. 경추 신경근은 척수로부터 분지(分枝, 가지치기)되어 신경공(神經孔, 신경 구멍)을 지나 후두부(뒤통수), 목, 그리고 양측 팔과 손으로 복잡한 신경들을 구성하여 내려가게 됩니다. 신경근으로부터 그 이하 부위의 복잡한 신경들은 말초 신경입니다. 만약 손상 받게 되면 각자가 분포하는 부위의 감각이상, 운동기능 약화를 나타내며 이는 국지적이기 때문에 아주 광범위하지는 않고 또한 자연적으로, 혹은 치료를 통해 회복도 가능합니다.

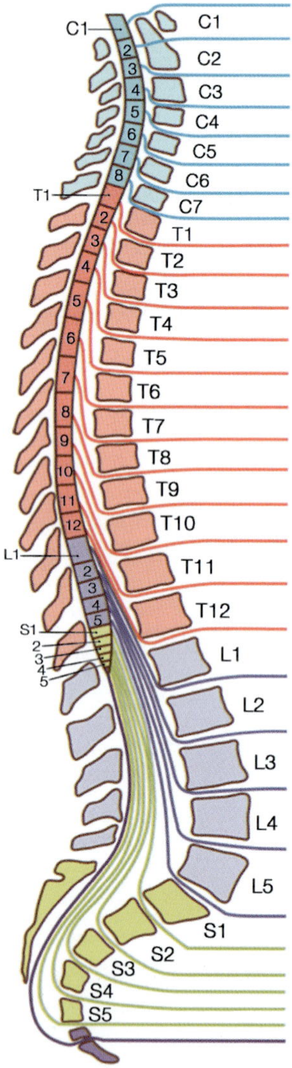

척수 분절과 척추 분절의 차이. 척주의 길이와 척수의 길이에 차이가 있으며 상위 척추 신경은 수평으로 하위 척추 신경은 수직으로 진행하여 하위 척추 신경의 진행 경로가 깁니다. 마미에서는 멀리가는 신경근일수록 뒤에 위치합니다.

경추는 총 7개의 뼈로 이루어졌다고 말씀드렸지요? 후두골(後頭骨, 뒤통수 아래쪽을 이루는 뼈)과 이 7개의 목뼈들이 연결되는 마디에서 양쪽으로 한 쌍씩의 경추 신경근이 분지하게 됩니다. 구분하기 쉽게 신경근마다 번호를 붙여 놓았는데 1번 경추 신경근부터 8번 경추 신경근까지 8쌍의 신경근이 있습니다. 즉 후두골과 1번 경추 사이에서 1번 경추 신경근이, 1-2번 경추 사이에서 2번 신경근이 나옵니다. 이렇게 차례차례 신경근이 나와서 6-7번 경추 사이에서는 7번 경추 신경근이, 7번 경추와 1번 흉추 사이에서 8번 경추 신경근이 나옵니다. 경추의 뼈는 7개이지만 경추 신경근은 8쌍이 되어서 조금 이상하지요? 경추 위에 위치한 후

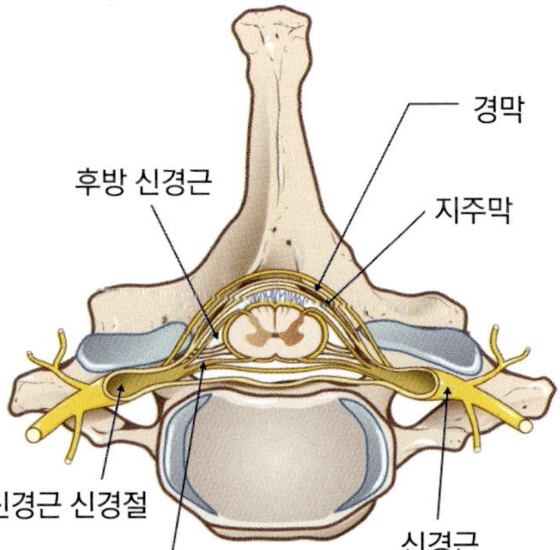

신경공을 삐져나오는 8쌍의 경추 신경근.

두골을 포함해서 신경근 번호를 매기기 때문입니다. 또한 1-2번 흉추 사이에서 1번 흉추 신경근이 나오는데 이는 엄밀히 말해서 경추 신경근은 아니지만 기능이 비슷해서 경추를 다룰 때 중요하기 때문에 기억하시는 것이 좋겠습니다.

기억하시기 편하게 외우는 방법을 알려드리겠습니다. 항상 두 번째 번호를 기억하시면 됩니다. 후두골과 1번 경추 사이에서는 1번 경추 신경근이 나옵니다. 4번과 5번 경추 사이에서는? 네, 5번 경추 신경근이 나옵니다. 조심하셔야 할 것은 7번 경추와 1번 흉추 사이에서는 1번 흉추 신경근이 아니라 8번 경추 신경근이 나온다는 것입니다.

종인대는 어디에 있으며, 어떤 역할을 하는 것인가요?

종인대는 우리나라에서 목 디스크와 함께 가장 흔한 목 병 중 하나인 후종인대 골화증의 발생지가 되는 구조물입니다. 그래서 조금 자세히 알아두실 필요가 있습니다. 목 디스크가 있는 분들 중에도 작은 후종인대 골화증이 겹쳐 있는 분들이 많기 때문입니다.

전종인대(前縱靭帶)는 척추체 앞쪽을 지나고 후종인대(後縱靭帶)는 척추체 뒤

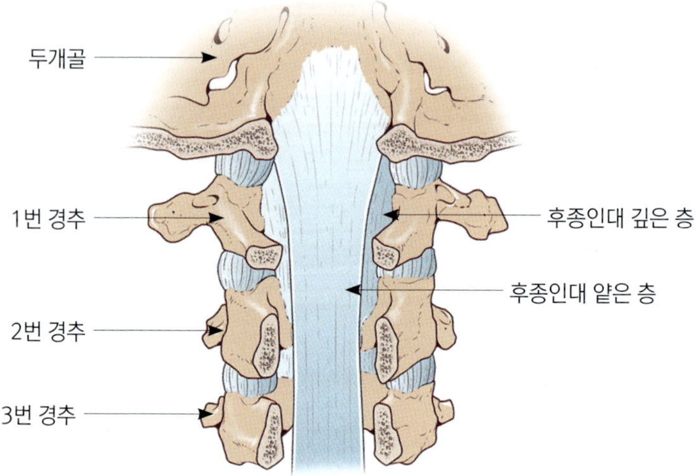

후종인대의 구조. 후궁을 제거한 상태에서 후종인대를 뒤에서 바라보는 모습. 바로 보이는 고무 밴드같은 것이 얕은 층, 그 안쪽에 넓게 퍼져 있는 것이 깊은 입니다.

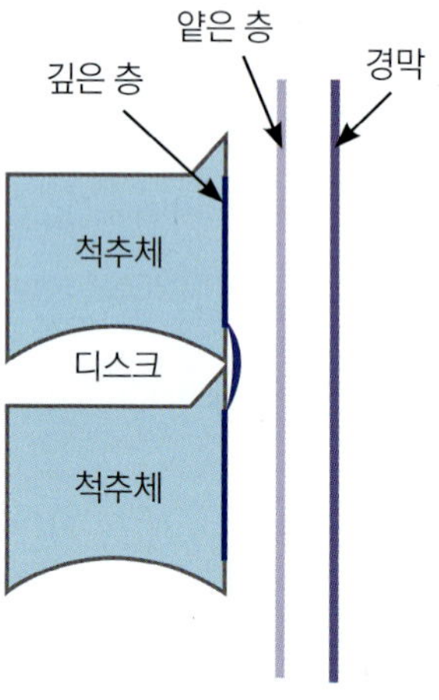

쪽을 띠 모양으로 지납니다. 전, 후종인대는 척추체를 앞뒤로 강하게 잡아주어서 안정성을 부여하는 역할을 합니다. 또한 디스크의 섬유윤과 같이 척추가 위아래로 당겨지거나 혹은 한쪽 방향으로 휘어지는 인장력에 저항하는 역할을 합니다.

후종인대는 그림에서와 같이 두뇌로부터 척수가 빠져나오는 구멍인 두개골의 대후두공(大後頭孔, foramen magnum) 앞면으로부터 시작하여 경추체의 뒤쪽을 넓게 덮으며 아래쪽으로 내려갑니다. 마치 고무 벨트 같이 생겼지요? 자세히 보면 이 인대는 두 층으로 나뉘어 있는데, 그림과 같이 뒤에서 볼 때 처음 나오는 층을 얕은 층(superficial layer), 그것을 벗겨 내었을 때 나오는 층을 깊은 층(deep layer)이라고 합니다. 두 층은 생김새와 기능이 약간 다른

데요, 얕은 층은 밴드 모양으로 여러 개의 척추체를 지나가는 것이고, 이것을 제거했을 때 나오는 깊은 층은 얇고 넓은 다이아몬드 형태로 주로 한마디의 디스크를 거의 모두 뒤덮고 있습니다. 얕은 층의 뒤쪽에는 바로 척수를 둘러싸고 있는 경막(硬膜, dura mater)이 있습니다.

척추에 관련된 치료나 수술을 받을 때 신경을 싸고 있다는 경막에 대해 많이 들어보았어요. 경막은 무엇이고 무슨 역할을 하는지 알려주세요.

경막의 구조와 기능

경막(硬膜, dura mater)에 대해 아시려면 우선 뇌척수막과 뇌척수액을 이해하셔야 합니다. 중추 신경계, 즉 두뇌와 척수는 뇌척수막이라는 3개 층의 막으로 둘러싸여 있는데 바깥쪽부터 경막(硬膜, dura mater), 지주막(arachnoid membrane), 연질막(pia mater)이 그것입니다. 즉 경막은 뇌척수막의 가장 바깥층이며 이름에서 알 수 있듯이 가장 단단한 막이지요. 지주막은 거미막이라고도 하는데 경막 밑에 있는 터지기 쉬운 얇은 막입니다. 구조가 거미줄 모양으로 성기게 이루어져 있어서 거미막이라고 부르는 것입니다. 연질막은 두뇌와 척수, 바로 바깥쪽에서 이 들을 싸고 있는 막입니다. 이들 막의 역할은 내부, 즉 중추 신경계와 뇌척수막 사이에 뇌척수액이라는 체액을 만들고, 가두어 두고, 또 흡수하는 역할을 합니다. 흔히 들으셨던 뇌수막염이라는 것이 바로 뇌척수막에 염증이 생기는 것을 말합니다.

뇌척수막, 뇌척수액과 중추 신경계의 관계와 역할은 마치 비닐봉지 안에서 헤엄치고 있는 금붕어와 비교하면 쉽게 이해하실 수 있어요. 비닐봉지가 뇌척수막, 그 안에 든 물이 뇌척수액, 금붕어가 두뇌와 척수로 이루어진 중추 신경계란 말이지요. 우선 어항 쪽부터 볼까요? 비닐봉지는 물을 가둬두는 역할을 하지요? 가둬진 물은 금붕어가 뜰 수 있는 부력(浮力)을 만들어 줍니다. 그리고 금붕어 주변에서 갑작스러운 충격이 오지 않도록 쿠션 역할을 하죠. 그리고 금붕어에게 영양분을 공급하고 배설물을 치우는 역할도 합니다. 우리 몸도 똑같습니다 뇌척수막은 뇌척수액을 비닐봉지 안의 물처럼 가둬둡니다. 그 뇌척수액은 우리 중추 신경계에 부력을 발휘해 액 안에 중추 신경을 동동 띄어서 중력에 의해 한쪽으로 치우치고 부딪히는 것을 막아줍니다. 그리고 신경에 큰 충격이 생기지 않도록 보호하는 기능도 합니다. 또한 신경이 항상 일정한 환경에 유지되도록 도와주고 노폐물을 청소해 줍니다.

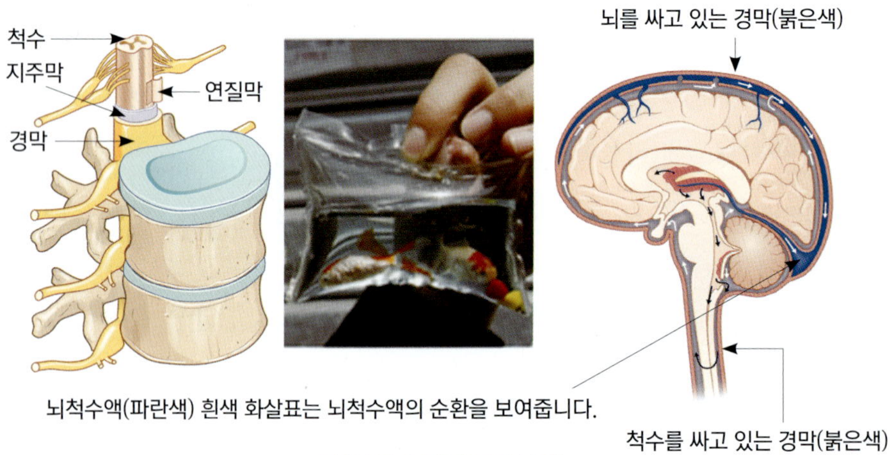

뇌척수막의 구조와 뇌척수액.

만약 뇌척수막, 그중에서도 가장 단단한 경막이 파열된다면 어떻게 될까요? 그 안에 고여있던 뇌척수액이 밖으로 새겠지요? 그러면 이러한 뇌척수액 기능에 지장을 받아 신경 조직이 위험해질 수도 있습니다. 하지만 뇌척수액은 다행스럽게도 하루에 그 용량의 3배 이상 보충될 수 있기 때문에 중추 신경이 위험하게까지 되는 일은 그리 흔하지 않습니다.

경추 신경근은 정확히 어떤 기능을 하는 것인가요? 그리고 신경근이 망가지면 어떻게 되나요?

경추 신경근의 기능

경추 신경근은 무슨 기능을 할까요? 어느 하나도 무시할 수 없이 우리 몸에 있어서 꼭 필요한 기능을 담당하고 있지만 다 언급하기에는 너무 복잡합니다. 기억하시기 어려울 것 같아 중요한 몇 개의 신경근만 설명드리고자 합니다.

여기서 우리 손가락의 의학 용어를 먼저 알려드리겠습니다. 경추 신경근의 설명 중 반복적으로 나올 것이라서요.

엄지 손가락 = 무지(拇指)

두번째 손가락 = 시지(示指)

가운데 손가락 = 중지(中指)

네번째 손가락 = 약지(藥指)

새끼 손가락 = 소지(小指)

이것을 기억하시고 다음을 보시지요.

1) 2번은 뒤통수 감각을 느끼는 신경근

우선 2번 경추 신경근입니다. 이것은 후두부(뒤통수)의 감각을 느끼는 데에 가장 중요한 신경근입니다. 만약 이것이 손상 받으면 한쪽 혹은 양쪽 후두부의 감각이 없어져 얼얼해질 수 있습니다. 그러기만 하면 괜찮은데 가끔 후두부에 화끈거리는 심한 통증을 유발하기도 합니다.

2) 4번은 횡격막을 움직이는 신경근

4번 경추 신경근은 3번, 5번 경추 신경근의 일부와 함께 횡격막 신경을 이루어 횡격막 운동을 담당합니다. 횡격막은 양쪽 폐 바로 밑에서 복식 호흡을 담당하는 근육입니다. 호흡은 복식 호흡(횡격막)과 흉곽 호흡(늑간근)으로 나뉘는데, 만약 4번 경추 이상에서 척수가 심각한 손상을 받는 경우에는 양측 횡격막과 늑간근이 모두 마비되어 결국 스스로 호흡을 못하게 되는 위험한 상태에 이르게 됩니다. 운 좋게 일찍 치료를 받는다고 해도 신경이 회복되지 않는 한 평생 인공호흡기에 의지해야 하고, 조금이라도 늦게 발견된다면 정신은 멀쩡한 채 호흡이 안되어 사망하는 비참한 지경에 빠지게 되는 것입니다.

3) 어깨와 팔을 움직이는 신경근들

5번 경추 신경근부터 1번 흉추 신경근까지의 5쌍의 신경근들은 양쪽 어깨, 팔과 손의 기능을 담당하는 신경근들입니다. 경추의 신경공을 막 빠져나온 신경근들은 서로 복잡하게 이합집산하여 여러 개의 말초 신경을 구성하며 이것들이 어깨, 견갑부, 팔과 손에 분포하게 됩니다. 이러한 이합집산들을 상완 신경총(上腕神經叢, 팔 위쪽에 있는 신경 그물망)이라고 합니다. 의사에게는 중요해서 의대생들의 시험에 자주 출제되기도 하는데, 또한 너무 복잡해서 시험 보자마자 잊어버리는 것이 보통(?)입니다. 얼마나 복잡한지 일단 그림으로는 넣어 놓았습니다.

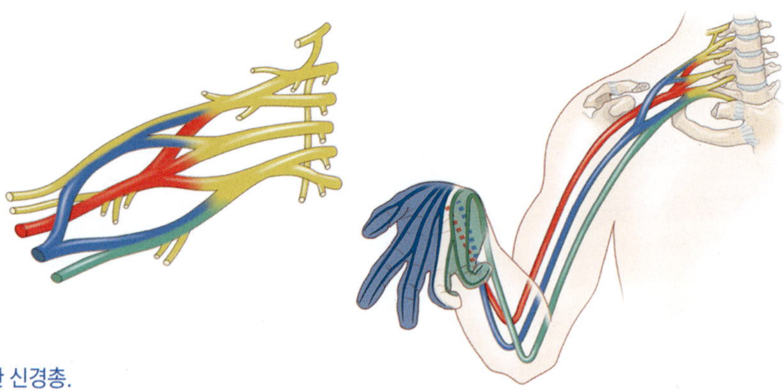

상완 신경총.
노란색은 상완신경총이고 이에 의해 형성되는 파란색은 정중신경, 빨간색은 요골신경, 초록색은 척골신경입니다.

여러분들을 괴롭혀드리지 않기 위해 각 신경근의 대표적인 기능만 설명드리겠습니다. 각 신경근은 대표적으로 특이한 감각과 운동(근육 수축) 기능을 가지며, 역으로 이런 이상을 근거로 어느 신경근이 잘못되었는지 진단을 내릴 수도 있습니다.

4) 5번은 어깨를 드는 삼각근(三角筋)을 담당하는 신경근

우선 5번 경추 신경근은 어깨를 옆으로 올리는 근육(삼각근)과 팔꿈치를 접는 근육(이두박근)의 일부 기능을 담당합니다. 따라서 이 신경근에 이상이 생기면 어깨 및 팔을 들어올리는데 어려움이 생길 수 있습니다.

진료실에 오시는 분들 중에 "어느 날부턴가 어깨 부위가 저리고 아프고, 팔을 들 수가 없다"는 증상을 말하는 분들이 있는데 상당수가 이 신경근 문제입니다. 감각 이상으로는 어깨의 견장 붙이는 부위(감각 피부절 그림 참조)에 감각이 떨어지거나 통증이 발생할 수 있습니다.

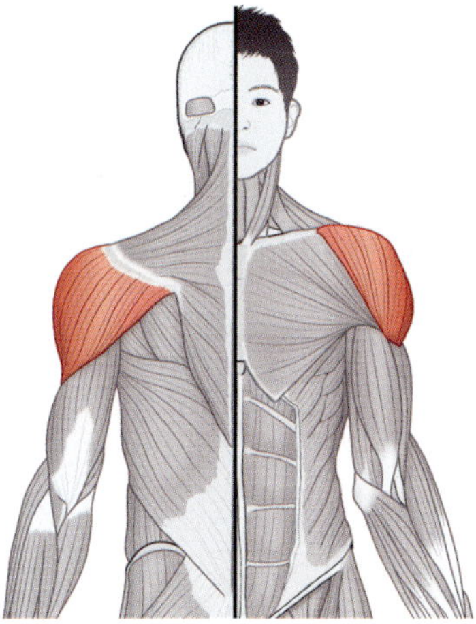

삼각근.

5) 6번은 팔꿈치를 굽히는 이두박근(二頭膊筋)을 담당하는 신경근

6번 경추 신경근은 팔꿈치를 접는 근육(이두박근)의 일부 기능, 그리고 손목을 뒤로 젖히는 근육 기능을 담당합니다.

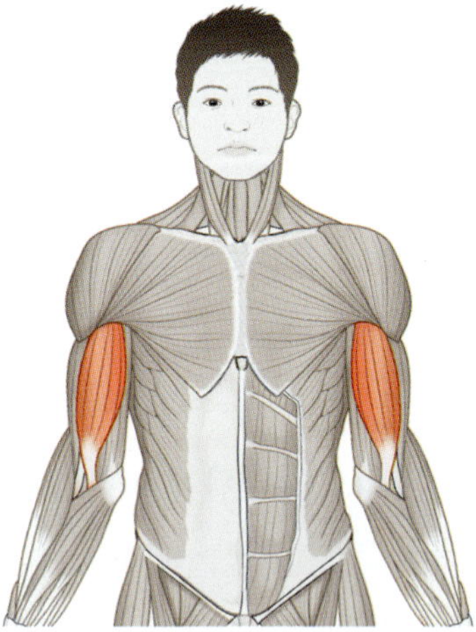

이두박근.

감각 이상은 엄지손가락쪽 팔꿈치 및 그 이하부터 엄지와 시지(두 번째 손가락)에 나타날 수 있습니다. 그 중 가장 증상이 심한 곳은 보통 엄지손가락 끝입니다. 환자분들은 흔히 “물건 들어 올리기가 힘들고 물건을 자주 떨어뜨리며, 엄지손가락이 저리고 감각이 떨어진다.”고 호소하십니다.

6) 7번은 팔꿈치를 펴는 삼두박근(三頭膊筋)을 담당하는 신경근

7번 경추 신경근은 팔꿈치를 펴는 근육(삼두박근)과 손목을 안으로 접는 근육의 일부 기능을 담당합니다.

감각 이상은 삼두박근 부위, 전완부의 후면을 거쳐 시지, 중지(가운뎃손가락), 약지(반지 끼는 손가락)까지 나타날 수 있는데 가장 심한 곳은 보통 중지의 끝부분입니다. “팔굽혀펴기나 팔로 미는 동작을 할 때 힘이 떨어지고, 가운데 세 손가락이 저린데 그중에 중지가 가장 심하다."라는 것이 가장 흔한 증상 표현입니다.

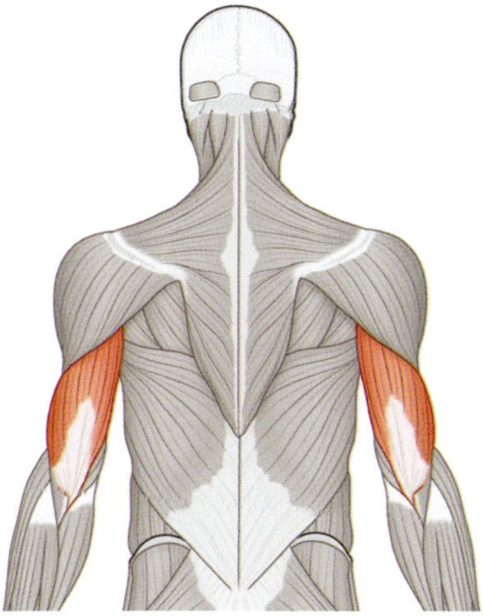

삼두박근.

7) 8번 경추와 1번 흉추 신경근은 손에 있는 작은 근육들을 담당

8번 경추와 1번 흉추 신경근은 주로 손에 있는 작은 근육들에 분포합니다. 작은 근육들이지만 그만큼 손의 섬세한 동작을 관할하는 아주 중요한 것들이지요. 이 신경근들이 망가지면 대표적으로 손가락을 벌리고 오므리는 힘과 손가락 관절들을 펴는 힘이 떨어집니다. 또한 손등에서 볼 때 엄지와 검지 사이의 도톰한 근육이 많이 빠진 것을 볼 수도 있습니다.

감각 이상은 8번 경추 신경근의 경우 소지(새끼손가락)와 소지쪽 손날, 그리고 손목에서 나타나고 가장 심한 곳은 새끼손가락 끝입니다. 1번 흉추 신경근의 감각 이상은 팔과 팔꿈치의 안쪽에 나타나고 가장 심한 곳은 팔꿈치 안쪽의 도드라진 뼈 있는 부위입니다.

환자분들은 "손가락이 잘 안 움직이고 자꾸 굽으려고 한다. 손가락 모으기가 힘들다. 새끼손가락과 손이 저리다."고 흔하게 표현합니다.

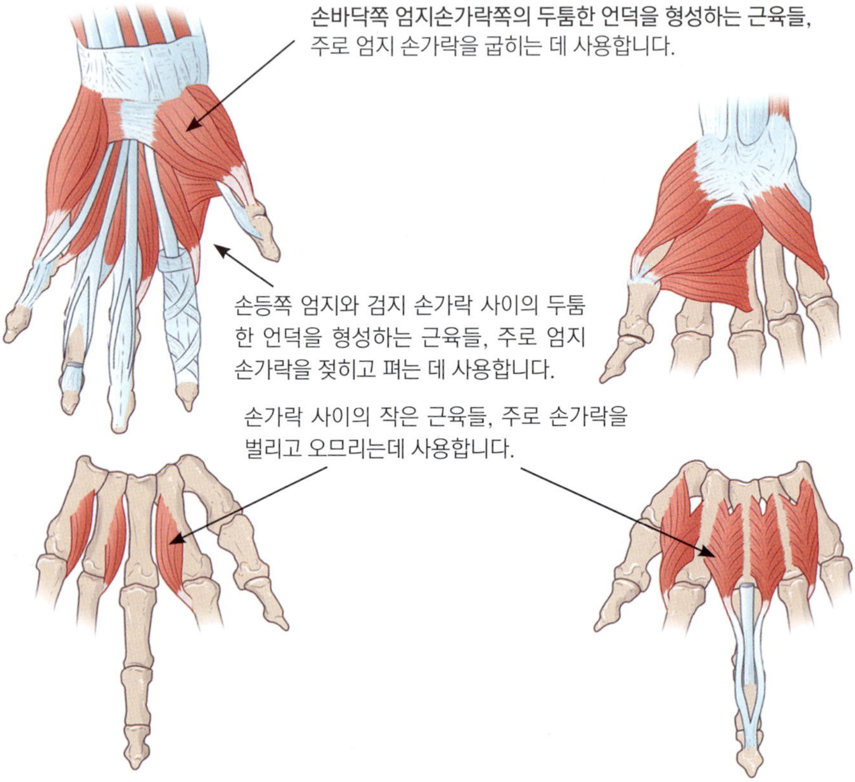

손의 내재근(hand intrinsic muscles).

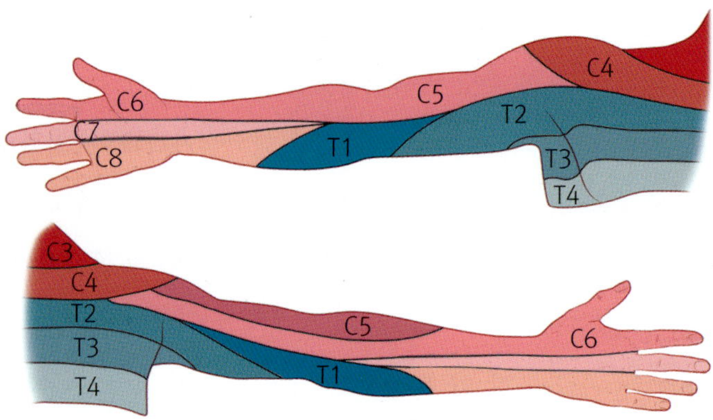

각 신경근의 감각 피부절.

목 디스크(퇴행성 경추질환)의 병태 생리

목 디스크(퇴행성 경추질환)란 무엇인가요?

퇴행성 경추 질환(退行性 頸椎 疾患, degenerative cervical disease)

자, 이제 준비 운동을 충분히 하셨으니 본격적으로 여러분들이 궁금해하실 '목 디스크'란 병으로 들어가 보겠습니다. 원래 '목 디스크'란 용어는 의학 용어가 아닙니다. 따라서 사용하는 사람마다 의미가 다르고 그래서 혼동이 일어나는 것 같습니다. 마치 맹인들이 코끼리를 만지는 것과 같다고 해야 할까요? 똑같이 코끼리를 만지는 데 어떤 사람은 뱀같이 생겼다 하고 어떤 사람은 기둥같이 생겼다 하는 거죠. 이렇게 서로 가리키는 게 다르면 아무리 이야기를 많이 해도 소통이 되지 않습니다. 따라서, 저는 이 책에서 '목 디스크'를 딱 2가지 의미로만 쓰겠습니다. 하나는 말 그대로 '목뼈 사이에서 쿠션 역할을 하는 의학 용어 그대로의 목 디스크'이고요, 또 다른 말로 병명으로 쓸 때에는 '목뼈의 퇴행성 디스크 질환'을 가리키는 것으로 하겠습니다. 퇴행성 척추 질환으로 인해 증상이 나타나는 것을 척추증(脊椎症, spondylosis)라고 합니다. 척수증(脊髓症, myelopathy)과 혼동하지 마십시오. 이것은 퇴행성 척추 질환에 증상을 합친 말인데요, 거꾸로 말하면 퇴행성 척추 질환에 증상이 없을 수 있다는 것을 말하죠. 즉 목뼈에 퇴행성 변화가 심하게 와도 증상 없이 잘 살아가시는 분들이 많다는 것입니다. 자, 우리도 이런 분들에 껴야 되겠죠?

목 디스크가 경추의 퇴행성 척추 질환이라고 하셨는데 그게 무슨 뜻인가요? 어떤 상태를 일컫는 말인가요?

디스크 변성 및 연성 디스크 돌출

경추의 퇴행성 척추 질환이라는 말을 조각조각 내보면 잘 이해가 가지 않는 단어는 '퇴행성'이라는 말밖에 없을 겁니다. '퇴행성'이라는 말은 쉽게 '노화되었다'는 의미로 이해하시기 바랍니다. 또 다른 말로는 '성질이 변했다'하여 '변성(變性)'이라고도 표현하는데 노화되어 성질이 변한 것으로 이해하시는 것이 가장 쉽습니다.

앞 장에서도 말씀드렸지만 디스크의 노화 중 첫 단계는 수핵의 노화입니다. 디스크 중심부에 있는 수핵이 노화되어 성분이 변하는 것이죠. 큰 삼투압을 발휘하던 당단백의 성분이 바뀌면서 삼투압이 낮아지면 수핵에 포함되어 있던 수분이 많이 빠져나가게 됩니다. 그럼 탄성이 적어지고 원래 기능인 압박력에 저항하는 능력이 떨어지게 되지요. 수핵은 마른 논바닥 갈라지듯 메마르고 갈라져 점점 제 기능을 못 하게 됩니다. 이러면 수핵이 하던 일을 누군가 대신해야할 텐데 그게 가장 가까이 있는 섬유윤이죠. 섬유윤의 원래 기능은 인장력에 대한 저항을 나타내는 것이라고 했지요? 인장력에 최적화된 조직이 거꾸로 압박력을 계속 견뎌내야 하니까 원래보다 더 빨리 망가질 수밖에 없습니다. 그래서 섬유윤도 찢어지고 갈라지게 되죠. 이렇게 갈라진 틈으로 변성된 수핵이 새어 튀어나오는 것이 '연성 디스크 돌출 혹은 탈출'이라는 것입니다. 수핵은 말랑말랑하니까 '연성 디스크'라고 불리우죠. 이 연성 디스크는 운 좋게 빈 공간으로 터져 나올 수도 있습니다만 하필이면 신경근이나 척수 있는 곳으로 튀어나올 수도 있습니다. 이렇게 되면 신경 조직을 눌러서 신경근증이나 척수증을 유발할 수 있습니다.

구추 관절 변성 및 경성 디스크 돌출

디스크가 저 정도로 망가졌으면 다음에는 목뼈에 어떤 일이 벌어질까요? 자, 이제 수핵과 섬유윤이 모두 지쳐서 망가졌어요. 이제 압박력은 누가 견뎌야 할까요? 할 수 없이 누군가 해야 하는데 다음 등장할 선수는 섬유윤 바깥쪽에 있는 구추 관절입니다. 구추 관절도 원래 압박력에 저항하던 구조물이 아니예요. 섬유윤 바깥에서 역시 인장력을 조절하고 관절 운동을 제한하는 역할을 했지요. 여기에 압박력이 가해지니까 구추 관절도 망가지겠지요? 관절이 망가지면 그 모양이 우그러지면서 주변에 골극(骨棘, osteophyte), 즉 '뼈 가시'라고 불리는 덧뼈를 형성해요. 구추 관절 후외방에 무엇이 있었죠? 네, 신경근이 지나가는 신경공(神經孔)이 있었죠? 그래서 이 부위로 덧뼈가 자라나면 신경공을 좁혀서 신경근을 누르게 되요. 신경근증이 나타날 수 있는 거죠. 덧뼈는 또한 여기만 생기는 것이 아

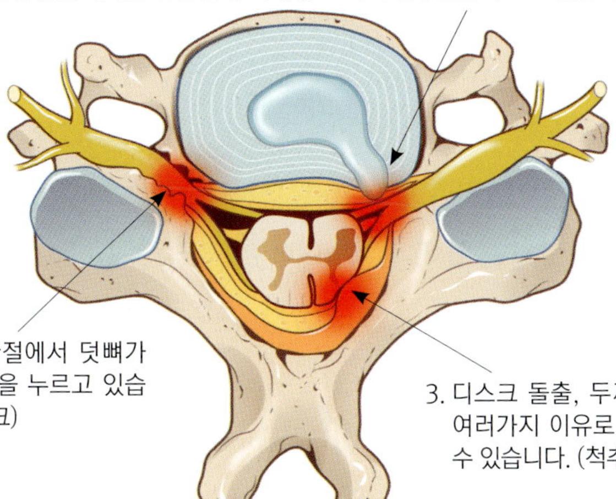

연성 혹은 경성 디스크에 의해 눌리는 신경 조직. 1번은 변성된 수핵이 갈라진 섬유윤을 뚫고 신경공으로 튀어나와 신경근을 누르는 장면입니다(연성 디스크 돌출). 2번은 구추 관절과 후관절의 퇴행성 변화에 의해 자란 덧뼈(골극)가 신경공을 좁히면서 역시 신경근을 누르는 장면입니다(경성 디스크 돌출). 3번은 이상의 여러 가지 이유와 두꺼워진 황인대가 함께 척추관을 좁혀 척수를 누르고 있는 모습입니다(척추관 협착증).

니예요. 디스크 공간에 이미 망가져 버린 디스크로 압박력이 계속 작용하면 이번엔 척주체 쪽으로도 부하가 걸려요. 척추체도 망가지면서 종판(終板, endplate; 척추체 위 아래 면을 덮고 있는 딱딱한 판) 주변에 덧뼈를 만들지요. 이것이 또 척추관이나 신경공쪽으로 자라날 수 있습니다. 마찬가지로 신경근증이나 척수증을 유발할 수 있는 것입니다. 이렇게 구추 관절이나 종판에서 자라나는 덧뼈는 마치 디스크 돌출처럼 신경을 누를 수 있는데 이것을 딱딱한 디스크라고 해서 '경성 디스크 돌출'이라고 합니다. 연성과 경성 디스크가 확연히 나뉘는 것은 경추 디스크 질환만의 특징입니다.

후관절의 퇴행성 변화 및 불안정성, 탈구

원래 경추의 후관절은 디스크와 함께 경추의 주된 3관절을 이루는 부위지요. 여기에서 경추에 걸리는 압박력에 각각 1/3씩을 담당해요. 그런데 갑자기 디스크가 망가져서 압박력에 저항을 못 하게 되고, 구추 관절도 망가져 버리면 이제 압박력은 할 수 없이 그 뒤에 있는 후관절로 전가됩니다. 후관절은 자기가 감당할 수 있는 압박력보다 더 큰 부하가 걸리니까 역시 지치고 망가지게 됩니다. 그런데 후관절이 망가지는 것은 앞서 다른 부위의 관절보다 더 복잡하게 일어납니다. 후관절은 조그맣지만 활액막 관절이에요. 우리 몸의 주요 관절은 모두 활액막 관절이죠. 무릎도, 발목도, 어깨, 팔꿈치, 손목, 손가락도 모두 활액막 관절이에요. 그래서 망가지는 것도 이런 관절들과 유사하게 나타납니다. 여기서는 여러분들에게 가장 친숙한 무릎 관절염과 비교하겠습니다. 어르신들 무릎에 관절염이 오면 어떻게 되나요? 처음에는 관절 연골이 닳아서 뼈와 뼈가 맞부딪치고, 그래서 무릎이 붓고 아파와요. 그러다가 더 심해지면 역시 덧뼈가 자라나서 이리저리 불룩불룩 튀어나오게 되고, 더 망가지면 관절이 불안정해져서 덜컹거리게 되지요. 더 망가지면 O자로 휘고 망가져서 아예 어긋나 버리기도 합니다. 후관절도 비슷한 과정을 거칩니다. 처음에는 붓고 아프다가, 더 망가지면 덧뼈가 자라나고, 더 망가지면 불안정해져서 앞뒤나 옆으로 탈구가 됩니다. 더 망가지면 이리저리 휘어지는 변형이 생기고 아예 어긋나 버리기도 하지요. 그런데 이것이 그냥 아무렇게나 일어나는 것은 아닙니다. 후관절의 경사면을 옆에서 보면 뒤로 미끄러지는 미끄럼틀 같이 생겼습니다. 만약 압박력이 계속 가해져서 위 아래 관절이 망가지면 목뼈는 이 경사면을 따라 위 뼈가 아래 뼈에 비해 뒤로 빠지는 변형이 나타나게 됩니다. 신기하지요? 자 그렇게 되면 신경공이 어떻게 되나 볼까요? 디스크가 주저 앉으니까 신경공은 위아래로 좁아지겠지요? 그러다가 후관절이 망가져서 뒤로 미끄럼틀을 타면 타원형이던 신경공이 앞뒤로 어긋나서 찌그러지게 될 것입니다. 만약 여기에 구추 관절이나 후관절에서 덧뼈라도 자라나면 어떻게 될까요? 신경공은 이 세 가지 요인이 합쳐져서 매우 좁아지게 되고 결국 이곳을 지나는 신경근이 압박받게 되는 것입니다. 이것이 신경공 협착증에 의한 신경근증을 유발하는 것입니다.

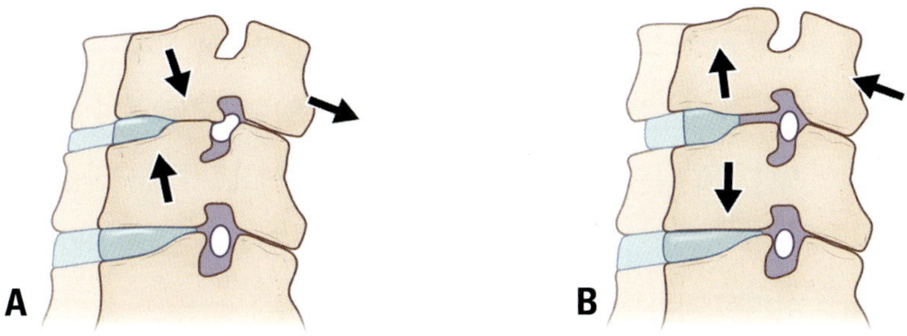

(A) 디스크의 키가 낮아지면서 후관절 경사면을 따라 위 척추가 아래 척추의 뒤쪽으로 미끄러져 내립니다. 이 변형은 신경공을 찌그러트리면서 좁히는 효과를 가져옵니다. 이것이 신경근을 눌러서 증상을 나타낼 수 있습니다. (B) 만약 수술을 통해 줄어든 디스크 간격을 다시 넓혀주면 위뼈가 후관절 경사면을 따라 위와 앞쪽으로 회복되는 효과가 있습니다. 이러면 신경공이 넓어지면서 신경근이 눌리지 않게 되는 것이죠.

디스크는 얼마나 많은 사람들이 가지고 있나요?

목 디스크 퇴행성 질환의 유병율

앞 장에서 말씀드렸지만 디스크의 퇴행성 변화는 정상적인 인체의 노화 과정에서 발생하는 것입니다. 따라서 어느 정도 나이가 들면 모든 사람이 다 갖게 되는 것이지요. 누구나 갖고 있는 것이라서 엑스레이나 MRI 찍어 보고 "디스크가 있다"는 말을 듣고 실망하시거나 걱정하실 필요는 없습니다. 다만 그 디스크에 일치하는 괴로운 증상이 나타나기 전까지는요. 실제로 이전 연구에서 어떤 의사가 증상이 없는 사람들을 모아 목의 엑스레이를 찍어 보았습니다. 그 결과 25세에도 10%가 이상 소견을 보였습니다. 20대 중반에도 이미 디스크 노화 현상이 나타났다는 말이지요. 65세 때에는 어땠을까요? 이미 95%의 환자에서 이상이 있었습니다. 그래서, 저는 환자분들에게 "척추 디스크는 얼굴에 생기는 주름살과 같다. 결국 척추에 생기는 주름살이다."라고 말씀드립니다. 65세쯤 되면 누구나 얼굴에 주름살이 있을 수 있잖아요? 그게 비정상은 아니죠. 하지만 그것이 불편한 증상을 만들면 그때부터는 병이라고 생각하고 치료를 해야겠지요. 마찬가지로 목이나 허리의 디스크도 생겼다는 것에 실망하지 마시고 그것이 문제를 안 일으키도록 관리를 잘 하시면 되는 것입니다."정기적으로 엑스레이나 MRI를 찍어보는 것이 어떠냐?"고 물어보시는 분도 계세요. 어떨까요? 증명사진을 정기적으로 찍어서 주름살이 얼마나 늘었는지 확인할 필요가 있을까요? 마찬가지로 증상이 없을 때는 어떠한 검사도 하실 필요가 없습니다.

몇 년 전 찍은 MRI를 가져오셔서 이번에 찍은 것과 비교해 달라고 하시는 분들도 있습니다. 이것도 필요할까요? 네, 몇 년 전 증명사진과 오늘 찍은 증명사진을 비교해서 주름살을 비교하는 것이 필요한 일일까요? 특별한 증상이 생기거나, 악화되지 않았다면 필요 없는 일이겠지요.

목 디스크를 치료하지 않고 놓아두면 자연 경과는 어떻게 될까요?

목 디스크 퇴행성 질환의 자연 경과

목 디스크의 퇴행성 변화는 노화에 의해 발생하는 자연 경과이기 때문에 시간이 지날수록 진행하는 것은 피할 수 없습니다. 하지만 이런 변화에 따라 나타나는 증상은 자연 경과가 서로 다르게 나타납니다. 디스크가 망가진 만큼 증상이 나타나는 것은 아니란 말이지요. 목 디스크 질환의 자연 경과는 보통 3 가지 증상에 따라 나눠서 생각합니다. 목의 통증, 신경근증, 척수증이 그것입니다. 그럼 하나씩 알아보겠습니다.

목 통증의 유병율에 대한 연구는 애석하게도 거의 없습니다. 캐나다에서 성인 인구를 대상으로 목 통증을 조사한 결과 66%의 성인이 경험한 적이 있고, 54%가 최근 6개월 내에 목 통증을 겪었으며 5%는 일상생활에 지장이 있을 정도의 심한 목 통증이 있었다고 합니다. Rothman과 Rashbaum란 의사들은 경추증으로 인한 목 통증 환자를 보존적으로 치료한 결과, 23%의 환자만이 5년 후 심한 목 통증으로 일상생활에 지장이 있다고 하였으며 목 통증에 대하여 비수술적 치료를 한 군과 수술적 치료를 한 군을 비교하였을 때 두 군 간에 차이가 없었다고 하였습니다. 비록 오래전 데이터이긴 해도 종합에 보면 5%가 목의 통증을 가지고 있으며, 그런 환자의 약 1/4만이 5년 후까지 심한 통증을 가지고 있는데, 이것을 수술하더라도 별 효과는 없었다는 말입니다. 그렇다면 목의 통증은 일부의 환자에서만 예후가 좋지 않고 수술의 효과가 그리 높지 않으니 가능한 한 보존적 치료를 하는 것이 좋다는 말이 됩니다.

신경근증은 어떨까요? 경추증성 신경근증(cervical spondylotic radiculopathy)의 자연 경과에 대하여도 높은 근거 수준의 논문들은 안타깝게도 아직까지 없습니다. Gore라는 의사는 경부통이나 신경근증이 있는 205명의 환자를 대상으로 임상적 및 방사선학적 연구를 시행하여 보고하였는데, 이 중 161명에서 보존적 치료를 시행하여 10-25년 추시 결과 43%는 완전한 증상의 소실이 있었고 25%에서는 경도의 증상이 남아 있었으며 32%의 환자에서는 심한 증상이 지속되었다. 신경근증이 있던 환자의 예후가 경부통 환자의 예후보다 불량하였으며 통증의 정도는 방사선 사진상 보이는 퇴행성 변화의 정도와 연관성이 없었다고 하였습니다. 결론적으로 신경근증의 예후는 목 통증보다는 나쁘기는 하나 장기적으로 볼 때 약 1/3의 환자에서만 문제가 된다는 말이겠지요. 아직까지의 두 증상은 비교적 나쁘지 않은 예후입니다.

하지만 경추 척수증은 얘기가 다릅니다. 1956년 Clarke과 Robinson이 보존적으로 치료한 120명의 경추증성 척수증 환자들의 결과를 보고하였는데, 이 중 자연 소실은 단지 2예에서만 관찰되었고, 75%의 환자는 반복적인 증상 재발과 함께 진행하였습니다. 20%의 환자는 증상이 지속적으로 서서히 진행되었고, 5%의 환자는 급격히 증상이 나타난 후 더 이상 진행 없이 지속되었다. Symon과 Lavender는 Lees와 Turner의 연구 결과를 다시 분석하여 장애(disability)를 기준(criterion)으로 적용하였을 때 단지 18%에서만 증상 호전을 보였고, 67%는 점차 진행성 악화를 나타내었다고 보고하였습니다. Phillips는 척수증의 예후는 불량하여 보존적 치료를 한 결과 1/3의 환자만 증상의 호전이 있었으며 증상 기간이 2년 이상 된 환자는 전혀 증상의 호전이 없었다고 하였습니다. 2000년도에 미국 경추 연구 학회(Cervical Spine Research Society)는 경추부 증상을 호소하며 병원에 내원한 환자들을 대상으로 전향적 다기관 비무작위 연구를 진행하여 그 결과를 발표하였습니다. 이에 따르면 503명의 환자 중 62명(12%)에서 경추 척수증을 호소하였고, 이 중 장기 추시가 가능했던 43명의 환자 중 20명은 수술을 시행하였고 23명은 비수술적 치료를 시행하였습니다. 수술 환자군은 신경 증상이 호전되고 전반적인 통증도 감소하였으며 기능도 호전되었으나, 비수술 환자군은 신경 증상의 악화와 함께 일상생활의 장애가 심하였습니다. 이상의 연구들을 종합해 볼 때 중등도 이상의 경추증성 척수증은 증상의 악화와 완화가 반복되면서 서서히 진행하는 것이 특징이며, 보존적 치료로 증상의 호전은 기대하기 힘들기 때문에 수술적 치료를 통해 신경 증상과 기능의 악화를 방지해 주는 것이 바람직하겠습니다.

자, 이제 치료받지 않은 환자들의 자연 경과를 가지고 거꾸로 환자들을 어떻게 치료해야 할지 결론이 나왔지요? 목 통증 환자들은 장기적으로 약 1/5의 환자만이 심한 통증을 호소합니다. 하지만 수술을 하더라도 그렇게 좋은 결과를 얻을 수 없기 때문에 가능한 한 보존적 치료를 하는 것이 좋습니다. 신경근증 환자들은 약 1/3에서만 장기적으로 문제가 될 수 있으며 아마 이중의 일부는 수술을 받을 필요가 있을 것입니다. 척수증 환자는 환자가 불편한 증상을 느끼면 가급적 빠른 시일 안에 수술해 주는 것이 좋습니다.

목 디스크의 증상

목 디스크는 어떤 증상을 일으키나요?

크게 5가지 증상을 만들 수 있습니다. 1) 목의 움직임이 줄어드는 운동 범위 제한, 2) 목 통증, 3) 신경근이 눌려 생기는 신경근증(神經根症), 4) 척수가 눌려 생기는 척수증(脊髓症), 5) 경추가 뒤로 볼록하게 굽는 경추 후만증(頸椎 後彎症)이 그것입니다. 이러한 증상들은 각각 하나씩만 독립적으로 나타날 수도 있고, 여러 개가 섞여서 나타날 수도 있습니다. 아주 운이 없는 경우 5개의 증상이 모두 나타나는 환자도 있습니다.

1) 운동 범위 제한

목의 움직임은 각 마디의 디스크와 구추 관절, 그리고 후관절이 합동하여 원활하게 운동하면서 만들어집니다. 만약 디스크부터 차차 뒤쪽으로 이러한 관절들이 망가져 가면 어떻게 될까요? 망가진 마디의 움직임이 줄어들거나 없어지게 됩니다. 목뼈 한 마디가 굳는 것이지요. 이러면 대략 굽히고 젖히는 동작이 15도, 좌우로 돌리는 동작이 양쪽으로 5도씩, 좌우로 기울이는 동작이 양쪽으로 10도씩 줄어들게 됩니다. 만약 디스크와 관절이 4마디에서 심하게 망가져 이 부위의 운동이 완전히 사라져버렸다고 생각해 보십시오. 굽히고 젖히는 동작이 60도, 좌우로 돌리는 동작이 양쪽으로 20도씩, 좌우로 기울이는 동작이 양쪽으로 40도씩 줄어드는 효과가 생겨 목이 상당히 뻣뻣하게 될 것입니다.

2) 목 통증

원래 건강한 디스크의 수핵에는 신경 가지가 들어가 있지 않습니다. 신경 가지가 없다는 뜻은 감각을 느낄 수 없다는 말입니다. 즉 다시 말해서 수핵은 통증을 느끼는 구조물이 아니란 말이지요? 그럼 통증은 어디서 느낄까요, 디스크에서는 심유윤의 바낕쪽 1/3에 신경 가지가 분포되어 있습니다. 따라서 이곳에 손상을 받거나, 긴장이 가해질 때 디스크는 통증을 느끼게 됩니다. 디스크가 노화되면 신경이 더 안쪽으로 자라나게 됩니다. 그래서 섬유윤의 안쪽 2/3와 수핵에도 신경이 분포하는 경우가 있습니다. 이제 디스크 전체에서 통증을 느낄 수 있으니 통증을 느낌 일이 더 흔해지겠지요? 관절을 싸고 있는 막에도 신경이 분포되어 있습니다. 따라서 구추 관절과 후관절의 변화에 의해서도 통증을 느낄 수 있습니다. 신경근이나 척수가 눌리면 당연히 광범위한 통증을 느낄 수 있습니다. 목뼈를 싸고 있는 인대와 근육을 싸고 있는 막에도 신경이 들어가 있습니다. 목뼈가 변성되어 인대와 근육에 더 많은 부하가 실릴 때도 통증을 느낄 수 있습니다. 자 중간 정리를 해볼까요? <u>목뼈가 망가지면, 나빠진 디스크에서, 구추 관절과 후관절에서, 주위의 인대와 근육에서 모두 통증이 유발될 수 있습니다. 이것을 가운데 있는 경추뼈에 의해 유발되는 통증이라 하여 축성 경부통(軸性 脛部痛, axial neck pain)이라 부릅니다.</u>

여기서 말씀드리는 통증은 신경이 눌려 생기는 통증과는 별개의 것입니다.

나이 들면서 디스크와 척추뼈가 망가지게 되면 그것으로 인한 통증이 나타날 수 있습니다. 이러한 통증은 매우 넓은 부위에 나타나서 다른 병들과 헷갈리게 만들 수도 있습니다. 흔히 뒤통수에서부터 목, 양측 어깨, 견갑골들과 그 사이에 나타납니다. 때문에 목에서 발생한 통증을 어깨에 의한 통증으로 오진하여 어깨 수술을 받는 분들도 계십니다.

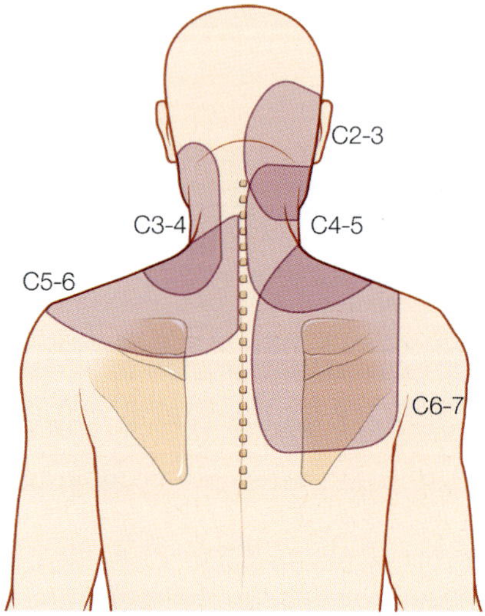

목 디스크 노화 환자분들에게 오는 목의 통증은 목에만 나타나는 것이 아닙니다. 그림과 같이 광범위한 영역에 걸쳐 나타납니다.

3) 신경근증

만약에 연성 디스크가 후외방으로 돌출되거나, 구추 관절에서 경성 디스크가 뒤쪽으로 자라난다면 어떨까요? 신경공을 좁히는 효과를 가져올 것입니다. 이것은 신경근을 누르게 됩니다. 이렇게 신경근을 눌러 나타나는 신경 증상을 신경근증(신경근증, radiculopathy)이라고 합니다.

4) 척수증

연성 디스크가 후방으로 튀어나오거나, 덧뼈가 척추체에서 중앙 후방으로 자라나면 결국 척수가 지나가는 척추관을 좁히는 효과를 가져옵니다. 좁아진 척추관 안에서 척수는 뒤쪽으로 도망가다가, 만약 여유 공간이 없어지게 되면, 할 수 없이 튀어나온 디스크에 눌리면서 망가지게 됩니다. 척수가 망가지면서 관련 증상들이 나타나는데 이것이 바로 척수증(脊髓症, myelopathy)입니다. 때로는 척수와 신경근이 함께 눌려 척수증과 신경근증이 함께 나타나기도 하는데 이를 척수-신경근증(myeloradiculopathy)이라 합니다.

5) 경추 후만증

경추는 원래 앞쪽으로 볼록한 만곡(전만, 前彎)을 가지고 있다고 했지요? 만약 이러한 만곡이 점점 작아져서 일자목이 되었다가 오히려 역전되어 뒤쪽으로 볼록한 곡선이 된다면 어떻게 될까요? 앞장에서 척추가 왜 S라인이어야 하는지 말씀드렸지요? 그 부분을 상기하면서 생각해 보겠습니다.

흉추가 뒤로 볼록한 형태이기 때문에 1번 흉추는 앞쪽을 바라보게 기울어져 있습니다. 이 위에 경추가 올려져 있는 것이지요. 만약 경추가 직선이라면 어떻겠습니까? 머리는 앞으로 빠져 있고 시선은 땅을 바라보고 있을 것입니다. 그러면 머리의 균형을 잡기 위해 목뒤 근육이 하루 종일 긴장을 하고 있어야 해서 목이 많이 아플 것입니다. 또한 앞을 제대로 바라보지 못하기 때문에 불편하겠지요? 이러한 단점을 만들지 않기 위해 조물주는 목을 앞으로 볼록하게 한 번 더 구부려주신 것입니다. 이제 어떻게 되었습니까? 눈은 편하게 앞을 바라보고, 머리는 다시 몸통 위에 균형을 잘 맞추었지요? 만약 목에서 앞으로 볼록한 전만이 점차 없어져 일자목이 되어버리거나, 만곡이 오히려 뒤로 볼록하게 후만으로 변한다면 어떨까요? 앞서 말씀드린 문제들이 다시 생겨날 것입니다. 물론 사람은 이러한 불편함을 줄이기 위해 흉추의 후만을 줄이거나, 요추의 전만을 늘임으로써 잘못된 것을 보상하려고 합니다. 하지만 이것이 쉬운 일은 아니고 또 그만큼의 근육 수축과 에너지 소비가 필요한 것입니다.

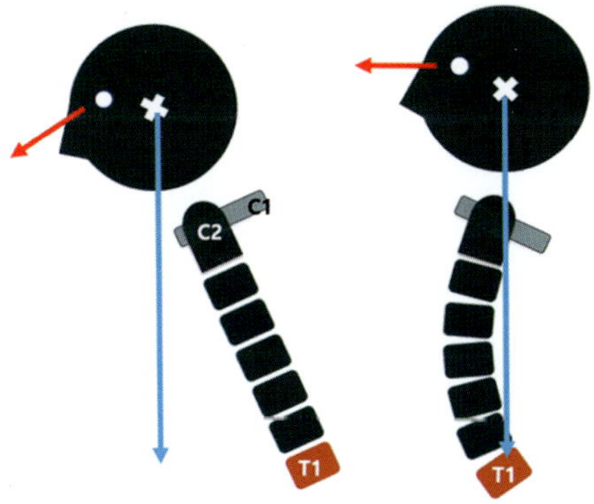

축성 경부통은 어느 부위에 나타나나요?
나빠진 디스크나 관절 부위에 나타나나요?
만약 그렇다면 아픈 곳으로부터 나빠진 디스크나 관절을 금방 찾을 수 있겠군요?

축성 경부통의 분포

축성 경부통(axial neck pain)이란 상지로 방사되지 않고 경부, 후두부, 혹은 견갑골 후방에 국한되는 동통을 말합니다. 일정한 패턴을 보이기보다는 무척 다양한 형태로 나타나는데, 일측성 혹은 양측성이기도 하고, 뒤통수, 옆통수로 뻗치는 심한 두통을 동반하기도 하며, 경부의 동작을 제한하는 강직(stiffness)을 보이기도 합니다. 목 관절이 나빠지면 어디가 아파질까 해답을 찾기 위해 수십 년 전 어느 의사들이 흥미로운 연구를 진행했습니다. 생리적 식염수를 각각의 디스크와 후관절에 주사하는 것입니다. 그러면 신경이 분포되어 있는 디스크의 섬유윤과 후관절의 관절낭이 늘어나면서 통증이 유발됩니다. 이 통증이 어느 부위에 나타나는지 기록을 하였습니다. 과연 통증은 주사한 디스크와 후관절 부위에 국한되어 나타날까요? 만약 그렇다면 질문하신대로 아픈 부위가 곧 나빠진 부위이기 때문에 진단이 무척 쉬워질 수 있습니다. 하지만 아쉽게도 정답은 “그렇지 않다”입니다. 그림은 각각의 디스크와 후관절에 생리 식염수를 주사했을 때 통증이 나타나는 부위를 그려놓은 것입니다. 모두 주사한 부위보다 무척 넓은 영역에 통증이 나타나고 있는 것을 알 수 있습니다.

예를 들어 제 2-3번경추 간 디스크에 통증을 유발하면 그 부위를 포함, 뒤통수까지 넓은 부위의 통증이 나타납니다. 5-6번경추 간이나 6-7번경추 간에 식염수를 주사하면 마치 어깨가 아픈 것처럼, 어깨와 견갑골, 흉추까지 굉장히 넓은 부위의 통증이 유발됩니다.

후관절에서 통증이 시작될 때도 마찬가지입니다. 예를 들어 4-5번경추 간 후관절을 자극하면 거의 목 전체의 통증이 만들어집니다. 5-6번 간 후관절을 자극

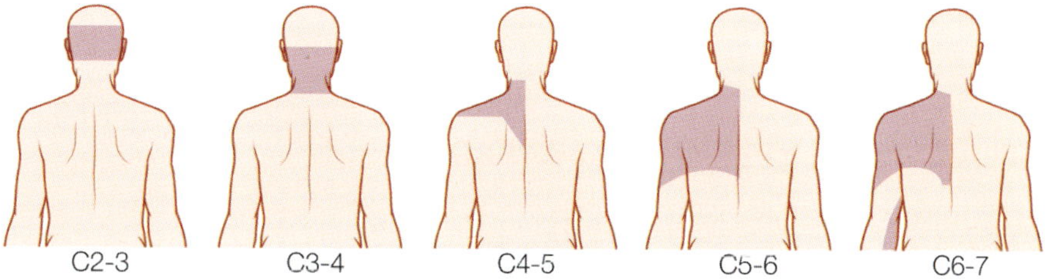

추간판 조영술시 유발된 축성 통증의 유형.

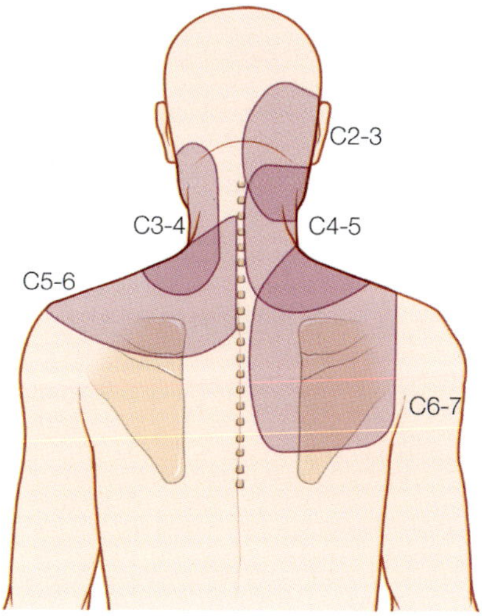

후관절 주사시 유발된 축성 통증의 유형.

하면 목의 밑부분과 승모근 부위에 통증이 유발됩니다.

목뼈가 나쁜데 이렇게 넓은 부위에 통증이 나타나다 보니 심심치 않게 원인을 오진하는 경우도 있습니다. 목뼈 때문에 생긴 뒤통수의 두통을 진단하기 위해 뇌 검사만 실컷 한다든지, 목 디스크인데 어깨가 아프다고 어깨 의사를 찾아가는 분들도 있습니다. 거꾸로, 어깨가 아픈데 목 디스크 증상인 줄 알고 저를 찾아 오시는 분들도 있지요. 심지어 어떤 분들은 목 디스크로 아픈데 어깨 수술을 받고 오시기도 합니다. 의사들도 잘못 진단할 정도로 헷갈리는 문제란 말이지요. 하지만 이것은 몇 기지 검사로 어느 정도 삼별할 수 있는데 그것은 다른 증상들을 설명한 후 한꺼번에 말씀드리겠습니다.

목 디스크가 두통도 일으킨다는 말을 들었어요? 목으로 인한 두통은 어떻게 나타나나요?

경추인성 두통(頸椎因性 頭痛, cervicogenic headache)

목 질환으로 인해 두통이 생기는 경우도 있다고 합니다. 제가 이렇게 자신 없게 말씀드리는 이유는 이것이 의학적으로 아주 확립된 이론은 아니라서 그렇습니다. 그 빈도는 높게 잡아도 심한 만성 두통 환자의 약 15% 정도예요. 따라서 머리가 오랫동안 아픈 분들은 목보다는 머리 쪽에서 원인을 우선 찾아보아야 하는 것이 원칙입니다. 어떤 분들은 그래서 신경과에서 미리 뇌 MRI를 찍어보고 이상이 없다고 저한테 오시는 분들도 있어요. 머리 MRI가 정상이니 이제 남은 원인은 목 밖에 없지 않느냐고요. 그 말은 일부 맞고, 일부는 틀린 것입니다. 두통의 가장 큰 원인 두 가지는 긴장성 두통과 편두통입니다. 긴장성 두통은 머리를 덮고 있는 근육에서, 편두통은 머리로 가는 혈관이 그 원인일 것이라 생각되는데 이 두 가지 두통은 MRI를 아무리 찍어봐야 정상으로 나옵니다. 머리 MRI는 혹시 두통을 유발하는 위험한 병이 있지 않나 그러한 것을 찾아보기 위한 것이지 두통의 원인이 머리에 있는지 밝히려는 검사가 아닙니다. 따라서 정상으로 나왔다 하더라도 여전히 두통의 원인은 머리일 가능성이 높다는 말이지요. 신경과에서 두통의 원인을 충분히 찾아보신 후 그래도 원인이 밝혀지지 않으면 그 다음 목으로 내려와야 합니다. 목에서 기인한 두통이라고 밝히려면 여러 가지 진단 기준이 있으나 너무 복잡해서 도움이 안되실 것 같고, 아래 기준 정도만 알아두시면 될 것 같습니다.

1) 목에서 생긴 통증이 머리나 안면으로 뻗쳐 나가는 양상

2) 목뼈 혹은 목의 연부 조직에서 두통의 유력한 원인으로 볼 수 있는 병변이

발견되어야 함.

3) 다음 중 하나 이상의 근거로 통증이 목에서 기인한다는 증거가 있어야 함.

- 통증의 원인이 목에서 기인한다는 임상적 징후
- 위약이나 기타 적절한 방법으로 경추나 그 신경을 차단한 후 두통이 사라짐

4) 원인이 되는 이상 혹은 병변을 치료 후 통증이 3개월 이내에 호전

기준이 명확한 것 같지만 약간 뜬 구름 잡는 얘기지요? 그래서 진단을 내리기도 조금 어렵습니다.

두통의 범위는 거의 온 머리라고 생각하시면 됩니다. 뒤통수, 옆통수, 앞통수, 그리고 안구 부위까지 나타날 수가 있습니다. 그림을 참조하시기 바랍니다.

유병율은 일반 인구의 약 1~4.5% 정도라고 합니다.

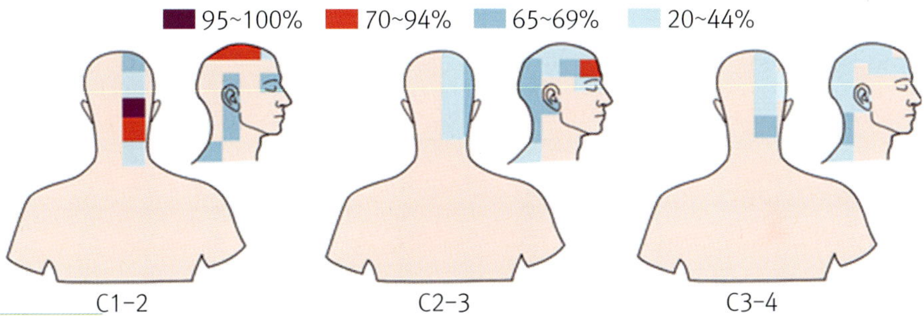

후관절 차단술을 했을 때 두통이 줄어드는 확률.

목으로 인해 두통이 나타나는 원인은 무엇인가요?

경추인성 두통의 원인

이것은 조금 복잡합니다. 어려운 것을 싫어하는 분들은 이 부분을 그냥 넘어가셔도 됩니다.

목 병이 원인이 되는 두통의 기전은 주로 연관통(聯關痛, referred pain) 때문인 것으로 생각되고 있습니다. 연관통이라는 게 좀 복잡한데 간단히 예를 들면 어떤 신경근이 받아들이는 통증은 그것이 분포하는 영역 어디서도 나타날 수 있

다는 것입니다. 좀 더 쉽게 말씀드려서 축성 목 통증에서 보여드린 것을 생각해 보면 만약 6번 디스크에서 생기는 통증은 어깨와 견갑골까지 다 아플 수 있는데 그렇다고 이곳 모두가 아프다는 말은 아닙니다. 이 부위 중 아무 곳이나 아플 수 있다는 것이죠. 이것이 연관통입니다. 이러한 기전으로 목의 병변이 머리의 통증을 나타낼 수도 있다는 말이지요. 그런데 이상한 점이 있습니다. 분명 경추 신경근은 뒤통수 이외에는 머리에 분포하지 않는데 왜 머리 옆이나 앞쪽 두통이 나타나는 걸까요? 이것에 중요한 역할을 하는 것이 상부 경추 척수(upper cervical spinal cord)에 있는 삼차-경추 핵(三叉頸椎核, trigeminocervical nucleus)이라는 것입니다. 삼차 신경은 머리와 얼굴의 감각을 느끼는 뇌신경인데요. 이 신경과 1, 2, 3번 경추 신경근이 척수의 상부에서 가까이 있는 핵에 모인다는 거죠. 그리고 1, 2, 3번 경추 신경근에서 받은 감각 신호가 여기서 삼차 신경과 마구 섞여 버린다는 거예요. 따라서 목의 통증이 머리와 얼굴의 통증으로 혼동되어 느껴진

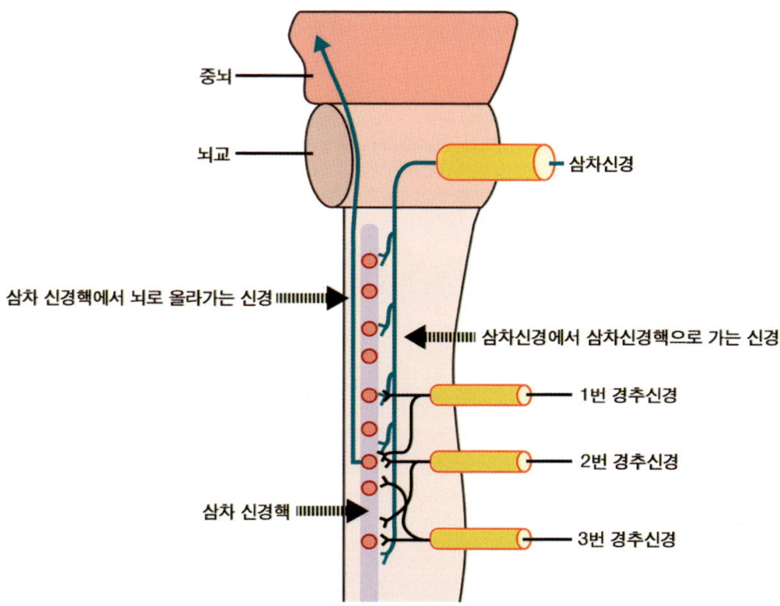

경추인성 두통이 연관통으로 나타나는 기전.

다는 것입니다. 참으로 신기하고도 불필요한 기전인 것 같네요. 이것만은 조물주가 잘 못 만드신 것 같아요.

그렇다면 목 디스크가 망가질 때 왜 경추 후만증이 생기는 것일까요?

퇴행성 경추 질환에서 나타나는 경추 후만증의 원인

원래 경추에서 디스크의 높이는 22%를 차지합니다. 즉 목뼈의 앞쪽에서 뼈가 차지하는 부분이 4/5, 디스크가 차지하는 부분이 1/5이란 말이지요. 이 중에서 목의 전만을 만들어 주는 것은 목뼈가 아니라 디스크입니다. 목뼈는 편평하게 생겼지만 디스크가 앞이 더 높은 쐐기 모양으로 생겨서 이것이 차곡차곡 모여 앞이 볼록한 곡선을 만들어 준다는 것이지요. 만약 디스크가 망가져서 디스크 간격이 무너진다고 하면 어떨까요. 앞쪽이 무너지니까 앞쪽으로 볼록한 경사가 사라지겠네요. 거기다가 목뼈의 뒤쪽은 구추 관절, 후관절 등 뼈로 구성된 관절이 받치고 있습니다. 디스크처럼 쉽게 무너지지 않는다는 말이지요. 망가지다 보면 디스크의 모양은 이제 뒤가 더 높은, 거꾸로 된 쐐기 모양으로 바뀌게 되겠지요? 따라서 목뼈가 점점 망가질 수록 목뼈는 뒤로 볼록한 후만 변형을 갖게 되는 것입니다.

신경근증에 대해 자세히 설명해주세요. 협착증과는 다른 것인가요?

경추 신경근증

연성이나 경성 디스크가 신경근이 빠져나가는 신경공 주변을 좁게 만들어 그곳을 통과하는 신경근을 압박하게 되면 해당 마디의 신경근 지배 부위의 감각 이상, 방사통(放射痛, 뻗치는 통증), 근육 힘 약화 등의 운동 신경 증상이 나타나는데 이를 신경근증(神經根症, radiculopathy)이라고 합니다. 사실 이것은 증상을 중심으로 붙인 진단명이고, 뼈를 중심으로 보면 신경공이 좁아져 신경이 눌리는 것이라고 하는데 이때의 진단은 '신경구멍이 좁아졌다'는 뜻의 신경공 협착증

(neural foraminal stenosis) 이라고도 할 수 있습니다. 따라서 신경공이 좁아져 신경근이 눌리는 증상이 나타난다면, 결국 신경근증과 신경공 협착증의 두 가지 진단명은 같은 현상을 가리키는 똑같은 말이 됩니다. 반대로 신경공은 좁아졌으나(신경공 협착증은 있으나), 증상이 없다면(신경근증이 발생하지 않았다면) 두 가지 진단명은 서로 다른 것이 됩니다.

어떤 신경이 눌렸을 때 어떤 신경근 증상이 나타나는지 앞 장 "신경근의 기능"에서 이미 언급한 바 있습니다. 지금쯤 다시 기억하면 복습의 기회가 될 수 있으니 한번 더 설명드립니다.

1) 2번은 뒤통수 감각을 느끼는 신경근

우선 2번 경추 신경근입니다. 이것은 후두부의 감각을 느끼는 데에 가장 중요한 신경근입니다. 만약 이것이 손상받으면 한쪽 혹은 양쪽 후두부의 감각이 없어져 얼얼해질 수 있습니다. 그러기만 하면 괜찮은데 흔히 후두부에 심한 통증을 유발합니다.

2) 4번은 횡격막을 움직이는 신경근

4번 경추 신경근은 3번, 5번 경추 신경근의 일부와 함께 횡격막 신경을 이루어 횡격막 운동을 담당합니다. 횡격막은 양쪽 폐 바로 밑에서 복식 호흡을 담당하는 근육입니다. 호흡은 복식호흡(횡격막)과 흉곽호흡(늑간근)으로 나뉘는데, 만약 4번 경추 이상에서 척수가 심각한 손상을 받는 경우에는 양측 횡격막과 늑간근이 모두 마비되어 결국 스스로 호흡을 못하게 되는 위험한 상태에 이르게 됩니다. 운 좋게 일찍 치료를 받는다고 해도 신경이 회복되지 않는 한 평생 인공호흡기에 의지해야 하고, 조금이라도 늦게 발견된다면 정신은 멀쩡한 채 호흡이 안되어 사망하는 비참한 지경에 빠지게 되는 것입니다.

3) 어깨와 팔을 움직이는 신경근들

5번 경추 신경근부터 1번 흉추 신경근까지의 5쌍의 신경근들은 양쪽 어깨, 팔과 손의 기능을 담당하는 신경근들입니다. 경추의 신경공을 막 빠져나온 신경근들은 서로 복잡하게 이합집산하여 여러 개의 말초 신경을 구성하며 이것들이 어깨, 견갑부, 팔과 손에 분포하게 됩니다. 이러한 이합집산들은 의사에게는 중요해서 의대생들의 시험에 자주 출제되기도 하는데, 또한 너무 복잡해서 시험 보자마자 잊어버리는 것이 보통(?)입니다. 여러분들을 괴롭혀드리지 않기 위해 각 신경근의 대표적인 기능만 설명드리겠습니다. 각 신경근은 대표적으로 특이한 감각과 운동(근육 수축) 기능을 가지며, 역으로 이런 이상을 근거로 어느 신경근이 잘못되었는지 진단을 내릴 수도 있습니다.

4) 5번은 어깨를 드는 삼각근(三角筋)을 담당하는 신경근

우선 5번 경추 신경근은 어깨를 옆으로 올리는 근육(삼각근)과 팔꿈치를 접는 근육(이두박근)의 일부 기능을 담당합니다. 따라서 이 신경근에 이상이 생기면 어깨 및 팔을 들어 올리는데 어려움이 생길 수 있습니다. 진료실에 오시는 분들 중에 "어느 날부턴가 어깨 부위가 저리고 아프고, 팔을 들 수가 없다"는 증상을 말하는 분들이 있는데 상당수가 이 신경근 문제입니다. 감각 이상으로는 어깨의 견장 붙이는 부위에 감각이 떨어지거나 통증이 발생할 수 있습니다.

5) 6번은 팔꿈치를 굽히는 이두박근(二頭膊筋)을 담당하는 신경근

6번 경추 신경근은 팔꿈치를 접는 근육(이두박근)의 일부 기능, 그리고 손목을 뒤로 젖히는 근육 기능을 담당합니다. 감각 이상은 엄지손가락쪽 팔꿈치 및 그 이하부터 엄지와 시지(두 번째 손가락)에 나타날 수 있습니다. 그 중 가장 증상이 심한 곳은 보통 엄지손가락 끝입니다. 환자분들은 흔히 "물건 들어 올리기가 힘들고 물건을 자주 떨어뜨리며, 엄지손가락이 저리고 감각이 떨어진다.” 고 호소하십니다.

6) 7번은 팔꿈치를 펴는 삼두박근(三頭膊筋)을 담당하는 신경근

7번 경추 신경근은 팔꿈치를 펴는 근육(삼두박근)과 손목을 안으로 접는 근육의 일부 기능을 담당합니다. 감각 이상은 삼두박근 부위, 전완부의 후면을 거쳐 시지, 중지(가운뎃손가락), 약지(반지 끼는 손가락)까지 나타날 수 있는데 가장 심한 곳은 보통 중지의 끝부분입니다. “팔굽혀펴기나 팔로 미는 동작을 할 때 힘이 떨어지고, 가운데 세 손가락이 저린데 그중에 중지가 가장 심하다.”라는 것이 가장 흔한 증상 표현입니다.

7) 8번 경추와 1번 흉추 신경근은 손에 있는 작은 근육들을 담당

8번 경추와 1번 흉추 신경근은 주로 손에 있는 작은 근육들에 분포합니다. 작은 근육들이지만 그만큼 손의 섬세한 동작을 관할하는 아주 중요한 것들이지요. 이 신경근들이 망가지면 대표적으로 손가락을 벌리고 오므리는 힘과 손가락 관절들을 펴는 힘이 떨어집니다. 또한 손등에서 볼 때 엄지와 검지 사이의 도톰한 근육이 많이 빠진 것을 볼 수도 있습니다.

감각 이상은 8번 경추 신경근의 경우 소지(새끼손가락)와 소지쪽 손날, 그리고 손목에서 나타나고 가장 심한 곳은 새끼손가락 끝입니다. 1번 흉추 신경근의 감각 이상은 소지 쪽 팔과 팔꿈치에 나타나고 가장 심한 곳은 팔꿈치 내측의 도드라진 뼈 있는 부위입니다.

환자분들은 “손가락이 잘 안 움직이고 자꾸 굽으려고 한다. 손가락 모으기가 힘들다. 새끼 손가락과 손이 저리다.”고 흔하게 표현합니다.

경추 척수증은 무엇인가요 ? 이것도 협착증인가요?

경추 척수증

목뼈 부위에서 중추 신경인 척수(脊髓, spinal cord)가 손상받아 나타나는 증상을 경추 척수증(頸椎 脊髓症, cervical myelopathy)이라 합니다. 가장 흔하게는 척추관 안에서 척수가 지나갈 수 있는 공간(space available for cord; SAC)이 좁아져 발생합니다. 다시 말해서 척추관이 좁아지면 발생할 수 있는데, 이렇게 척추관이 좁아져 나타나는 증상을 척추관 협착증(脊椎管 狹窄症, spinal stenosis)이라 하고, 이것이 경추 부위에서 나타나면 경추 척추관 협착증이라고 합니다. 척추관을 좁힐 수 있는 원인은 많습니다. 우선 앞쪽에서는 탈출된 연성 디스크, 덧뼈 등의 경성 디스크, 후종인대 골화증이 뒤쪽으로 자라날 수 있습니다. 전외방에서는 변형된 구추 관절이, 후외방에서는 후관절의 덧뼈가, 뒤쪽에서는 두꺼워진 황색 인대가 척추관을 좁혀 올 수 있습니다. 이 결과, 경추 척추관이 좁아져 경추의 척수가 망가지고 그 증상이 나타난다면, 이 때는 경추 척추관 협착증이 경추 척수증과 같은 의미를 가질 수 있습니다. 하지만, 척수가 손상 받을 수 있는

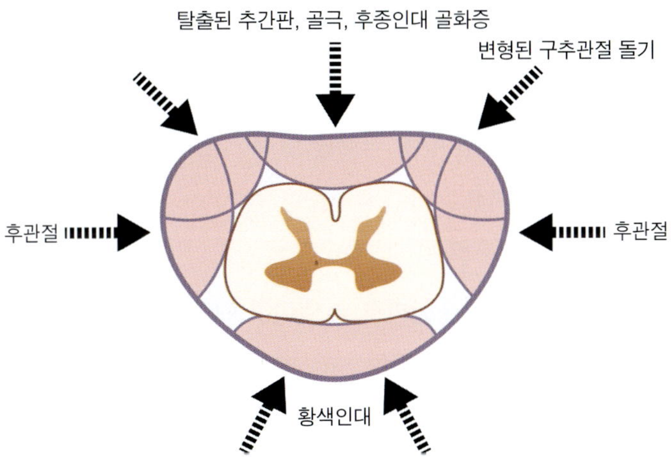

정적 척추관 협착.

일은 이런 이유 말고도 많습니다. 목뼈의 움직임에 따라 척수가 목뼈에 눌리거나, 늘어나거나, 부딪혀 손상 받는 경우, 척수 내부의 질환 등 구조 변화, 척수로의 혈류 이상 등도 원인이 될 수 있습니다. 이들 질환에서는 경추 척추관 협착증 없이 경추 척수증이 올 수 있는 것입니다.

정상 성인에서 경추 척추관의 전후 직경은 약 17~18 mm이고 척수의 직경은 10 mm 정도입니다. 조물주는 척수가 지나가는 공간을 상당히 여유있게 만들어 주신 셈입니다. Pavlov라는 의사는 척추관의 전후 직경을 목뼈 몸통(경추체)의 전후 직경으로 나눈 값(이것을 Pavlov 비율이라고 합니다.)을 기준으로 하여 이 값이 0.8 이하일 때를, 즉 척추관이 척추체의 전후 직경에 0.8배 이하인 경우를 선천성 경추 척추관 협착으로 정의하자고 하여 많은 의사들이 이를 받아들이고 있습니다. 척추관의 협착 즉, 척추관 단면적이 줄어드는 것은 척추관 안으로 침범하는 작은 디스크 돌출에 의해서도 척수가 눌릴 수 있다는 것을 말합니다. 또한, 척수 주위에서 쿠션 역할을 하는 뇌척수액이 차지하는 공간이 좁아지게 되므로, 비교적 가벼운 손상에도 척수가 큰 충격을 받을 수 있는 위험에 노출될 수 있다는 말도 됩니다.

다시 말하자면 경추 척추관 협착증은 그 자체가 척수를 눌러 척수증을 유발하기도 하고, 아니면 척수가 손상을 받기 쉬울 만한 여건을 형성하여 척수증 발생의 원인 인자로 작용하기도 합니다. 척추관 협착증과 척수증이 항상 같은 의미로 쓰이는 것은 아니란 말이지요.

경추의 움직임에 따라 척수가 손상받을 수 있다고 했는데 그것은 무슨 뜻인가요? 이해가 잘 가지 않네요.

정적 척수 압박과 동적 척수 압박

경추가 정지 상태일 때 척수가 눌리는 것을 정적 척수 압박(static cord

compression)이라고 합니다. 그 원인은 경추 디스크 뿐만 아니라, 후종인대 골화증, 덧뼈, 척수 주위나 안쪽의 종양, 감염에 의한 고름 주머니 등 정지 상태에서 척수를 누를 수 있는 모든 것들이 원인이 될 수 있습니다. 만약 이러한 것들이 아니고 경추가 움직이면서 그 변화에 의해 눌리게 되는 경우를 동적 척수 압박(dynamic cord compression)이라고 합니다. 보통 정상인에서도 목을 뒤로 과도하게 젖히면 위아래 후궁 사이의 간격이 좁아지면서 그 사이의 황인대(yellow ligament)가 척추관 앞쪽으로 접혀 들어가게 됩니다. 이렇게 접혀 들어간 황인대와 돌출된 디스크 사이에서 척수가 갑자기 꼬집히는(pinching) 상황이 발생할 수 있습니다. 또는 목을 숙이거나 젖힐 때 목뼈 사이가 불안정해져 어긋나면 갑작스레 척추관이 좁아지면서 척수가 눌리는 경우도 있습니다. 이것은 척추가 정지해 있을 때는 손상을 주지 않으나 움직이면서 영향을 주기 때문에 동적 요인(dynamic factor)이라고 합니다.

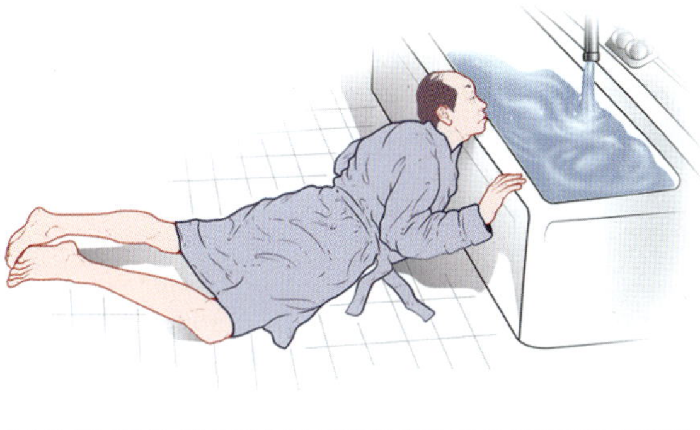

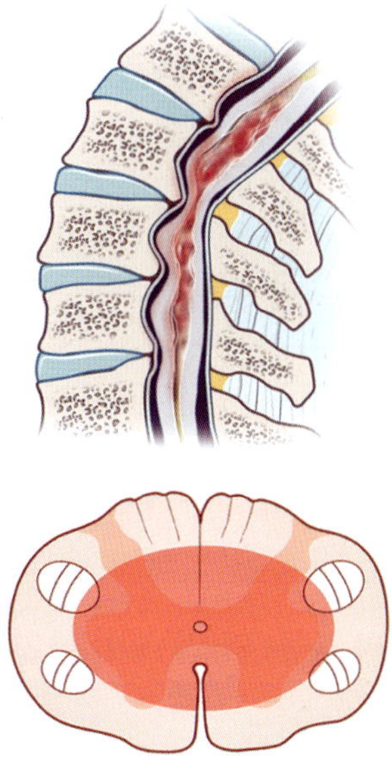

고령의 환자들은 이미 경추의 퇴행성 변화 혹은 후종인대 골화증 등으로 척추관이 좁아져 있는 경우가 많습니다. 이런 환자분들이 갑자기 목이 뒤로 젖혀지는 충격을 받게 되면 동적 인자에 의해 척추관이 급속하게 더 좁아져서 가운데 들어있는 척수를 쥐어짜는 듯한 손상을 만들 수 있습니다. 이러한 손상은 척수 내부의 부종과 출혈을 일으켜, 척수의 내부가 외부에 비해 더 심하게 망가지는 중심성 척수 증후군을 유발합니다.

저는 이것을 우리 학생들에게 설명할 때, 항상 차곡차곡 쌓아올린 타이어 더미를 예로 듭니다. 타이어 7개를 쌓는데 어떻게 쌓는 것이 가장 좋을까요? 그렇습니다. 타이어 안의 구멍이 정확히 일치되도록 위로 쌓아 올리는 것이 부피를 가장 적게 차지합니다. 자, 이제 상상으로 그 타이어 더미를 생각해 보십시오. 위에서 그 구멍을 쳐다 봅니다. 정확히 맞추어 쌓았으니까 1층부터 7층까지 모두 동그랗게 보이겠지요?

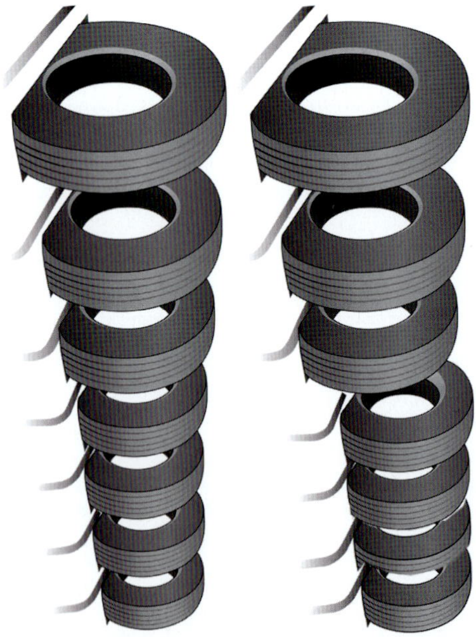

동적 인자에 의한 척추관 협착.
왼쪽은 차곡차곡 쌓여있는 7층의 타이어입니다. 중앙부에 뚫린 구멍이 척추관에 해당됩니다. 이렇게 쌓아 놓으면 척추관이 서로 일치하니까 매우 넓어 보입니다. 만약 중간 한 층이 어긋났다고 생각해 보십시오. 이제 위에서 척추관을 바라볼 때 어긋난 마디에서 척추관이 많이 좁아진 것을 볼 수 있겠지요? 우리 몸에서도 경추간의 정렬이 어긋나면 갑자기 척추관이 많이 좁아져 척수가 눌려 망가지는 현상이 발생할 수 있습니다.

그런데 갑자기 충격이 가해져 3층과 4층 사이가 20 cm 정도 어긋났다고 생각해 보십시오. 이제 위에서 쳐다보면 어떨까요? 3~4층 사이가 어긋나면서 이제 구멍은 동그랗게 보이지 않고 찌그러져 보일 것입니다. 구멍 안 공간이 많이 좁아졌지요? 우리 목뼈도 마찬가지입니다. 1층에서 7층까지 쌓아올린 타이어와 우리의 목뼈는 비슷하게 생겼습니다. 타이어 안의 동그란 구멍은 우리 목뼈의 척추관이죠. 차곡차곡 정렬이 맞을 때에는 척추관이 가장 넓은 단면적을 갖습니다. 하지만 그중에 하나라도 뼈가 어긋나면 그 공간은 그 어긋난 길이의 제곱에 반비례하여 좁아집니다. 따라서 움직이지 않는 목뼈라도 관절 사이가 어긋나면 이렇게 척추관은 좁아지게 되는 것입니다. 만약 움직이는 목뼈라면 어떨까요? 움직일 때 마다 목뼈가 제자리로 왔다가 또 서로 어긋났다가 한다면요? 척추관 단면적이 넓어졌다 좁아졌다 할 것입니다. 이러한 단면적의 변화가 척수를 압박하는 요인으로 작용할 수 있는데 이것이 바로 동적 요인인 것입니다.

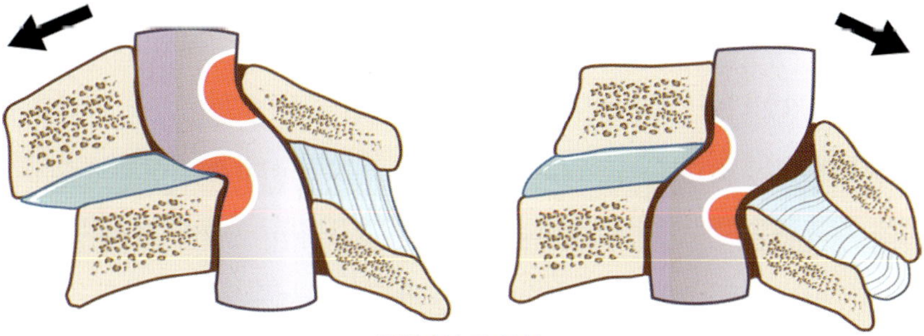

동적 척추관 협착.

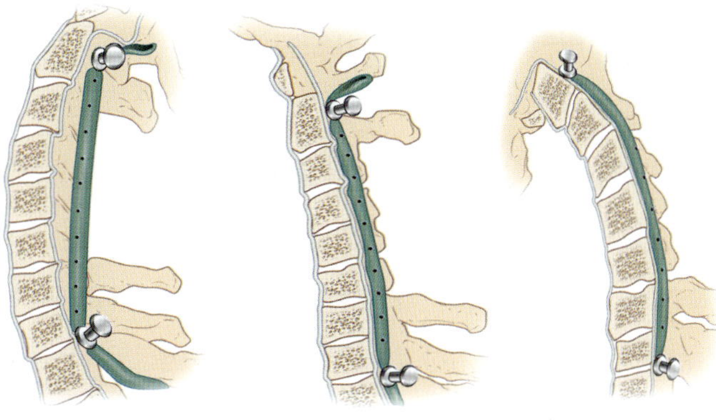

목의 자세에 따라 발생하는 척수의 스트레스. 왼쪽부터 경추가 전만, 일자목, 후만 변형일 때 척수에 걸리는 인장력의 차이를 보여주는 그림입니다. 초록색 밴드가 척수에 해당합니다. 1 cm 간격으로 점이 찍혀 있습니다. 일자목, 후만으로 갈 수록 점의 간격이 벌어지고 척수가 가늘어지는 것이 보이시죠. 목의 자세만 가지고도 척수에 걸리는 인장력과 압력이 높아질 수 있다는 것을 보여주는 사진들입니다.

최근에는 이것 말고도 경추 후만과 척수증이 밀접하게 관여한다는 흥미로운 보고들이 있었습니다. 무슨 말인가 하면 경추 만곡이 뒤로 볼록해질수록 척수증이 일어날 가능성이 높아진다는 것입니다. 몇 가지 이유가 있는데요. 우선 경추가 뒤로 볼록하면 탄성을 가지고 있는 척수가 경추체 뒷면에 부딪치려 할겁니다. 이 부딪치려는 힘은 척수의 앞쪽 부분을 자꾸 눌러 망가뜨리려 할 것이고요. 두 번째는 그림에서 보듯이 경추가 앞으로 볼록한 전만에서 뒤로 볼록한 후만으로 갈수록, 척수가 주행해야 할 경로가 길어져 신경에 인장력(당기는 힘)이 작용하게 된다는 것입니다. 이 인장력이 오래 유지되면 척수가 눌려서 앞뒤로 찌그러지고 옆으로 퍼지는 효과를 가져오며, 척수 안의 압력을 증가시켜 신경들이 점점 죽어간다는 것입니다. 또한 척수를 공급하는 혈관도 함께 늘어나서 편평하게 찌그러지고, 이러면 척수로 가는 피가 모자라서 척수가 굶어 죽는 상태가 일어나게 됩니다. 이러한 일련의 변화들은 경추의 후만이 증가함에 따라 그 정도가 더 심해집니다. 단순히 경추의 만곡이 변하는 것만으로도 척수증이 유발될 수 있다니 조심하셔야겠지요.

경추 척수증이 있으면 어떤 증상이 나타나나요?

경추 척수증의 증상

척수증은 다양한 임상 증상을 만들 수는 있지만 거꾸로 '이런 증상이 나타나면 척수증이다'라고 할만한 뚜렷한 증상이 없습니다. 신경근증에서는 통증이 가장 흔한 증상인데 반해, 척수증에서는 약 1/3의 환자에서만 나타납니다. 게다가 감각 증상은 척수가 망가진 부위 이하 팔, 몸통, 다리 등 어디든 나타날 수 있기 때문에 온몸이 다 아픈 증상도 만들 수 있습니다. 진단하기 조금 곤란하겠지요?

하지만 그중에서도 척수증 때 가장 흔하게 나타날 수 있는 증상들을 꼽으라면 2가지를 들 수 있는데요, 이건 중요하니까 잘 기억하고 있으세요. 의대 시험 문제에도 많이 나옵니다. 상지에서는 1) 부자연스러운 손놀림(hand clumsiness), 그리고 하지에서는 2) 보행 장애(gait disturbance)가 그것입니다. 이 증상들은 하루 아침에 나타나는 경우보다는 수개월에 걸쳐서 서서히 진행됩니다. 손의 세밀한 운동 장애로 인한 증상으로서는 젓가락질이 잘되지 않아 젓가락을 자꾸 떨어뜨린다든지, 글씨체가 변한다고 한다든지, 단추 채우기가 능숙하게 안된다고 하는 경우들이 많습니다. 보행장애 증상은 '구름위를 걷는 것 같다. 혹은 딱딱한 바닥이 푹신푹신하게 느껴진다. 다리가 휘청거려서 금방 넘어질 것 같다. 다리가 뻣뻣하다.'라고 표현합니다. 이러한 증상들은 천천히 걸을 때보다는 빨리 걷거나, 달릴 때 더 확연히 나타납니다. 더욱 진행하면, 지팡이나 목발이 있어야 걸을 수 있을 정도가 되고, 마지막에 가서는 다리 근육의 힘이 약해져 아예 못 걷게 되고 휠체어를 타야 합니다. 걸음걸이 이상을 조기에 알아볼 수 있는 방법은 바닥에 일직선을 긋고 그 선을 따라 발뒤꿈치가 다른 발가락 앞에 놓이도록 발을 바꿔가면서 걸어보는 것입니다(tandem gait).

방광 증상도 나타날 수 있습니다. 방광 근육이 수축을 못해 소변을 배출 못하고 점차 늘어나기도 하고, 어떤 경우는 너무 민감해져서 조금만 소변이 고여도 배출하는 등 여러가지 형태로 나타날 수 있습니다.

여기서 감별해야 할 중요한 증상이 있는데요. 목에서는 얼굴로 올라가는 신경이 없습니다. 엄밀히 말하면 일부 있기는 하나 여러분들은 그냥 없다고 생각하시면 편합니다. 따라서 얼굴 쪽에 감각 이상, 운동 장애가 나타나면 그것은 목 위 부위, 즉 뇌와 관련되어 나타나는 증상이라고 생각하시는 것이 좋습니다. 만약 이러한 증상들이 나타난다면 '아마도 경추 질환은 아니겠구나' 생각하시거나, 아니면 '경추와 함께 목 위 부위에 다른 병이 같이 있구나' 생각할 수 있습니다.

예를 한번 들어볼까요, 어떤 환자분의 앞서 말씀드린 손의 섬세한 동작이 잘 안되고, 걸음걸이가 휘청거린다고 오셨습니다. 증상만 들어보면 척수증 가능성이 높겠지요? 그런데 그것이 잘 보니 왼쪽 팔과 왼쪽 다리에서만 나타나는 증상이었습니다. 감각 이상도 말이지요. 또 얼굴을 보니 왼쪽 눈이 잘 안 감기고 입이 오른쪽으로 돌아가 있는 것입니다. 이 분은 척수증이 아니라 허혈성 뇌졸중 진단을 받으셨습니다. 증상만 듣고도 경추 척수증이 아닐 거라는 단서가 2가지 있는데요. 첫째는 아까 말씀드린 대로 얼굴에도 증상이 나타났다는 것이고, 둘째는 한쪽 팔다리에만 증상이 나타났다는 것입니다. 척수에는 양쪽 팔다리로 가는 신경들이 함께 지나가기 때문에 이상이 생긴다면 양팔이나 양다리에 증상이 함께 나타나는 경우가 많습니다. 어떻습니까? 진단을 내리는 것이 마치 범죄 추리를 하는 것 같이 재미있지요? 예 그렇습니다. 무척 재미있습니다. 제가 앞으로 중간중간에 이런 퀴즈를 낼 테니까 함께 풀어 보시기 바랍니다.

의사들이 증상 말고 간단한 진찰로 경추 신경근증을 진단하는 방법이 있나요?

경추 신경근증의 이학적 검사

예, 물론 있습니다. 정확도는 MRI 등 정밀한 검사에 못 미치지만 아주 빠르고 쉽게 진단율을 높이는 검사들입니다. 물론 비용도 매우 저렴합니다.

경추 신경근증 진단에서 가장 유명한 검사법은 스펄링 검사법(Spurling's test)입니다. 만약 팔에 방사통(뻗치는 통증)이 생겼다면 통증을 느끼는 팔 쪽으로 고개를 돌리고 천천히 천장을 바라봅니다. 동작을 할 때 혹은 동작 얼마 후에 아프던 팔 쪽으로 저리거나 통증이 유발되면 스펄링 검사 양성이라고 합니다. 이상이 있다는 말이지요. 스펄링 검사 양성은 팔로 가는 신경근, 즉 5번 경추-1번 흉추 신경근 중 어딘가에서 신경근이 눌리거나 자극받고 있다는 것을 시사합니다. 가장 흔한 원인은 목 디스크이겠지요. 물론 후종인대 골화증 때도 나타날 수 있고요. 비슷한 의미를 가지는 것으로서 축성 압박 검사(axial compression test)가 있습니다. 이는 머리를 아래로 누를 때 스펄링 검사 때처럼 통증이 있던 팔에 유사한 통증이 유발되는 것을 말합니다. 스펄링이든 축성 압박 검사든지 간에, 즉 고개를 돌려서 젖히거나, 위에서 누르거나 하면 팔로 가는 신경근들이 지나는 신경공이 좁아지게 됩니다. 워낙에 눌리던 신경근인데 엎친 데 덮친 격으로 신경공이 좁아지니까 더 눌리겠지요? 그래서 유사한 증상이 유발되는 것입니다. 때로는 이 두 가지 검사를 한꺼번에 해보는 경우도 있습니다. 만약 스펄링 검사를 했는데 환자분의 증상이 나타나는지 아닌지 긴가민가하다면 어떻게 할까요? 그럴 때는 그 상태에서 축성 압박 검사를 더 해봅니다. 만약 이 방법으로 증상이 확연히 유발된다면 역시 신경근증의 가능성이 높다고 할 수 있겠지요.

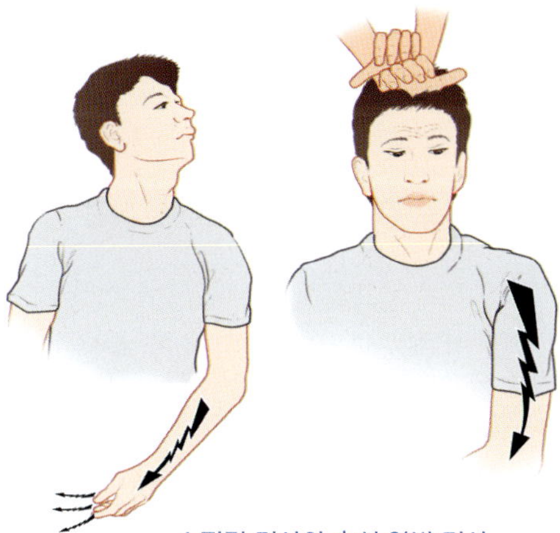

스펄링 검사와 축성 압박 검사.

너무 아프게 만드는 검사법만 말씀드렸나요? 아픈 것을 없애는 검사도 있습니다. 견관절 외전 통증 감소 징후(shoulder abduction relief sign)가 그것입니다. 팔을 내리고 있으면 통증이 심하던 환자들에게서, 아픈 팔을 머리 위로 올리면 즉 어깨관절을 외전시키면 증상이 줄어드는 현상을 말하는데, 양성일 경우 역시 경추 신경근증의 가능성이 높음을 알려줍니다. 환자분들은 아프지 않은 자세를 본능적으로 찾는 경우가 많습니다. 그래서 제 외래에 오시는 분들 중 많은 분들이 실제로 한쪽 팔을 머리 위로 올리고 오십니다. 이 자세에서는 신경의 주행 경로가 짧아지기 때문에 눌리던 신경에 조금 여유가 생겨 통증이 완화되는 겁니다.

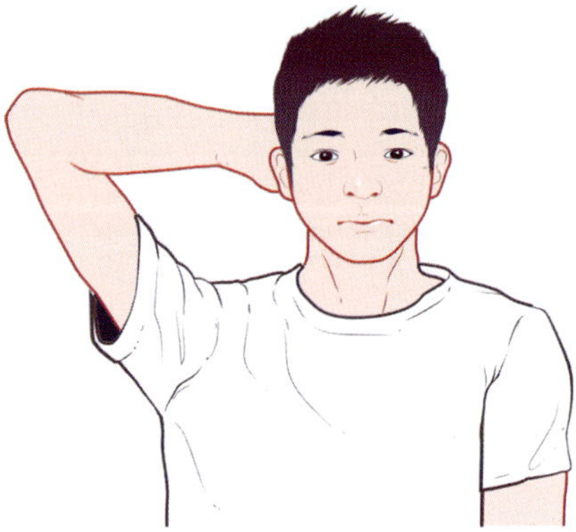

견관절 외전 통증 감소 징후.

의사들이 증상 말고 간단한 진찰로 경추 척수증을 진단하는 방법이 있나요?

경추 척수증의 이학적 검사

앞서 척수증의 증상에서도 말씀드렸지만 의사들이 하는 검사에서도 '이것이 척수증이다.'라고 확진할 만한 검사는 없습니다. 다만 척수안에는 뇌에서부터 근육으로 가는 운동 신경들의 통로인 피질-척수로(corticospinal tract)가 지나는데 이것이 고장 났을 때 나타날 수 있는 특징적인 이상들이 있어서 주로 이 이상들을 검사하는 경우가 많습니다. 가장 대표적인 것이 호프만 징후(Hoffman's sign)라는 것입니다. 가운데 손가락의 맨 끝마디를 위로 튕겼을 때, 엄지 손가락과 나머지 손가락들이 과흥분되어 굽혀지면서 꿈틀거리면 양성입니다. 뇌의 피질에서 각 근육으로 내려가는 신경의 하행성 경로(피질-척수로)에 이상이 있음을 나타냅니다.

상지에서는 척수증 손(myelopathy hand)이 진단의 실마리가 될 수 있는데, 주로 손가락을 사용한 섬세한 동작 이상과 손의 근육 마비 때문에 나타나는 현상들

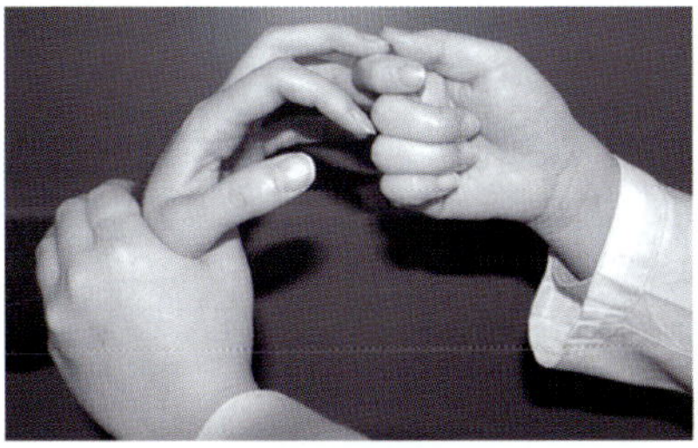

Hoffman 반사.

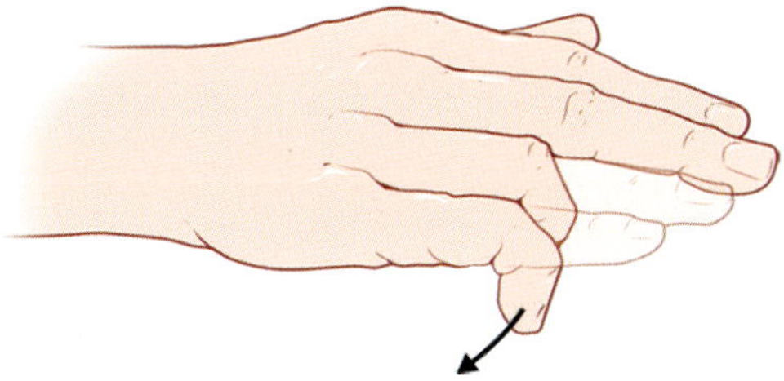

수지 탈출 징후.

을 말합니다. 빠른 속도로 주먹을 완전히 쥐었다 폈다를 반복하는 검사(fast grip and release test)는 정상에서는 10초에 20회 이상 행할 수 있는데, 척수증일 때는 손놀림이 느려져 하기가 힘듭니다. 또한 수지 탈출 징후(finger escape sign)라는 것이 있습니다. 선서하듯이 모든 손가락을 서로 붙이고 있으라고 하면 서서히 네 번째, 다섯 번째 손가락이 나머지로부터 떨어져 나가면서 굽게 되는데 이것이 양성입니다. 하지만 이 검사는 척수증 손 뿐만 아니라 척골 신경(ulnar nerve) 이상에서도 나타날 수 있기 때문에 감별을 할 필요가 있습니다.다리와 발에서도 근육과 힘줄의 과흥분성을 보는 검사들이 있으나 이는 의사가 아닌 일반 분들이 정확히 행하기 어렵기 때문에 설명은 드리지 않겠습니다.

중추신경계와 말초신경계의 기능은 무엇인가요?

중추신경계, 말초신경계의 기능 이해

중추신경과 말초신경의 기능을 구분하기 쉽게 설명해드리겠습니다. 물론 신경계에는 여러 가지 복잡한 기능들이 있지만 의학을 공부하지 않으신 분들이 쉽게 구분할 수 있도록 극도로 압축하여 설명드리는 만큼 일부 예외가 있을 수 있습니다.

우리가 원초적 본능을 건드리는 감각적 자극을 가리켜 '말초신경을 자극한다.'고 흔히 말하지요? 그렇습니다. 말초 신경은 간단히 말해서 아주 본능적이고 일차적인 반응을 보이는 신경계를 구성합니다. 주로 하등 동물에서 관찰되는 것이지요. 흔히 무조건 반사와 같은 원시적 반응들을 포함합니다. 이해하기 쉽게 '제멋대로인 아이'를 상상하시면 됩니다. 반대로 원초적이고 원시적인 반응을 가능한 한 억제시키는 것이 중추 신경의 역할입니다. '제멋대로인 아이를 말리는 어머니'를 연상하시면 되겠군요. 아이는 대부분 원초적인 욕구를 충족시키려 하고 아무래도 어머니보다는 하등 동물(?)이라는 인식을 가지고 생각해보시면 쉽게 이해하실 것입니다.

문제를 내볼까요? 사람의 몸에는 방광에 소변이 차면 자연적으로 소변을 보게 만드는 반사 기능이 있습니다. 이것은 중추와 말초 신경 중 무엇이 관여할까요? 또한 화장실이 아니면 소변보는 것을 참게 만드는 기능도 있습니다. 이것은 무엇이 관여할까요? 자연적인 소변 보기는 "제멋대로인 아이"와 같죠. 체면을 차릴 필요 없이 소변이 마려우면 누려고 할 것입니다. 그렇습니다. 말초 신경계가 일으키는 무조건 반사입니다. 화장실에 갈 때까지 소변을 참는 기능은 "제멋대로인 아이를 말리는 어머니"역할과 같습니다. 중추 신경계인 전두엽에서 이루어지

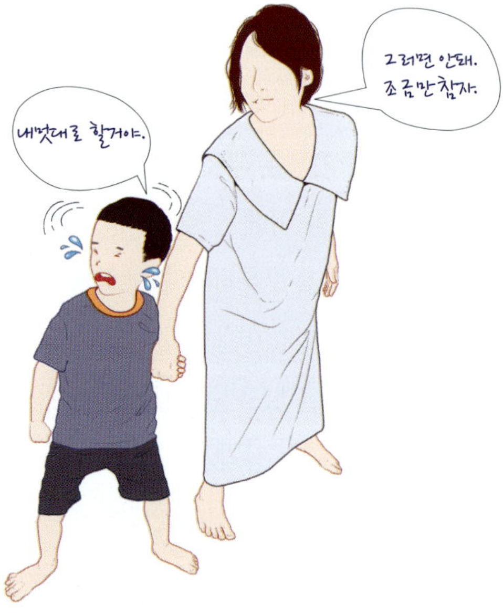

는 억제 작용입니다.

또 하나 예를 들어볼까요? 만약 중추든 말초든 신경계가 망가지면 근육의 마비가 오겠지요? 만약 중추 신경계가 망가지면 어떤 마비가 올까요? "제멋대로인 아이를 말리는 어머니"가 없으니 아이만 남았네요. 근육 혼자 제멋대로 수축을 하게 됩니다. 따라서 팔다리가 뻣뻣한 강직성 마비가 옵니다. 그래서 척수증, 즉 중추 신경인 척수가 망가지면 근육의 과흥분성이 나타나는 것입니다. 만약 말초신경계가 망가지면요? 이번엔 "제멋대로인 아이"가 없으니 조용하겠죠. 근육이 축 늘어지는 이완성 마비가 옵니다. 어때요? 쉽고 재미있지요?

신경근증의 증상을 측정하는 객관적인 방법이 있나요?

신경근증의 증상으로는 무엇이 있다고 했지요? 통증과 감각이상, 그리고 근육 약화라고 말씀드렸습니다. 그렇다면 이것들은 어떻게 객관적으로 표현할까요? 객관적으로 표현을 해야 A라는 의사와 B라는 의사 사이에서도 의견을 나눌 수 있고, 잘 기록을 해두었다가 환자가 기억 못 할 때에도 나중에 비교를 할 수 있을 것 아니겠어요? 이 방법은 역시 통증과, 감각이상, 그리고 근육 약화에서 모두 다릅니다.

통증 측정

우리 몸의 통증은 흔히 visual analog scale (VAS)이라는 방법을 써서 측정합니다. 통증이 하나도 없는 상태를 0점, 상상할 수 있는 최고의 통증(이것이 아이 낳는 통증이라고 합니다. 모든 어머님들, 감사합니다.)을 100점이라고 표시된 자를 가지고 환자분에게 자신의 통증이 얼마나 되는지 표시하라고 해요(환자분에게는 눈금이 보이지 않습니다). 환자분이 표시한 후 뒷면을 보면 100등분 된 눈금이 있는데 이것을 점수로 나타내는 것을 말합니다. 요즘은 좀 더 편하게 NRS (numeric rating scale)라고 해서, 0점에서 10점 사이 중 몇 점 정도 되냐고 물어보기도 합니다. 후종인대 골화증 환자에서는 목의 통증과 팔, 다리의 통증을 나누어 측정하는 것이 일반적입니다. 목 통증은 후종인대나 디스크에 의한 것일 가능성이 높고, 팔, 다리 통증은 신경이 눌려서 생기는 신경 증상일 가능성이 높으니까요.

감각 이상 측정

감각 신경이 눌리게 되면 감각이 떨어지게 되는데요. 사실 우리 몸의 감각은 척수에서 두 가지 길을 따라서 뇌로 전달됩니다. 하나의 길은 척수의 앞쪽 외측(전측방)에 있고, 하나는 뒤쪽 중앙부(후방)에 있습니다.

전측방으로 지나는 감각 신경들은 경계가 명확한 통증, 온도 감각이고요, 후방으로 지나는 감각 신경들은 경계가 불명확한 무지근한 통증, 촉각, 진동 감각, 그리고 고유 감각이라는 것이 있습니다. 이 고유 감각이 무엇이냐 하면 눈을 감고도 자신의 팔다리, 몸통이 어디쯤 위치하는지, 어떠한 자세로 있는지 알아낼 수 있는 감각을 말합니다. 그래서 이 두 가지 길을 구분하여 측정하기 위해 보통은 핀으로 찔러봐서 느끼는 통각, 뜨거운 물 , 얼음 등으로 측정하는 온도 감각과 깃털로 건드려 보는 촉각, 혹은 진동 포크로 느껴지는 진동 감각을 나눠서 측정하고 양쪽을 비교해서 어느 쪽이 얼마나 떨어지는지 표시합니다. 하지만 이것은 시간이 너무 많이 걸리기 때문에 보통 촉각이나 통각으로 통일해서 측정하는 것이 보통입니다.

근력(근육 힘) 측정

근육 힘은 다음과 같은 기준으로 측정합니다. 외워 놓으시면 재미있을 거예요. 의사 선생님들이 차트를 적을 때 쉽게 알아볼 수 있으실 테니까요. 0-5단계로 나누고 0점은 근육 수축이 아예 없는 것, 5점은 정상입니다.

5: 정상, 중력과 충분한 저항을 이기고 능동적 정상 관절 운동

4: 중력과 어느 정도의 저항을 이기고 능동적 정상 관절 운동

3: 중력만을 이기는 능동적 관절 운동

2: 무중력하에서 능동적 관절 운동

1: 수축은 가능하나, 능동적 관절 운동 불가능

0: 근육 수축 없음.

여기서 재미있는 것이 있지요? 2점을 보면 무중력하에서 능동적으로 움직인다고 합니다. 이것은 어떻게 측정하는 것일까요? 중력의 효과를 없애는 것입니다. 예를 들어 팔꿈치를 굽히는 이두박근의 힘을 측정할 때 상완과 전완부를 모두 책상위에 평평하게 올려놓고 구부려 보라고 하면 되는 것입니다. 대기권 밖에 나가서 측정하는 줄 아셨던 것은 아니죠?

자, 목 디스크 질환에서 가장 흔하게 발생하는 삼각근 마비로 예를 하나 들어볼까요? 삼각근은 어깨 부위 바깥쪽에 있어 팔을 양옆으로 벌리는 기능을 합니다. 만약 어떤 분이 갑자기 오른쪽 팔을 들 수 없어서 식사하기 불편하다고 하시면 그 근육 힘은 어느 정도 될까요? 일단 자기 팔의 무게, 즉 중력을 이기지 못하는 것이니까 3점이 채 되지 않는 것이죠? 2점 이하가 될 것입니다. 그러다가 수술을 받아서 이제 팔을 스스로 들기는 하는데 의사가 반대 방향으로 힘을 줄 때 조금 힘들어하는 정도이면? 그때는 4점 정도가 되겠네요. 2점 미만에서 4점으로 좋아졌으니까 점수만 보고도 근육 힘이 상당히 호전되었음을 누구나 알 수 있습니다.

척수증의 증상을 측정하는 객관적인 방법은요?

척수증 평가 방법(JOA 점수)

척수증 때의 통증도 VAS로 목과 팔, 다리에서 측정하는 것이 보통입니다.

하지만 가장 흔한 증상들, 1) 손의 섬세한 동작 불가능, 2) 보행 이상, 3) 감각 이상, 4) 방광 기능 이상을 한꺼번에 보는 방법은 없어서 인위적으로 평가 방법을 만들었습니다. 무척 여러 가지 종류가 있지만 가장 많이 쓰이는 것은 일본정형외과학회 점수(Japanese Orthopedic Association score: JOA score)입니다. 대한정형외과학회가 아니라서 조금 아쉽지요? 어쩔 수 없습니다. 일본이 우리나라보다 훨씬 앞서서 척수증에 대한 연구를 많이 했기 때문이거든요. 이 점수 체계는 아래 표와 같아요.

우리 몸의 기능을 상지 운동 기능, 하지 운동 기능, 상지/하지/몸통 감각 기능, 방광 기능 등으로 나누어서 점수를 배정했습니다. 정상은 만점으로 17점입니다. 13-16점은 경도, 7-12점은 중등도, 6점 이하는 심한 척수증으로 분류합니다. 점수가 낮을수록 증상이 심한 것입니다.

I. 상지 운동 기능

0: 스스로 젓가락, 숟가락, 포크 등 어떠한 도구로도 혼자서 식사할 수 없거나, 어떤 크기의 단추도 채울 수 없음.

1: 숟가락, 포크로 겨우겨우 스스로 먹을 수는 있으나 젓가락 사용은 불가능

2: 젓가락으로 식사 가능하거나, 혹은 글씨 쓰기 가능하나 실제로 사용하기 어려움, 혹은 큰 단추 채울 수 있음.

3: 젓가락으로 식사 가능하거나, 혹은 글씨 쓰기 어둔하나 실제 사용 가능, 소매 단추 채울 수 있음.

4: 정상

II. 하지 운동 기능

0: 어떠한 도구를 사용하더라도 서서 걷지 못함.

1: 지팡이나 다른 보조 기구가 없으면 평지를 걷지 못함.

2: 평지에서 독립 보행 가능하나 계단에서는 보조 기구 필요

3: 빨리 걸을 수 있으나 부자연스러움

4: 정상

III. 감각 기능

A: 상지

0: 촉각, 통각 완전 소실

1: 감각 저하 혹은 중등도의 통증 혹은 저림

2: 정상

B: 하지

A와 동일

C: 몸통

A와 동일

IV. 방광 기능

0: 요 저수(소변이 고임) 혹은 요 실금(소변 지림)

1: 요 저수 감각(소변이 고여있는 감각), 요 적하(방울방울 떨어짐), 세류(얇은 소변 줄기), 불완전 자제

2: 배뇨 지연(소변 늦게 시작함) 혹은 빈뇨(소변 자주 봄)

3: 정상

I에서 IV 항목까지 해당하는 점수를 전부 더한 값이 환자분의 점수입니다. 여러분은 몇 점이나 나오나요? 이 점수를 가지고 치료 후에 얼마나 호전되었는지 회복률도 계산할 수 있습니다. 수식은 아래와 같아요.

회복률=([치료후 점수-치료 전 점수]/[17-치료전 점수])×100

어떤 분이 수술 전 JOA 점수가 7점인데 수술 후에 14점으로 좋아졌다고 하면, 수술에 의한 JOA 점수 회복률은 얼마일까요? 70%입니다. 치료 전 증상이 7점이었으니까 최대한 좋아질 수 있는 점수](17-7), 즉 10점 중 7점이 좋아져서 70%가 호전되었다고 보는 것입니다. 만약 수술 후에 17점 만점이 되었다면 100% 호전 되었다고 할 수 있지요.

목 디스크의 진단

병력이나 의사의 진찰을 통해 목 디스크에 의한 신경근증이나 척수증의 확진을 내릴 수는 없습니다. 다만 가능성이 있다는 심증을 가질 수 있죠. 범죄 영화를 한 번 비유해 볼까요? 어떤 사람이 범인일 것 같다는 심증을 갖게 되는 것, 이것이 진료실의 진찰까지에서 이루어지는 것입니다. 이것만 해도 상당히 중요하지요? 잘못된 심증을 가지게 되면 엉뚱한 길로 들어 한참을 헤매게 될 테니까요. 제대로 된 심증을 가졌다면 이제는 그 사람이 범인이 맞다는 물증을 찾아야겠지요? 가능한 한 증거가 많을수록, 그리고 확실할 수록 좋을 것입니다. 의사가 이러한 물증을 찾아나가는 과정이 영상의학적 검사 등 각종 검사가 되는 것입니다. 한 가지 검사에서 높은 가능성을 보이더라도 비슷한 소견을 보이는 여러 가지 병들이 있기 때문에 가능한 한 많은 증거를, 신빙성 높은 증거를 적절한 검사들을 통해 모아야 합니다. 이 진단 과정은 언뜻 보기에 쉬워 보이나 상당히 복잡하고 어려운 것이 사실입니다. 이 과정을 통하여 목 디스크에 의한 증상임을 확진하고, 또한 이것을 해결하기 위해 어떠한 치료를, 어떻게 하는 것이 좋을지 결정하게 되는 것입니다.

검사는 주로 MRI 등 영상의학적 검사에 의존하고, 보조적으로 다른 검사들을 추가합니다.

목 디스크를 진단하는 영상의학적 검사는 무엇이 있나요?

목 디스크의 영상의학적(방사선) 검사

목뼈의 질환을 진단하고 평가하기 위한 영상의학 검사로는 크게 세 가지를 들 수 있습니다. 단순방사선검사(엑스레이 검사), CT (computed tomography), MRI (magnetic resonance image)가 그것입니다. 각각의 장단점이 따로 있어서 한 가지만으로 진단하지 않고 3가지를 모두 촬영하여 조합해서 판단하는 경우가 대부분입니다.

단순 방사선 검사(엑스레이 검사)

엑스레이 검사의 장점은 다른 검사에 비해 가격이 싸고, 쉽게 빨리 찍어 볼 수 있다는 것입니다. 하지만 뼈가 많이 망가지지 않는 한 정상으로 보일 가능성이 있고, 디스크의 노화가 아주 진행하지 않는 한 초기 상태에서는 놓치는 경우가 있을 수 있다는 것이 단점입니다. 또한 뼈 이외의 디스크, 인대, 근육 등은 자세히 관찰할 수 없다는 한계점도 있습니다.

엑스레이는 보통 6장을 기본으로 찍습니다. 정면에서 바라본 것, 옆면에서 바라본 것, 오른쪽, 왼쪽에서 비스듬히 바라본 것 한 장씩, 그리고 목을 굽혔다 젖혔다 하면서 옆면에서 바라본 사진들입니다.

한두 장 찍어서 알 수 없는 상당히 많은 정보들이 이 여섯 장의 사진을 통해 얻어질 수 있습니다. 정면과 옆면에서 바라본 사진들은 전체적인 경추의 정렬을 확인하고, 심하게 망가진 디스크나 뼈가 있는지, 연부 조직의 부종이 있는지 확인하는데 사용됩니다. 디스크가 심하게 망가지면 일단 디스크가 들어있는 뼈 사이까만 공간의 높이가 낮아지고, 뼈들에서 돋아난 덧뼈도 볼 수 있습니다. 비스듬히 촬영한 사진들에서는 경추의 후관절, 구추관절, 척추경, 그리고 척추경 사이의 신경공이 잘 보입니다. 이를 통해 후관절이 많이 망가진 마디가 있는지, 혹은 구추관절 덧뼈에 의해 신경공이 좁아져서 신경근이 눌릴 만한 부위가 있는지 관찰하려는 목적으로 촬영합니다. 굽혔다 젖혔다 하면서 찍어 보는 엑스레이는 경추 디스크와 관절 사이에 움직임에 따른 불안정성이나 탈구가 있는지 확인하기

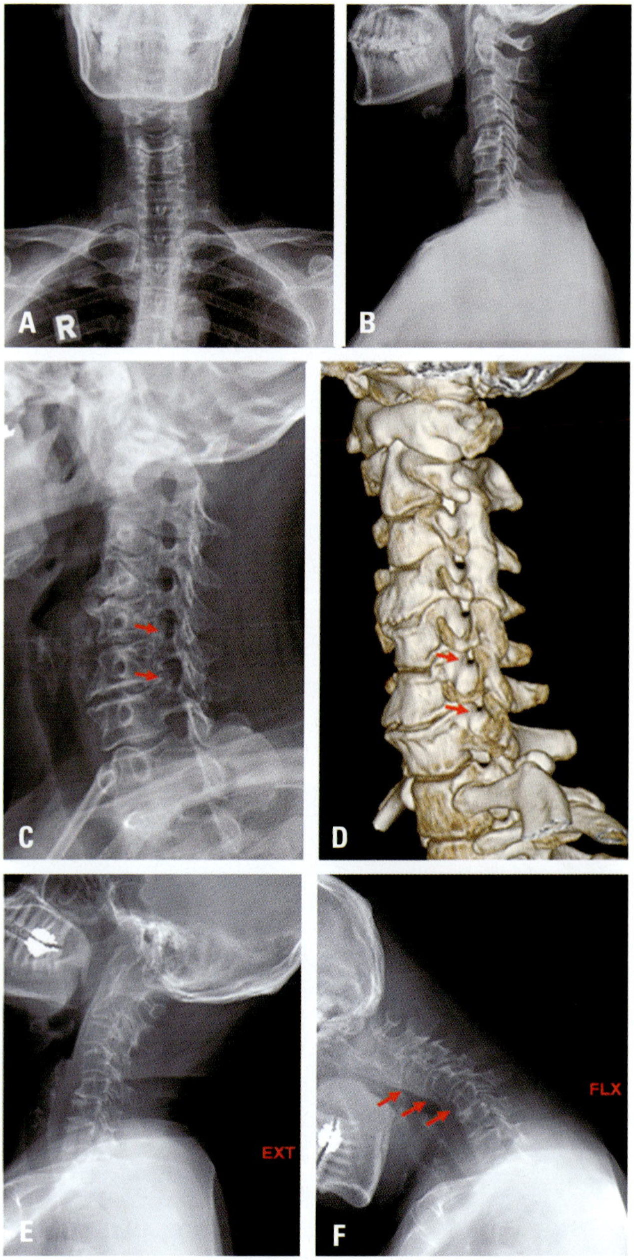

기본적인 척추 엑스레이 사진들. 차례로 (A) 전면, (B) 측면, (C) 사면, (D) 사면 CT, (E) 젖히고 찍은 측면, (F) 굽히고 찍은 측면 사진입니다.

위한 것입니다. 즉 동적 압박 요소를 볼 수 있는 사진들이 되겠지요. 이러한 엑스레이 검사는 향후 시행하게 될 CT와 MRI 검사의 필요성을 파악하고, 그 정확한 판독을 얻기 위한 기본틀이 됩니다. 엑스레이 검사보다 잘 보인다고 해서 엑스레이 검사를 건너 뛰고 CT 나 MRI 검사만 해보는 것은 오히려 오진의 가능성을 높일 수 있습니다.

MRI 검사

MRI 검사는 신경 증상이 있는 목 디스크 환자에서는 반드시, 꼭 찍어야 하는 검사입니다. 장점은 어떠한 검사보다도 신경의 상태, 즉, 척수나 신경근이 진짜로 눌려있는지, 그렇다면 어디서, 얼마나 눌려있는지, 혹시 망가졌다면 어디가, 얼마나 망가졌는지를 정확히 알 수 있는 검사입니다. 신경뿐만 아니라 디스크의 상태, 돌출 여부, 돌출의 정도와 위치 등도 정확히 관찰할 수 있습니다. 주변의 근육, 관절 상태도 잘 보여줍니다. 또한 경막이 싸고 있는 뇌척수액 또한 아주 잘 보

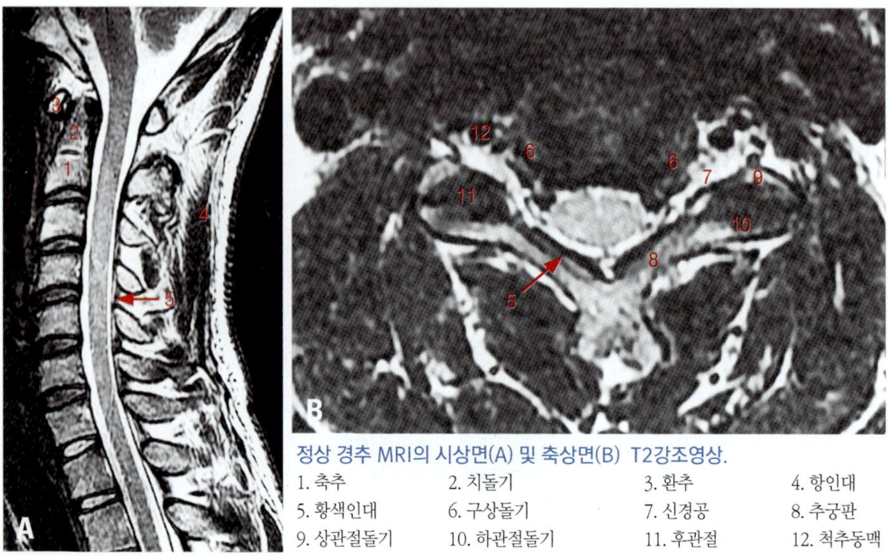

정상 경추 MRI의 시상면(A) 및 축상면(B) T2강조영상.

1. 축추 2. 치돌기 3. 환추 4. 항인대
5. 황색인대 6. 구상돌기 7. 신경공 8. 추궁판
9. 상관절돌기 10. 하관절돌기 11. 후관절 12. 척추동맥

이는데, 이것을 보면 경막의 상태를 잘 파악할 수 있겠지요. 단점이라면 검사비가 비싸다는 점, 디스크와 후종인대 골화증, 그리고 연성과 경성 디스크의 구분이 잘 안된다는 것입니다. 따라서 MRI를 찍어보고 후종인대 골화증이 의심된다거나, 연성 혹은 경성 디스크 여부를 감별할 필요가 있다면 CT를 추가로 찍어야 할 필요가 있습니다.

CT 검사

CT의 장점은 뼈 조직을 가장 자세히 보여주는 검사라는 것입니다. 이는 주로 우리나라에서 흔한 후종인대 골화증의 동반 여부, 정도, 두께, 진행 상황 등을 확인하기 위해서 찍기도 하지만, MRI에서 연성 디스크와 경성 디스크를 구분할 수 없을 때 반드시 필요합니다. 만약 연성 디스크라면 CT에서 검게 보일 것이고, 뼈로 이루어진 경성 디스크라면 하얗게 보일 것입니다. 단점이라면 방사선 조사량이 조금 높다는 것입니다. 하지만 한두 번 찍는 것은 괜찮으니 너무 겁내실 정도는 아닙니다.

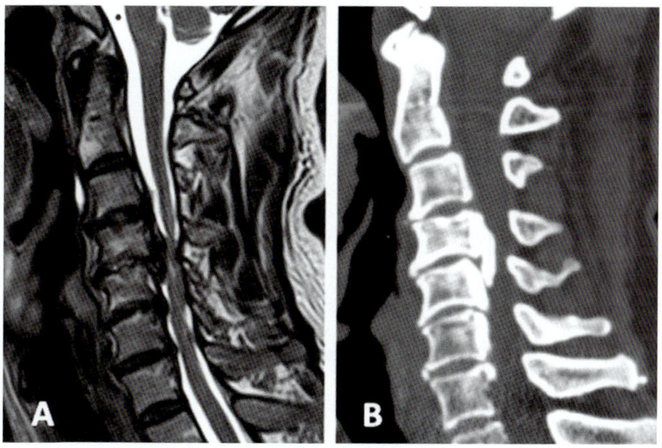

후종인대 골화증의 MRI(A), CT(B) 검사. MRI에서 까만 덩어리가 척수를 누르고 있는데 이것이 디스크인지, 후종인대 골화증인지 구분이 잘 되지 않습니다. CT를 찍어보니 후종인대를 따라 뼈가 자란 골화증 덩어리가 잘 보입니다.

척수증이 의심되어서 MRI를 찍었더니 척수 안의 색이 변해 있다고 들었어요? 이것이 의미하는 것은 무엇인가요?

MRI 상 척수내 고강도 신호의 의미

의사가 아닌 분들이라면 아직까지 잘 모르셨을 텐데 MRI는 한 종류의 영상만 찍는 것이 아닙니다. 기본적으로 두 가지 영상을 찍는 데 그것이 T1 강조 영상과 T2 강조 영상입니다. 깊이 들어가면 많이 어려우실 것 같아서 아주 쉽게 설명드리겠습니다.

MRI에 굉장히 강력한 전자석(電磁石)이 들어가는 것은 알고 계시겠지요? 여기에 강한 자성을 만들었다 풀었다 하면서 우리 몸에 있는 수소 원자가 자성에 걸려 어떻게 긴장했다가 풀어졌다가 하는지 반응을 보는 것이 그 원리입니다. 자성을 걸었다 푸는 조건에 따라 같은 성분이라도 반응하는 강도가 서로 차이가 나게 됩니다. 여기까지는 이해가 되시나요?

이 결과 T1 강조 영상이라는 이미지에서는 지방은 하얗게 물은 어둡게 보입니다. 반대로 T2 강조 영상이라는 이미지에서는 물은 아주 하얗게 지방은 물보다 어둡게 보입니다. 우리 몸에 풍부한 피는 어떻게 보일까요? 주성분이 물이니까 물의 성질을 따라가겠지요? 공기나 석회화한 뼈는 T1, T2 모두에서 아주 검게 보입니다. 대부분의 병적인 조직, 즉 암이나 염증, 부종(부은 것)같은 것은 물을 많이 함유함으로 T2 강조 영상에서 정상조직보다 더 밝게 보입니다. 따라서 T2 강조 영상에서는 수분이 많이 함유된 병변을 쉽게 찾을 수 있다는 장점이 있습니다. 마찬가지 이치로 수분을 많이 함유한 정상 수핵은 T2 강조 영상에서 밝게 보입니다. 만약 수핵이 노화되어 수분이 빠져나가면 반대로 어둡게 보이게 됩니다. 이것을 보고 수핵의 노화 여부와 정도를 파악할 수 있습니다. 반면에 T1 강조 영상은 보다 높은 신호 강도를 가지고 있어, 해부학적 구조물을 좀 더 명확하게 구별할 수 있다는 장점이 있습니다. 이렇게 두 가지 강조 영상 방법으로 찍어서 비교해보면 해당 부위의 조직이 무엇인지 조금 더 자세히 감별할 수 있겠지요. 결론적으로 MRI로는 우리가 보고 싶은 디스크의 상태, 돌출 여부, 신경의 압박 여부와 정도, 신경 손상 여부, 인대, 근육 등의 조직을 광범위하게 모두 관찰할 수 있다는 장점이 있습니다. 비용이 비싸다는 단점을 빼고 유일한 단점은요? 네, 뼈와 디스크의 구분이 잘 안된다는 것입니다.

그런데 그동안 척수증 환자분들의 MRI를 찍어보았더니 그분들 중 T2 강조 영상에서 척수내 신호 강도가 하얗게 증가된 분들이 60%가 있었습니다. 이것은 무

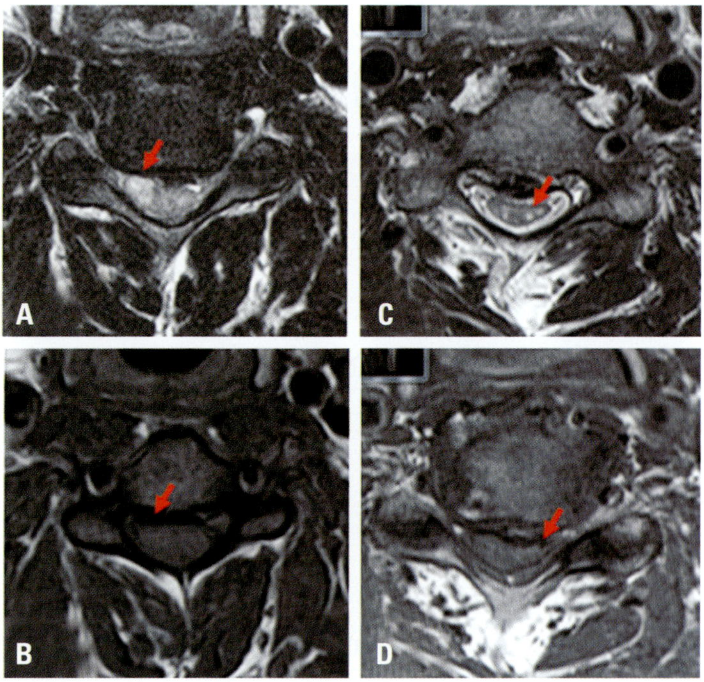

그림 A와 B는 같은 환자의 같은 부위를 T2와 T1 강조 영상으로 본 것입니다. T2에서 하얗게 보이는 척수내 영역이, T1에서는 주변과 비슷하게 보이지요? 따라서, T2의 고강도 신호 영역이 급성 병변, 여기서는 부종이라고 생각되는 것입니다. 수술한다면 예후가 좋을 것입니다. 그림 C와 D는 또다른 환자의 같은 부위를 T2와 T1 강조 영상으로 본 것입니다. 이번에는 T2에서 하얗게 보이는 척수내 영역이, T1에서 까맣게 보이지요? 이것을 보면 T2의 고강도 신호 영역이 오래된 병변이라는 것이고, 수술을 하더라도 신경 기능이 많이 좋아지지는 않을 것이라는 것을 알 수 있습니다.

엇을 의미하는 것일까요? 만약에 얼마 전에 신경이 손상받아 신경 안에 피가 고였거나 혹은 신경이 부어올랐다고 하면 신경은 그 부위에 피와 수분을 많이 포함하고 있겠지요? 따라서 물이 밝게 보이는 T2 강조 영상에서 하얗게 보일 것입니다. 만약 이런 환자의 T1 강조 영상을 보았더니 별 변화가 없다면 출혈이나 부종으로 볼 수 있겠습니다. 하지만 T1에 경계가 명확한 어두운 주머니가 보인다면 그것은 신경이 이미 죽어 물주머니로 변한 병변일 가능성이 높습니다.

이상을 종합해 보면 결론이 다음과 같습니다. T2 강조 영상에서 척수가 하얗게 변하여 보이는 분들은 그렇지 않은 분들에 비해서 척수가 보다 심하게 손상되었음을 확연히 보여주는 것입니다. 만약 이분들의 T1 강조 영상을 보았더니 일치하는 부분이 어둡게 보인다면? 네, 손상받은 지 오래되어 변성이 된 것이므로 수술을 해도 그렇지 않았던 분에 비해 회복이 덜 될 것이라는 것을 알 수 있습니다. 이렇게 MRI만으로도 수술 후 결과를 어느 정도 예측할 수 있습니다만 이것이 절대적은 아니므로 너무 실망하지는 마십시오.

그 밖의 검사들은 어떤 것을 이용하나요?

그 밖에 도움이 될 만한 검사로서는 근전도 검사, 유발 전위 검사, 보행 검사 등이 있습니다.

각각의 검사의 목적을 말씀드리겠습니다.

근전도 검사(Electromyography; EMG)

먼저 근전도 검사는 신경근증의 진단과 감별 진단을 위해 필요한 검사입니다. 만약 팔이나 손, 다리나 발이 저리다면 이것이 과연 척수증에 의한 것인지, 신경근증에 의한 것인지 감별할 필요가 있습니다. 척수증에 의한 증상은 어느 정도 남을 가능성이 있지만 신경근증은 상당히 회복될 가능성이 크기 때문입니다. 이

두 가지를 감별하는 데에 근전도 검사가 도움이 됩니다. 또한 경추에서 생긴 증상이 아니라 경추 이하 목, 팔, 다리의 말초 신경 이상으로 생긴 증상도 감별할 수 있습니다. 이는 경추 증상이 아닌 질환으로 경추 수술을 받게 되는 황당한 일을 피하는 데에 큰 도움이 됩니다. 어떤 분들은 불운하게도 경추의 신경 증상과 말초 신경 이상을 동시에 갖고 계신 분들도 있습니다. 이런 분들은 경추 수술을 먼저 하더라도, 나머지 신경 증상이 남을 수 있으며, 이 또한 치료가 필요할 수도 있다는 것을 미리 알려드려야 합니다. 이러한 질환들 말고도 근전도 검사는 운동신경원성 질환(척수에서 운동신경의 몸체에 이상이 생겨 근육의 힘이 빠져가는 질환, 대표적으로 루게릭병이 있음) 등을 감별할 수 있는 장점이 있습니다.

단점이라면 신경 손상 후 4~6주간 검사에 이상 소견이 나타나지 않을 수 있다는 점, 검사자에 따라 결과가 많이 차이날 수 있다는 점이 있습니다. 신경이 손상되고 너무 빨리 검사를 하면 오히려 검사 결과가 정상으로 나올 수 있다는 말입니다.

유발 전위 검사(evoked potential; EP)

유발 전위 검사는 중추 신경과 말초 신경에 신경 전도가 잘 되는지, 즉 신경의 전기 신호가 잘 오르락 내리락하는지를 검사하는 것입니다. 주로 중추 신경, 그 중에서도 척수의 기능을 잘 판단할 수 있습니다. 척수 기능 검사에 사용할 수 있는 것은 크게 두 가지로 운동 유발 전위(Motor evoked potential; MEP) 검사와 체성 감각 유발 전위 검사(Somatosensory evoked potential; SSEP)가 있습니다. 운동 유발 검사는 두개골을 통해 대뇌의 운동 피질에 전기 자극을 가한 후 사지의 말단 신경으로 전달되는 전기 신호를 측정하는 것입니다. 주로 운동 신경의 전도 기능을 보는 것으로서 척수의 전측방을 지나는 대뇌 피질-척수로의 기능을 모니터링 합니다. 체성 감각 유발 전위 검사는 척수의 후방을 지나는 후주(後柱,

posterior column)의 전도 기능을 보는 것입니다. 운동 유발 전위 검사와는 반대로 말초신경에서 전기 자극을 주고 대뇌의 감각 피질에서 전기 신호를 받습니다. 어떤 검사든지 파동의 진폭이 기준 이하로 감소하거나 파동의 잠재기가 기준 이상 지연되는 경우 양성으로 판단하며, 척수의 해당 부위에 문제가 발생했음을 거의 실시간으로 관찰할 수 있다는 것이 가장 큰 장점입니다. 그러므로 이 검사는 특히 척수 관련 수술 중 사용하여 수술 과정이나 술기에 문제가 있는지 실시간 모티터링 하는 데에 이용되는 경우가 대부분입니다.

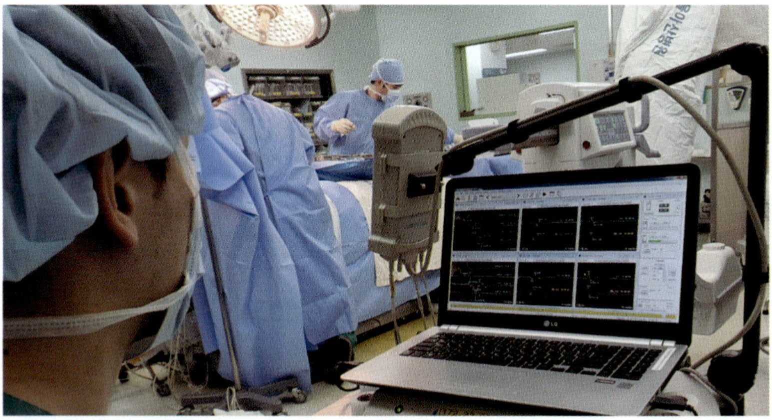

수술장에서 시행하는 유발 전위 검사 모니터링.

정량적 보행 검사(gait analysis)

정량적 보행 검사(gait analysis)는 척수증이 있는 환자에서 보행 기능을 객관적으로 측정하는 것입니다. 운동형상학적(kinematic), 운동역학적(kinetic), 그리고 동적 근전도 검사(dynamic EMG)를 통해 움직임에 대한 정량화, 보행 이상을 초래하는 병적 상황을 알아내는 검사입니다. 치료 전 척수증 환자의 보행이 어떻게, 얼마나 이상이 있는지, 있다면 그것이 척수증과 관련된 보행 이상인지 진단할 수 있고, 치료 후에 얼마나 호전되었는지도 정량화할 수 있습니다.

신경근증과 감별해야 할 질환들은 무엇이 있고 그 감별점은 무엇인가요?

신경근증의 감별 진단

경추 신경근증은 유사한 증상을 보이는 질환들이 많이 있어서 주의 깊게 감별해야 합니다. 대표적으로는 목부터 어깨, 겨드랑이에 걸쳐 있는 상완 신경총(거미줄 모양으로 신경이 얽혀 있는 곳이라고 이전 장에서 설명드렸지요)에 염증이 생긴 경우를 들 수 있습니다. 여기서 갈라져 나온 말초신경인 요골 신경, 척골 신경, 정중 신경이 손등, 손가락까지 내려가는 동안 어디선가 눌리면 신경근증과 비슷한 통증과 마비를 일으킵니다. 운이 없게도 경추 신경근증에 말초 신경 압박이 동시에 발생하는 경우도 있는데, 이러한 경우를 이중 압박 증후군(double crush syndrome)이라고 부릅니다. 이러한 병들은 다행스럽게도 MRI와 근전도 검사로 어느 정도 감별이 됩니다.

신경 증상이 없는 어깨 관절의 병들, 즉 오십견, 동결견(凍結腱) 및 활액낭염, 회전근개 파열 등의 병들도 신경근증과 매우 유사한 증상을 보여 오진할 수 있습니다. 경추 디스크와 후관절에서 발생한 통증이 어깨 부위를 포함한 매우 넓은 부위에 나타날 수 있기 때문이기도 하고, 신경근증에 의해 유발되는 방사통이 어깨 부위를 지나가기 때문이기도 합니다. 심지어는 경추 신경근증을 어깨 병으로 진단하여 수술하는 경우도 있고, 거꾸로 어깨 병을 목 병으로 잘못 진단하여 수술하는 경우도 있습니다. 매우 조심해야 합니다.

어깨 병에 의한 통증은 흔히 어깨 관절의 움직임과 연관된 경우가 많습니다. 신경근증에서는 팔을 머리 위로 올리면 증상이 호전되는 반면, 어깨 병에서는 통증이 증가되는 경우가 많습니다. 어깨 관절이 굳어갈 때에는 손으로 등을 긁는 동작을 취하려 할 때 극심한 통증이 나타납니다. 이러한 점들이 쉽게 감별하실 수 있는 근거가 됩니다.

척수증과 감별해야 할 질환들은 무엇이 있고 그 감별점은 무엇인가요?

척수증의 감별 진단

경추 신경근증과 마찬가지로 척수증 환자의 진단 시에도 유사한 증상을 나타내는 질환들이 많이 있습니다. 다발성 경화증(multiple sclerosis), 뇌혈관 질환(cerebrovascular disease), 뇌수종(hydrocephalus), 뇌종양, 척수 공동증(syringomyelia), 척수 종양, 척수 매독(tabes dorsalis), 근위축 측삭 경화증(amyotrophic lateral sclerosis) 등 근육병(myopathy) 및 운동 신경원 질환(motor neuron disease) 등과 감별을 요합니다. 이름도 생소한 병들이 많이 있지요? 하지만 대부분 뇌와 척수의 MRI를 찍으면 특징적인 소견 때문에 충분히 감별되는 경우가 많습니다. MRI가 목 디스크에 눌리는 척수를 진단하는 데에도 중요하지만, 이러한 다른 질환들을 감별하는 데에도 중요한 역할을 합니다. 가장 조심해야 할 병은 근위축 측삭 경화증(筋萎縮 側削 硬化症, amyotropic lateral sclerosis, 소위 루게릭병)과 같은 운동 신경원 질환(運動 神經原 疾患, motor neuron disease)입니다. 상하지의 강직성 마비로 인해 부자연스러운 손놀림(hand clumsiness)과 보행 이상 등 척수증과 유사한 증상들이 나타납니다. 감별점이라고 하면, 운동 신경원만 망가지므로 감각 증상이 나타나지 않는다는 것입니다. 그래서 척수증 증상을 보이는 데에도 불구하고 감각 증상이 없는 환자들은 근전도를 통하여 혹시 이러한 질환이 아닌지 미리 감별하는 것이 중요합니다. 또 하나의 감별점은 이러한 병들이 흔히 뇌신경을 동시에 망가뜨려 얼굴에도 증상이 나타나는 경우가 많다는 것입니다. 뇌신경이 망가졌는지 감별하는 방법으로는 턱의 반사가 증가되었는지 보는 방법이 있는데 이는 의사 선생님들이 시행하므로 여러분들이 자세히 아실 필요는 없을 것 같습니다.

목 디스크의 치료

수술을 하지 않는 치료에는 어떤 것들이 있나요?

증상에 따른 보존적(비수술적) 치료

이전에 말씀드렸던 목 디스크의 5가지 증상들을 먼저 생각해 볼까요?

1) 목의 움직임이 줄어드는 운동범위 제한,

2) 축성 경부통(목 통증)

3) 신경근이 눌려 생기는 신경근증(神經根症),

4) 척수가 눌려 생기는 척수증(脊髓症),

5) 경추가 뒤로 볼록하게 굽는 경추 후만증(頸椎 後彎症)

이 중에서 1) 목의 운동 범위 제한은 목 디스크의 노화가 진행할수록 경추 각 마디의 운동성이 감소하기 때문에, 수술적인 치료로도 혹은 수술 아닌 치료로도 낫게 하기가 어렵습니다. 수술적으로 굳이 움직이게 할 수는 있으나 그럴 필요성을 갖지 못합니다.

4) 척수증은 어느 정도 이상 증상이 나타나면 빨리 수술하는 것이 좋다고 말씀드렸고, 5) 경추 후만증은 한 번 생기면 심한 경우 수술적 치료 이외에는 방법이 없습니다. 따라서 수술 아닌 치료로서 효과를 볼 수 있는 분들은 2) 목 통증, 3) 신경근증의 다수, 4) 척수증의 초기 증상 정도가 되겠습니다.

이러한 사실을 염두에 두시고 아래 사항을 읽어주십시오.

목 통증의 비수술적 치료

먼저 목 통증이 있는 분들은 근 경련 및 통증을 감소시키기 위해서 안정(활동

량을 줄이거나 누워있는 것), 보조기, 냉, 온찜질과 소염 진통제의 투여가 도움이 될 수 있습니다. 목의 위치는 환자가 통증 없이 편하게 유지할 수 있는 위치가 가장 좋습니다. 목이 한창 아플 때에 바른 자세를 갖는다고 일부러 아픈 자세를 취하는 것은 오히려 좋지 않습니다. 바른 자세는 평상시 목이 안 아플 때 목 상태가 나빠지는 것을 방지하기 위해 필요한 것입니다.

목 보조기는 통증이 심할 때에 혹은 갑자기 신경 증상이 생겼을 때에 목의 움직임 제한, 온열감, 심리적 안정감을 목적으로 착용합니다. 하지만 너무 오랜 시간 차고 있을 경우 근육 약화를 가져올 수 있으므로 주의하셔야 합니다. 환자분들은 목 보조기가 목의 움직임을 상당히 제한해 주는 것이라 믿고 계신데 사실은 그렇지 않습니다. 오히려 '내가 지금 목이 안 좋으니 가능한 한 덜 움직여야겠다'는 심리적 압박감을 주는 효과가 더 큽니다. 따라서 보조기에 너무 의존하지 않으셔도 됩니다.

냉찜질은 통증이 나타나고 약 48시간 이내에 해주시는 것이 좋습니다. 통증 완화와 혈관 손상으로 인한 부종, 출혈 방지의 효과가 있습니다. 하지만 48시간 이후가 되면 통증은 주로 이차적인 염증에 기인하는 경우가 많기 때문에 온찜질을 해주는 것이 좋습니다.

우리나라 분들은 약에 대해 거부감을 갖고 계시는 분들이 많습니다. 약을 먹는 것보다 아픈 것을 참는 것이 미덕으로 받아들여지던 시절이 있었기 때문입니다. 또한 예전에는 약물들의 수가 제한적이었고 부작용도 많았기 때문에 약을 드시는 것을 두려워하셨던 것도 사실입니다. 하지만 요즘 약들은 새로운 성분들이 많이 추가되었고, 안정성도 향상되었습니다. 제가 환자분들에게 항상 드리는 말씀은 "약이 나쁜 것이 아니라 아픈 게 나쁜 것"이라는 말씀입니다. 최근에는 통증의 개념도 많이 바뀌었습니다. 오래되는 통증은 습관으로 받아들여집니다. 즉, 너무 오래 통증을 느끼다 보면 그것이 몸에서 습관이 되어, 통증을 일으키는 원인이 사라진 뒤에도 잘 낫지 않고 계속 잔존한다는 것입니다. 만성 통증은 우울증으로 이어지기도 합니다. 따라서 통증은 가능한 한 적절한 치료로 빨리 낫게 해주어야 합니다. 의사들이 추천해 주는 진통 소염제를 드시는데 두려움이나 거부감을 갖지 마시고, 하루빨리 통증을 줄이기 위해 노력하시는 것이 좋겠습니다.

"베개를 바꾸면 어떨까요?" "TV나 신문에서 광고하는 목 보조기가 효과가 있을까요?"라고 물어보시는 분들도 많습니다. 하지만 여러 가지 목 보조 기구, 운동 기구, 의료 기기, 기능성 배게 등은 목 디스크 질환과 관련하여서는 아직 의학적으로 그 효과가 검증되지 않은 것들이 거의 대부분입니다. 구입하시기 전, 사용하시기 전에 전문의와 상의하시는 것이 좋습니다.

만성 경부통 환자에서는 등척성 운동(isometric exercise), 능동적 관절 범위 운동(active ROM exercise), 유산소성 조건화(aerobic conditioning), 저항성 운동을 포함한 4-6주간의 물리 치료가 도움이 되는 것으로 알려져 있기도 합니다.

신경근증의 비수술적 치료

신경근증으로 인해 어깨나 팔에 방사통이 있을 때 에는 목을 살짝 앞으로 숙이는 자세가 신경공을 넓혀주는 효과가 있어 도움이 됩니다. 가끔 팔을 머리 위에 얹으면 팔의 통증이 좋아지는 분들도 있는데, 이 자세도 좋습니다.

경추 견인술은 일부 환자분들에게는 도움이 되지만 과도하게 당겨 오히려 통증을 유발하는 것은 좋지 않습니다. 소위 무중력 감압술이라는 것도 이러한 견인 치료의 일종입니다. 하지만 이것도 보편적인 경추 견인술에 비해 효과가 더 있는지는 입증되지 않았습니다.

경추 신경근증의 치료에 있어서 가장 효과가 좋다고 알려진 것은 코르티코스테로이드 호르몬을 국소마취제와 함께 눌리는 신경근 주변에 주사하는 것입니다. 이것을 경막외 스테로이드 주사(epidural steroid injection) 혹은 신경근 차단술(nerve root block)이라고 합니다. 이제 의학 용어만 보시고도 대충 무슨 뜻인지 아시겠지요? 경막외 스테로이드 주사는 경막 바깥쪽에 스테로이드 주사를 한다는 말이고, 신경근 차단술은 현재 아픈 신경근 주변에 주사를 놓음으로써 그 신경근의 통증을 차단한다는 것입니다. 이러한 주사만으로도 대략 40-70%의 환자에서 장기적으로 증상의 완화를 보여줘, 수술을 안 하는 치료법 중 가장 믿을 만하다고 할 수 있습니다. 신경근증으로 어깨나 팔의 통증을 호소하는 환자분들의 초기 치료로서 가장 강력하게 추천하는 치료법입니다.

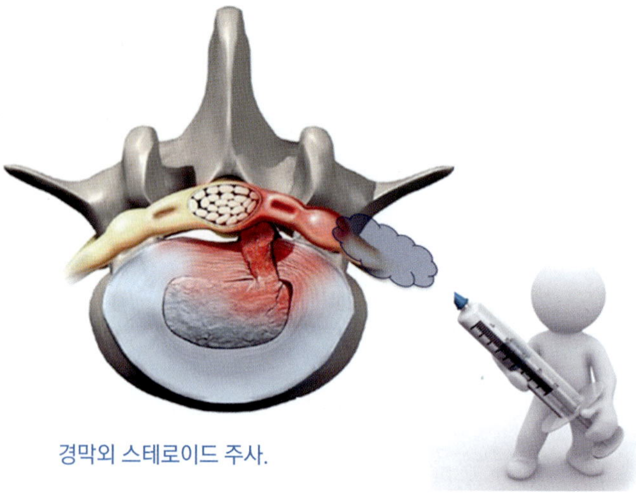

경막외 스테로이드 주사.

경막외 스테로이드 주사, 신경근 차단술과 유사한 치료법들로는 소위 '시술'로 알려진 다양한 방법들이 있습니다. 이름이 하도 여러 가지라서 모두 열거하기는 힘들지만 가장 대표적인 것으로서 '신경 성형술'이 있습니다. 이는 '신경을 예쁘게 만들어주는 시술'이 아니고(죄송합니다. 아재 개그였습니다.) 목이나 엉덩이 부위에 관을 삽입하여 방사선을 보거나 내시경을 보면서 신경이 눌리고 있는 부위를 찾아 들어가, 신경을 둘러싸고 있는 유착(주위 조직들이 엉겨 붙음)을 철사나 풍선 등 각종 장치로 풀어주고 그 부위에 스테로이드를 주사하고 나오는 시술을 말합니다. 사실 이러한 특수 장치들은 수술 후 흉터 등으로 강하게 달라붙은 유착을 떼어 줄 만한 힘은 없습니다. 다만 추간판 탈출 후 주변의 염증 등으로 섬유 세포들이 침착되어 섬유화를 일으키고 이러한 과정이 유착으로 진행되어 신경공과 척추관 내에서 신경 구소불늘까지 약제가 도달하는 것을 방해할 수 있는데 이러한 가벼운 유착은 제거해 줄 수 있다는 것이 밝혀졌습니다. 따라서 신경 성형술의 의의는 이전에 흔히 행하던 경막외 스테로이드 주사를 얼마나 원하는 부위에 잘 보낼 수 있을까 하는 데 있습니다. 그러기 위해서는 시술을 하는 선생님의 실력과 정성이 중요하겠지요. 일부 논문에서는 신경근 차단술보다 효과가 좋다고 알려져 있기는 합니다. 하지만 제 개인적인 생각으로는 우리나라에서 시행되는 신경근 차단술의 비용과 그 효과를 따져보았을 때, 가성비가 좋다고는 할 수 없을 것 같습니다. 경제적으로 여유가 되시는 분이라면 해보셔도 좋겠지만 그렇지 않으시다면 괜히 '신경 성형술'을 못해봤다고 불안해 하거나 실망하실 필요까지는 없습니다.

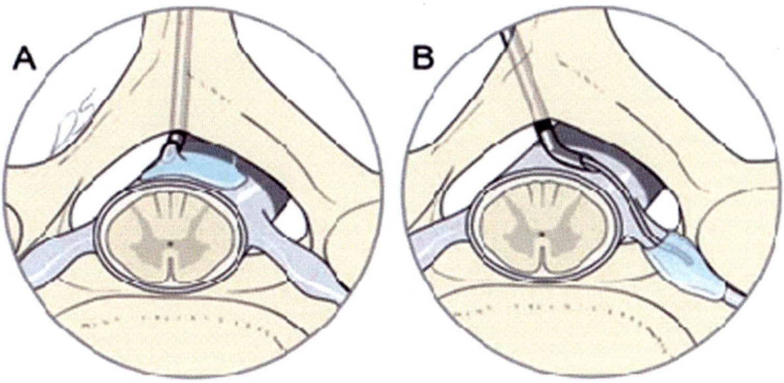

경막외 스테로이드 주사(A)와 신경 성형술(B)은 공통적으로 경막외 공간으로 들어가 원하는 약물을 주사해준다는 목적이 있습니다. 가장 큰 차이점이라고 한다면 신경 성형술에서는 각종 장치로 주사를 원하는 부위까지 찾아 들어가 가능한 한 정확한 위치에 약물을 전달한다는 것이지요. 만약 경막외 스테로이드 주사로 약물이 정확한 위치에 도달된다면 신경 성형술은 별 의미가 없다고 하겠습니다. 문제는 가성비이지요. 정확한 위치에 주사를 놓기 위해 몇 배의 비용을 더 지불해야 하는가가 고려해야 할 점입니다.

신경근 차단술이든, 신경 성형술이든 100% 효과를 장담할 수 있는 치료는 아닙니다. 일반적인 경추 디스크 환자들에서 신경 차단술을 시행한 결과는 그중 약 60~70% 정도에서 통증이 완화되었다는 것입니다. 수술을 하지 않는 방법 중에서는 효과가 상당히 좋다고 할 수 있지요. 하지만 거꾸로 해석해보면 시술을 받은 분들 중 1/3에서는 효과가 없었다는 말이 되니 시술이 곧 100% 증상 해소는 아니라는 점을 이해하시기 바랍니다. 이러한 시술에도 고통스러운 증상이 지속되는 분들은 할 수 없이 수술로 치료해야 하는 경우가 많습니다.

그러면 어떤 경우에 수술이 필요한가요?

수술의 적응증(수술이 필요한 경우)

다시 한번 목 디스크의 증상부터 생각해 보겠습니다.

1) 목의 움직임이 줄어드는 운동범위 제한,

2) 목 통증,

3) 신경근이 눌려 생기는 신경근증(神經根症),

4) 척수가 눌려 생기는 척수증(脊髓症),

5) 경추가 뒤로 볼록하게 굽는 경추 후만증(頸椎 後彎症)

이 중에서

1) 목의 운동 범위 제한은 수술로 고칠 수 있으나 심한 변형이 동반되지 않는 한 수술을 통해 얻을 만한 것이 많지 않아 추천드리지 않습니다.

2) 목 통증은 대부분 약물, 주사, 운동 치료로 호전되는 분들이 많습니다만 일부 극소수 분들은 지속적이고 괴로운 목 통증이 계속될 수 있습니다. 이런 분들에게는 수술이 필요합니다.

3) 신경근증이 있는 분들 중 다수는 약물, 경막외 스테로이드 주사법 등으로 호

전되는 분들이 많습니다. 하지만 일부의 분들 즉 약 30% 정도의 분들은 견딜 수 없는 방사통이나 마비로 인해 수술을 받게 됩니다.

4) 척수증은 아주 가벼운 증상만 지속되는 분들 외에는 대부분 수술이 필요합니다.

5) 경추 후만증으로 목이 많이 아프거나, 앞을 쳐다보기 불편한 분들, 자세가 망가져 보행에 힘이 드는 분들은 수술을 통해 후만증을 교정해야 합니다.

이상의 설명을 기준으로 보면 목 디스크 질환을 가진 환자분들 중 대부분은 신경증, 그리고 척수증으로 수술적 치료를 요하게 되는 경우가 많습니다. 그리고 아주 일부 분들은 심한 목 통증, 목의 후만 변형으로 수술이 필요합니다.

이해가 가시지요?

다시 한번 이해하시기 쉽도록 수술이 필요한 경우를 정리해 드리겠습니다.

1. 6주~3개월간 보존적 치료를 하였는데도 호전되지 않는 증상
2. 점점 진행하는 신경학적 증상(통증, 감각 이상, 근육 약화)
3. 참을 수 없는 통증
4. 척수증 징후가 동반된 경우
5. 골절이나 불안정성, 혹은 인대 손상
6. 골의 이상 혹은 파괴가 동반된 경우

2-6번까지는 꼭 6주를 버티지 않아도 수술이 필요할 수 있습니다.

제가 환자분에게 말씀드리는 수술 적응증은 아주 간단히 다음과 같습니다. 우선 척수증은 어느 정도 불편한 증상이나 징후가 나오면 조기에 수술을 권유 드립니다. 어차피 점점 나빠지는 경우가 다수니까요. 3개월 이상의 충분한 비수술적 치료에도 호전이 되지 않는 목 통증, 후만 변형, 신경근증 환자분들이 계십니다. 이런 분들께는 "오늘 이 증상이 앞으로 평생 간다면 어찌하시겠습니까? 수술이

라도 해서 고치시겠습니까?" 라는 질문에 수술이라도 받아서 고치시겠다는 분들은 수술 해드립니다. 그만큼 절박하고 괴로운 것이니까요. 어떤 분들은 통증이나 불편함이 심한데도 수술이 두려워서 수술받기를 꺼려 하십니다. 그런 분들은 억지로 수술을 강요할 수 없으니 잘 생각해 보시도록 권유합니다.

척수증을 제외하고는 결국 환자분이 편하기 위해서 하는 수술입니다. 만약 환자분이 편하시고자 하는 욕구보다 수술에 대한 두려움이 더 크다면 그런 분들에게 수술을 꼭 하라고 강요나 협박하는 것은 의사의 월권 행위라고 생각합니다. 제 개인적인 생각입니다.

다만 한가지 아셔야 할 사실은 있습니다. 신경근증이 3개월, 특히 6개월 이상 지속되면 수술을 해도 손저림 등 후유증을 남기는 경우가 점점 늘어난다고 알려져 있습니다. 따라서, '수술은 받기는 받을 건데 가능한 한 끌어보자'라는 생각은 좋지 않을 수 있습니다.

수술에는 전방과 후방 수술이 있다고 들었습니다.
그것은 어떤 기준으로 나누는 것인가요?

전방과 후방 접근법

목뼈의 모든 수술 방법은 크게 두 가지로 나누어집니다. 목뼈에 앞쪽으로 접근하느냐, 뒤쪽으로 접근하느냐의 차이입니다. 엄밀히 말하자면 신경조직, 즉 척수나 신경근의 앞쪽으로 들어가느냐, 뒤쪽으로 들어가느냐의 차이입니다. 이 방향이 중요한 이유는 각각 피부를 절개하는 부위부터 목뼈까지 도달하는 전체적인 접근 과정이 차이나고, 눌리는 신경을 풀어주는 원리도 다르기 때문입니다. 가끔은 피부 절개를 목의 옆쪽에 가하는 경우도 있습니다. 이런 경우는 측방 접근이라고 할까요? 아닙니다. 이런 경우도 신경의 전방으로 접근해 들어가는 것이므로 전방 접근이라고 합니다.

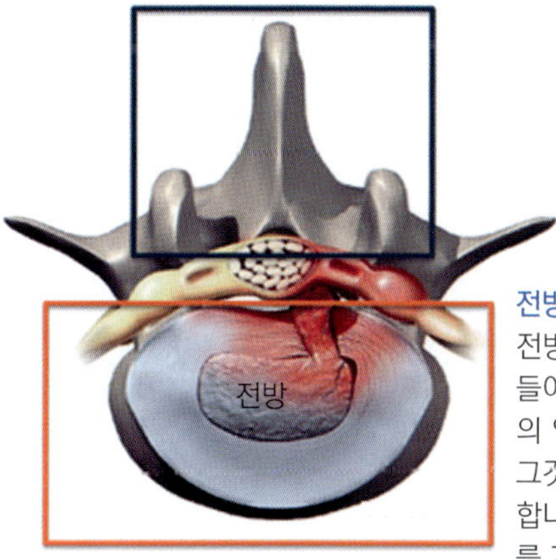

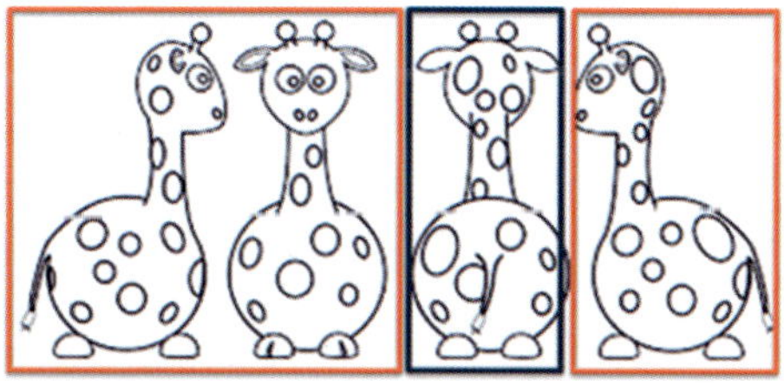

전방 및 후방 접근법의 예.
전방 및 후방 접근법은 수술 시 신경 조직의 어느 쪽으로 들어가느냐 의 차이입니다. 기린 그림에서 보시다시피 목의 옆쪽에 피부 절개를 하고 들어갔다 하더라도 마지막에 그것이 신경의 앞쪽을 보는 것이라면 전방 접근법이라고 합니다. 현재까지 알려진 접근법으로는 목 뒤쪽으로 절개를 가하고 들어가는 방법 이외의 후방 접근법은 없습니다.

전방 접근법은 목의 앞쪽 피부에 횡 방향 혹은 종 방향 피부절개를 가하고 들어갑니다. 인두, 후두, 갑상선, 기도, 식도를 중앙 쪽으로 당기고, 경동맥, 경정맥, 교감 신경총을 바깥쪽으로 당깁니다. 그러면 경추의 전방부가 드러나게 됩니다. 이 공간을 통해 수술을 하는 것입니다. 들어갈 때 만나는 구조물들이 익숙하시

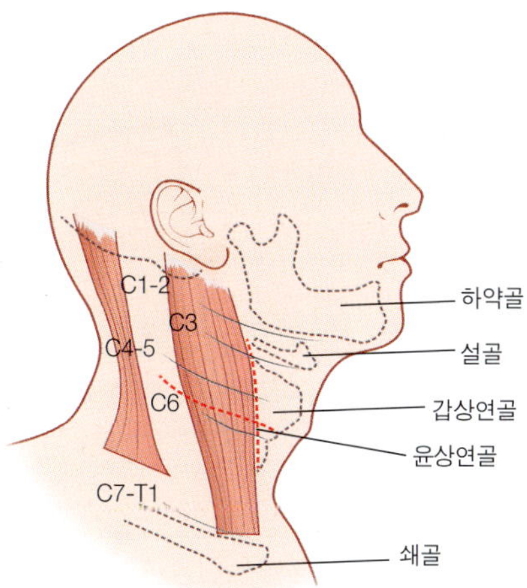

경추의 전방에서 만져지는 해부학적 구조물들은 피부 절개시 척추의 위치를 파악하는데 도움이 된다.

죠, 익숙하신 만큼 그것들이 손상되었을 때에 어떤 일이 벌어질지도 예상이 되실 것입니다. 드물기는 하지만 이런 구조물의 손상이 있을 경우 상당히 위험한 합병증이 발생할 수도 있습니다.

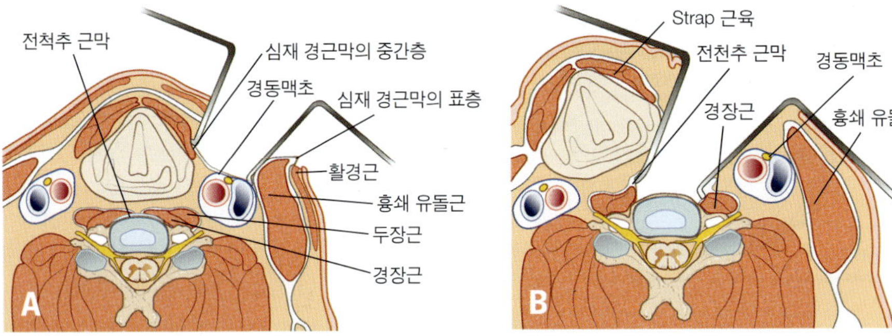

중하부 경추(C3-C7)의 전방 도달법.
(A) 심재 경근막의 표층을 종절개 한 후 흉쇄 유돌근을 외측으로, 후두 strap 근육을 내측으로 당기면 심재 경근막의 중간층에 도달합니다. (B) 경동맥초를 외측으로 당기고 갑상선, 기도, 식도, 반회 후두 신경은 내측으로 당긴 후 전척추 근막을 정 중앙에서 절개합니다.

후방 접근법은 목의 뒤쪽 피부를 종 방향으로 절개하고 들어갑니다. 절개부는 극돌기를 따라갈 수도 혹은 그보다 바깥쪽에서 만들어질 수도 있습니다. 피부 밑에는 경추의 극돌기, 항인대(亢韌帶), 그리고 3층의 근육들이 있습니다. 이것들

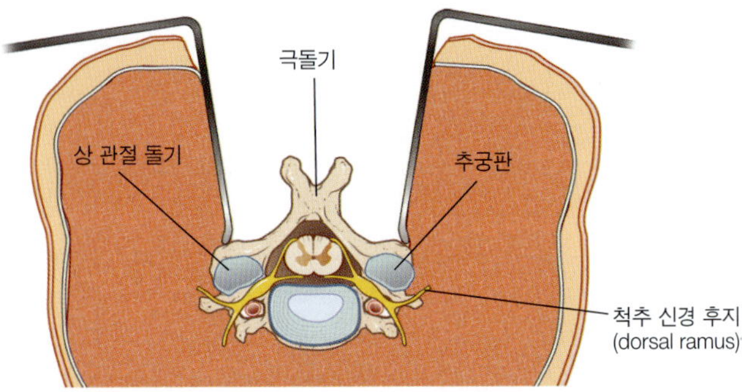

후방 접근법. 후관절의 외측에서 척추 신경 후지의 내측 분지가 손상 받지 않도록 근육층을 후관절의 외측 경계까지 골막하 박리합니다.

을 잘 박리하고 양측으로 젖히면 추궁판이 보이게 됩니다. 대부분의 후방 수술은 이 추궁판을 조작함으로써 이루어집니다.

목 디스크의 수술은 어떻게 하나요? 수술의 종류는 어떤 것들이 있나요?

증상에 따른 목 디스크 수술의 종류

목 디스크의 수술은 종류가 무척 많습니다. 따라서 단계적인 분류에 따라서 설명 드리는 것이 좋겠습니다.

우선 이 책에서는 수술이 흔하게 시행되는 증상부터 말씀드리려고 합니다. 그렇게 설명을 해나가다 보면 더 쉽게 나머지 수술들을 이해하실 수 있을 것입니다.

목 디스크 질환으로 인해 가장 흔하게 시행되는 수술은 1) 신경근증에 대한 수술입니다. 그다음 2) 척수증, 3) 후만 변형, 4) 목 통증에 행해지는 수술 순으로 설명드리겠습니다.

신경근증의 수술에는 어떤 것들이 있나요?

신경근증 수술의 종류

디스크에 의한 증상 중 가장 흔한 것은 목의 통증입니다. 하지만 이것은 수술을 하지 않더라도 호전되는 경우가 많습니다. 따라서 가장 흔하게 수술이 필요한 경우는 신경근증입니다. 아래는 신경근증에 대한 전방 및 후방 수술법입니다. 주로 신경근이 지나는 신경공을 확장시켜주는 수술법들입니다.

신경근증의 수술

1) 전방 수술

A. 전방 추간판 절제술

B. 전방 추간판 절제술 및 유합술(anterior cervical discectomy and fusion; ACDF)

± 전방 신경공 확장술(구상돌기 절제술)

C. 전방 척추체 절제술 및 유합술(anterior cervical corpectomy and fusion; ACCF)

± 전방 신경공 확장술(구상돌기 절제술)

D 전방 추간판 절제술 및 인공 디스크 삽입술

E. 내시경을 통한 전방 추간판 절제술

F. 고주파, 레이저, 초음파, 열 등을 통한 전방 추간판 감압술 혹은 응축술

2) 후방 수술

A. 후방 신경공 확장술(posterior foraminotomy)

B. 내시경을 통한 후방 신경공 확장

전방 추간판(디스크) 절제술(제거술)은 어떤 수술인가요?

전방 추간판 절제술

전방 추체간 절제술은 목 디스크에 의한 신경근증, 척수증에 가장 기본이 되는 수술이라고 할 수 있습니다. 앞서 말씀드린 전방 접근법을 통해 목뼈에 도달하여 목뼈와 목뼈 사이에 있는 디스크에 절개를 가한 후 뒤쪽으로 튀어나간 디스크를 제거하는 것입니다. 만약 경성 디스크가 원인이라면 이것도 절삭기로 갈아낼 수 있습니다. 접근은 앞에서 하지만 보통 디스크는 뒤로 튀어나가 있기 때문에

이 중간에 있는 죄 없는(?) 수핵이나 섬유윤도 어쩔 수 없이 함께 제거됩니다. 튀어나간 디스크를 제거하면 신경이 눌리지 않게 될 테니까 신경에 의한 통증은 사라질 수 있겠지요? 그리고 목뼈 사이를 고정하거나 유합하지도 않았으니 목뼈의 움직임도 살아있게 될 것입니다. 언뜻 보기에는 이상적인 수술이지요. 하지만 그 결과가 좋지 못했습니다. 그래서 요즘은 거의 사용하고 있지 않죠.

전방 추간판 절제술이 왜 실패한 수술이라는 것이죠? 무슨 문제가 있었나요?

전방 추간판 절제술의 문제점

정상 수핵의 가장 큰 특징은 한 번도 인체 면역 체계에 노출되지 않은 조직이라는 것입니다. 엄마 뱃속에서부터 말이지요. 만약 이러한 수핵이 갈라진 섬유윤 사이로 나와 혈류에 노출이 되면 우리 몸은 수핵을 우리 몸이 아닌, 처음 만난 외부 조직으로 인식하여 면역 반응을 일으키기 시작합니다. 자가 면역을 일으키는 것이죠, 그래서 수핵이 더 빨리 망가지게 됩니다. 예를 하나 말씀드릴게요. 의사들이 과거에 목 수술을 할 때, 특정 마디를 노출시키고 이게 과연 맞는 마디인지 확인하기 위해 바늘을 꽂은 채 엑스레이를 찍었던 적이 있었습니다. 보고된 논문에 따르면 이렇게 바늘만 꽂아도 그렇지 않은 경우에 비해 디스크가 3배 더 빨리 노화된다고 합니다. 하물며 디스크에 커다란 구멍을 뚫는 디스크 제거술은 어떻겠습니다. 디스크를 더 빨리 망가뜨리는 효과를 가져오겠지요? 그래서 수술 후에 정상 디스크 조직이 망가지고, 디스크가 들어있던 공간은 주저앉게 됩니다. 그러면 압박력이 구추 관절과 후관절에 집중되어 온 목뼈가 망가지게 되는 것입니다. 또한 목뼈 앞쪽의 디스크 공간이 우선적, 집중적으로 더 망가지면서 목뼈가 앞으로 주저앉아 뒤로 볼록한 후만 변형이 나타납니다. 이런 일련의 과정을 거쳐 수술받은 분들이 몇 년 이 내에 심한 목 통증과 후만 변형을 호소하는 경우가 많았습니다. 디스크 공간이 없어지고 목뼈 전체의 퇴행성 변화가 오다 보니 그렇게 지키려 했던 목의 움직임은 자연히 줄어들거나 사라져버리는 역효과도 발생했습니다. 장시간이 흐르면 어떻게 되겠습니까? 구추 관절과 후관절에서 덧뼈가 자라 들어오고 신경공이 계속 주저앉으면서 이에 따른 신경공 협착과 신경근증이 다시 나타나게 됩니다. 그러니 이런 수술 방법을 계속 고집할 수는 없겠지요? 그래서 실패한 수술 방법이라고 하는 것입니다. 하지만 일부 척추외과 의사 선생님들은 아직도 이 방법을 고수하시는 분들도 있습니다.

그렇다면 전방 디스크 절제술을 대신할 수술 방법은 어떤 것이 있을까요?

전방 추간판 절제술 및 유합술

예, 전방 디스크 절제술(제거술)의 합병증을 겪고 나서 의사들이 생각한 것은 디스크를 제거하고 난 공간에 무엇인가를 채워 넣는 것이었습니다. 가장 먼저 생각할 수 있는 것이 뼈를 심어서 목뼈 두 개를 하나의 통뼈로 만드는 방법이었습니다. 그래서 디스크 절제술까지는 똑같이 하고, 문제되는 디스크가 없어진 뒤에는 디스크 공간을 깨끗이 다듬어서 뼈가 붙기 좋은 환경으로 만든 후, 골반에서 뼈 조각을 떼어 이식했습니다. 최근에는 이러한 자기 뼈 이식이 여러 가지 합병증을 만들 수 있어서 가능한 한 깨끗하게 처리된 남의 뼈나 인공 뼈로 대신하는 경우가 많습니다. 이것을 전방 추간판(디스크) 절제술(제거술) 및 유합술 이라고 합니다. 디스크 절제술까지는 똑같고, 뒤에 유합술이 하나 더 붙은 것이지요. 하지만 이 작은 술식이 아주 큰 변화를 가져왔습니다. 경추 수술의 성공률을 월등히 높여준 것이지요. 이 수술 방법이 유행하게 된 것은 1960년대이지만 60년이 지난 지금까지도 경추 디스크 수술에 있어서 gold standard(가장 우수한 치료)로 불립니다.

빈 공간을 뼈로 채워 디스크 공간이 주저앉지 않고 뼈로 붙게 만들면서 앞서

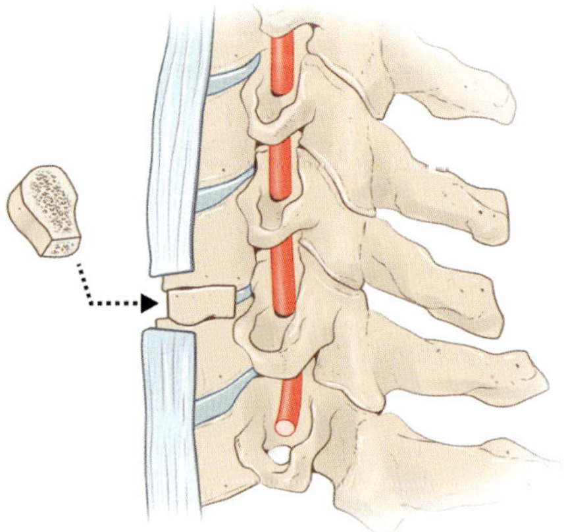

말씀드렸던 여러 가지 합병증들이 해결되었습니다. 즉, 디스크 공간 붕괴, 후만증, 목 통증들이 월등히 개선된 것이지요. 하지만 부작용도 있습니다. 움직이는 마디를 굳혔기 때문에 그만큼 그 마디의 운동 범위가 줄어들었다는 것이지요. 이것이 또 나중에 수술 방법의 변화를 가져오게 되는 씨앗이 됩니다.

전방 척추체 절제술은 어떤 때 필요한가요? 디스크를 절제하기 위해 척추체를 제거할 필요가 있나요?

전방 척추체 절제술 및 유합술

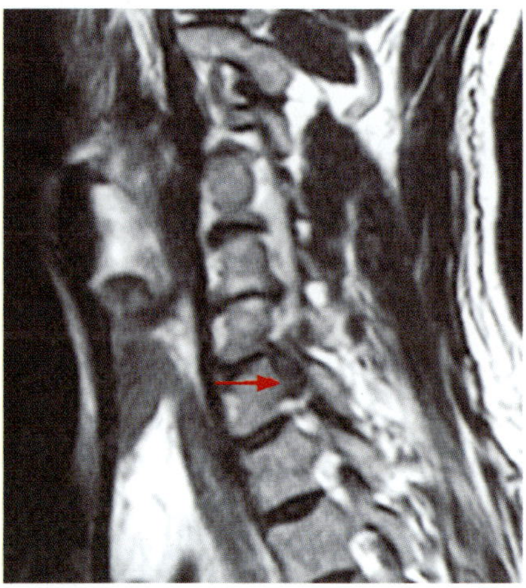

척추체 뒤로 숨은 디스크. 디스크가 뒤로 튀어나간 뒤 아래로 흘러내려 척추체 뒤로 완전히 숨어 버렸습니다. 척추체를 제거하지 않고는 제거하기가 힘듭니다.

이런 질문을 하시는 분들이 있다면 저보다 몇 배는 똑똑한 분이라고 생각합니다. 지금까지 제가 말씀드린 것을 대부분 이해하고 계시는 분이니까요? 디스크는 보통 뒤로 튀어나간다고 했습니다. 뒤로 튀어나간 디스크를 제거하기 위해 척추체를 제거할 필요가 있을까요? 보통은 필요 없습니다. 더군다나 척추체는 가능한 한 제거하지 않고 살리는 것이 좋습니다. 그 이유는 다음에 말씀드리겠습니다.

하지만 예외적인 경우가 있는데 뒤로 튀어나간 디스크가 척추체 뒤로 이동하여 숨어버리는 경우가 있습니다. 이런 경우에는 척추체에 가려진 돌출 디스크를 완전히 제거하기 위해 척추체의 일부 혹은 전부를 제거해야 할 필요도 있습니다. 그림을 보시면 쉽게 이해가 될 것입니다.

왜 척추체를 모두 제거하면 안 좋지요?

척추체의 보존 필요성

척추체를 많이 제거하면 많이 제거할수록 빈 공간이 커지고 불안정해집니다. 이 공간을 나중에 뼈로 채웠을 때에도 치유되는데 시간이 더 많이 걸리고, 뼈가 안 붙을 가능성도 있어, 합병증 가능성이 높아집니다. 아래 표를 보시면 디스크 절제술과 척추체 절제술을 비교한 것입니다. 척추체 절제술을 한 사람들이 입원 기간도 더 늘어나고, 출혈량, 경추 전만 유지에서도 불리하였습니다. 합병증도 두 배 정도로 늘고요. 하지만 수술 결과는 비슷했지요. 따라서 가능한 한 척추체를 제거하지 않거나 혹시 제거하더라도 적게 제거하는 것이 좋은 것입니다.

	디스크 제거술 및 유합술		척추체 제거술 및 유합술
입원기간	짧다	〈	길다
출혈량	적다	〈	많다
수술시간	비슷하다	≈	
유합률	비슷하다	≈	
경추 전만 유지	유리	〉	불리
수술부 전만 유지	유리	〉	불리
합병증	적다	〈	2배

디스크 제거술과 척추체 제거술의 비교

그럼 척추체가 가리고 있는 디스크 돌출은 어떻게 제거할까요? 척추체를 제거하지 않기 위해 저희 서울아산병원팀이 개발한 두 가지 방법이 있습니다.

첫 번째는 그림과 같이 디스크를 제거하고 그 공간으로 들어가 뼈를 갈아내고 공간을 넓혀, 현미경을 이리저리 기울여가면서 주변에 있는 이동한 디스크들을 광범위하게 제거하는 것입니다. 이렇게 하면 불필요하게 제거되는 부위는 오로지 디스크와 종판의 뒷부분 뿐이라서 잃는 것이 거의 없습니다. 들어가는 입구는 좁게 만들고 안쪽은 넓게 감압하는 효과를 노리는 것이지요. 이것이 제가 개발한 "트럼펫형 감압술"이라는 것입니다. 제거되는 뼈 부위가 마치 트럼펫 모양을 닮았다 해서 제가 붙인 이름입니다.

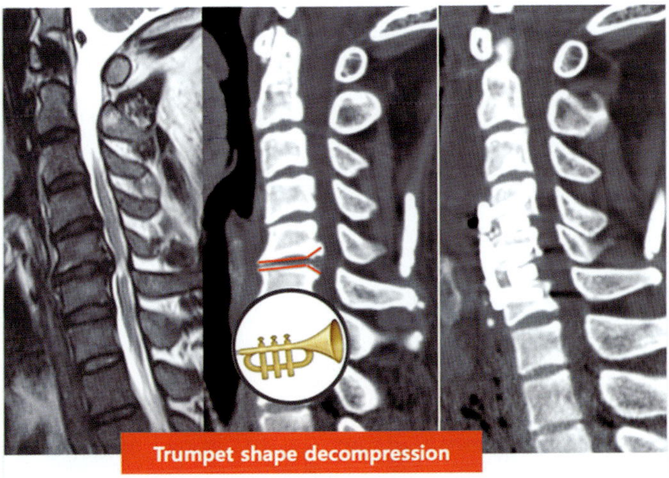

트럼펫형 감압술.

또한 여기에 덧붙여 비스듬한 홈을 만들면 척추 종판(end plate)의 큰 손실 없이 추가로 척추체 뒤로 완전히 숨은 디스크를 더 제거할 수 있습니다. 이것도 제가 개발한 방법으로 "홈통형 감압술"이라고 이름 붙였습니다. 저는 이 방법을 통하여 척추체 제기술이 필요했던 환자에서 척추체를 보존해가면서 완전한 감압술을 얻었습니다. 당연히 합병증은 척추체 감압술을 시행했던 환자들에 비해 훨씬

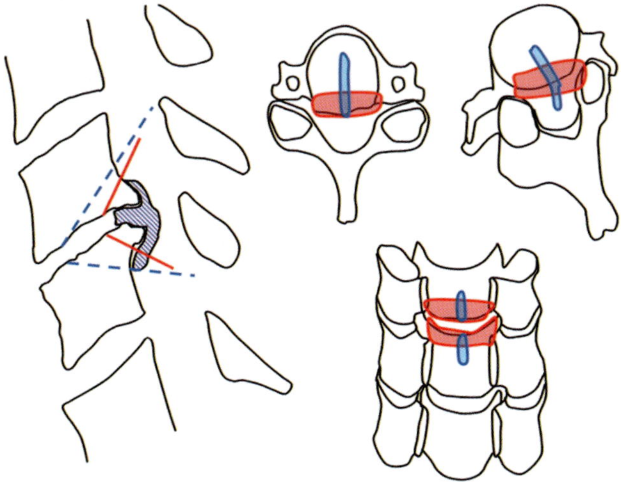

트럼펫형(파란 점선)과 홈통형 감압술(빨간 실선)을 동시에 시행했을 때 제거되는 뼈 부분. 감압에 충분한 뼈를 제거했음에도 종판이 넓게 남아있어(파란색, 빨간색을 제외한 흰 부위) 골 유합에 문제가 되지 않습니다.

적었습니다. 이 결과는 2019년 몇 군데의 국제학회에서 발표되었으며 현재 논문 출판을 준비 중입니다.

이 두 가지 방법을 사용하여 최근에는 디스크 절제를 위해 척추체를 제거하는 일은 거의 없습니다.

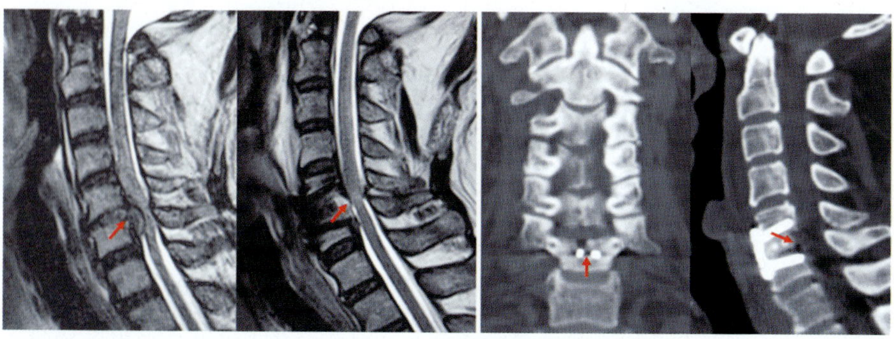

6번 경추체 뒤로 흘러내린 5-6번 경추간 디스크. 원래는 6번 척추체를 모두 절제하고서야 제거 가능한 디스크였지만 '홈통형'감압술로 깨끗이 제거가 가능했습니다. CT에서 작은 홈통이 만들어진 것이 보입니다.

유합술을 하면 인접 마디의 노화가 빨리 일어난다고 들었는데 그것은 심각한 문제 아닌가요? 그것을 막는 방법이 인공디스크라고 하던데요.

유합술 후 인접 마디 노화와 인공 디스크의 등장

네, 최근에 많이 받는 질문입니다. 여러분들은 경추부 유합술 이후에 생기는 인접 분절(마디) 문제를 알고 계시나요? 인공 디스크에 대해 알고 계시다면 이 문제도 아마 알고 계실 것입니다. 애초에 인공 디스크가 개발되어 소개된 이유가 이 때문이니까요. 1999년 Hilibrand란 미국 의사가 논문을 발표했는데 내용인즉 이렇습니다.

"경추에 유합술을 시행 받은 사람들에서 시간이 지날수록 그 위아래 인접 마디의 디스크가 망가지는게 방사선 검사상에서 보였다. 이 중에 일부는 증상이 나타나서 또다시 수술적 치료가 필요한 사람들도 있었다. 방사선 검사상 디스크가 망가진 사람들의 발생률은 1년 당 약 3%였고, 수술이 필요한 사람들은 1년에 2% 정도로 늘어났다."

쉽게 말하자면 오늘 수술을 받은 사람들은 인접 마디 디스크 문제로 1년 후에 2%, 10년 후에 20%, 20년 후에 40%가 다시 수술을 받아야 할 필요가 있다는 것입니다. 심각한 문제라고 할 수 있지요? 이 인접 마디 디스크의 노화와 변성이 왜 올까요? 그 원인을 찾기 위한 연구들이 계속되었고 그 결과 유합술을 통해 움직임이 있는 마디를 고정하면 그 위아래 마디에서 이를 보상하기 위해 이전보다 더 큰 움직임을 만들고, 그러면 디스크 안의 압력의 올라가서 디스크의 퇴행성 변화(노화)를 촉진한다는 설명이 나왔습니다. '그렇다면 문제 있는 디스크를 수술을 통해 유합하지 않고 움직임을 유지할 수 있도록 하면 이런 문제들이 안 생기지 않겠는가?'라는 가설에 의해 등장한 것이 바로 인공 디스크입니다. 인공 디스크는 움직임을 유지할 수 있도록 고안된 기계입니다.

유합술 환자의 수술 후 엑스레이

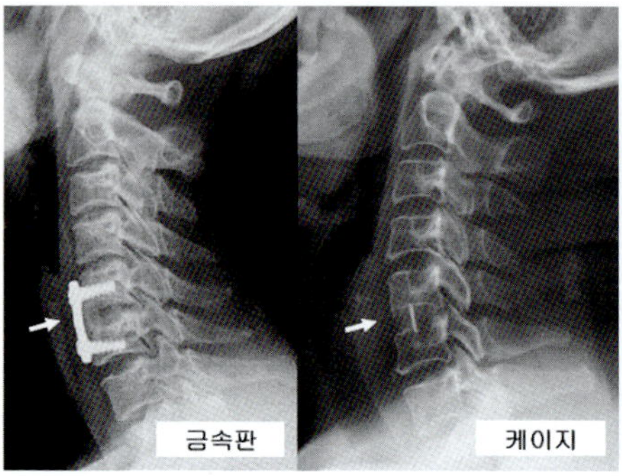

인공 디스크 환자의 수술 후 엑스레이

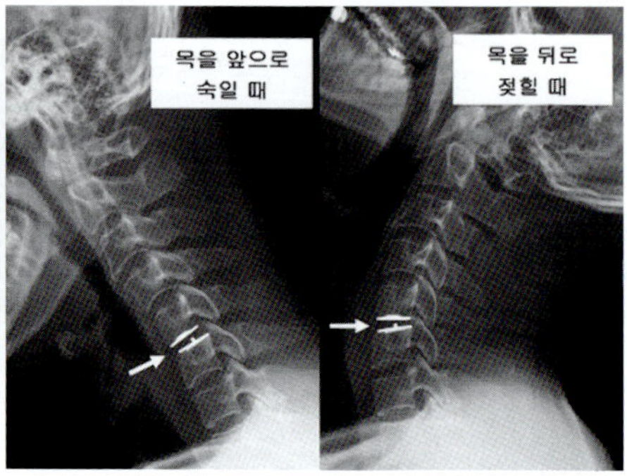

금속이 기반으로 되어있고 중간에 움직임을 만들기 위한 다양한 형태의 베어링 시스템이 있습니다. 이 형태에 따라 특허를 받아서 여러 회사에서 자기네 회사 것이 가장 훌륭하다고 선전하면서 판매하고 있습니다.

가격도 유합술에 쓰는 동종골, 금속판을 합친 비용에 비해 훨씬 비쌉니다. 하지만 인공 디스크가 인접 마디 문제를 모두 막아줄 수는 없습니다.

이전 장에서 제가 디스크 돌출의 근본 문제는 디스크 노화라고 말씀드렸죠? 오

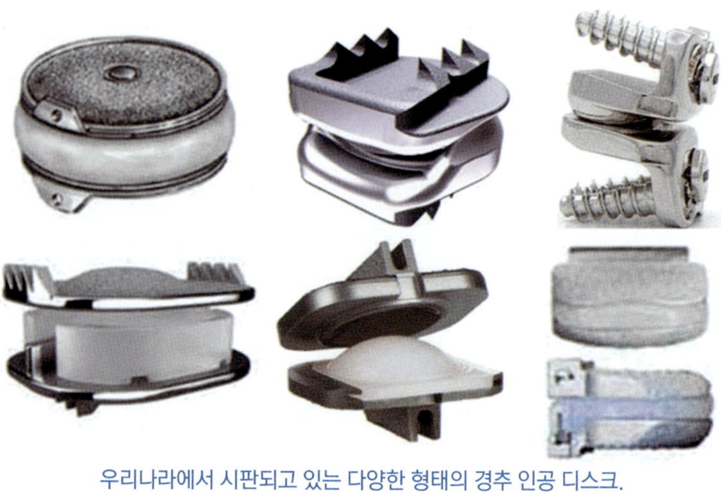

우리나라에서 시판되고 있는 다양한 형태의 경추 인공 디스크.

늘 내가 5-6번 뼈 사이의 디스크로 수술이 필요하다면, 나머지 디스크들의 상태는 어떨까요? 어머니가 같은 날 다섯 쌍둥이를 나셨는데 그중에 맏이만 혼자 나이가 들 수 있을까요? 그럴 수는 없겠지요? 정도의 차이가 있겠지만 나머지 형제들도 같이 나이가 들고 있을 것입니다. 내가 오늘 5-6번 디스크의 문제로 수술을 받을 정도였다면, 2-3-4-5번 및 6-7-흉추 1번 뼈 사이의 디스크도 다양하게 노화되어 있을 것입니다. 따라서 내가 오늘 수술받지 않더라고 10년 후에 4-5번과 6-7번에 디스크 노화에 의한 문제가 생길 수 있다는 말이지요. 유합술 후에 생기는 인접 마디의 노화는 이것이 자연 노화인지 아니면 유합술에 의해 발생하는 2차적 노화인지 구별할 방법이 없습니다. 다만 그 빈도를 따져보면 차이를 알 수 있습니다. 여기 인공 디스크가 개발되면서 미국의 FDA 감독하에 철저히 관리된 자료들이 있습니다. 주로 인공디스크를 개발한 회사들이 자기네 제품의 품질과 문제점을 알기 위해 임상시험을 한 결과입니다. 보통 1마디 디스크 문제가 있는 환자들 중에 무작위로, 어떤 사람은 유합술로, 어떤 사람은 인공 디스크로 수술받고 그 결과를 지켜본 데이터들입니다. 현재까지 나온 결과들을 종합해 보면 이렇습니다. 인공 디스크 수술을 받은 사람들이 유합술을 받은 사람에 비해서 5년 기준, 임상 결과의 점수는 1.5배 우수, 운동 범위 유지는 1.7배 우수한 반면, 인접 마디 문제는 0.5배, 재수술률은 0.4배로 적었습니다. 임상 결과는 약 1.5배 우수하고 인접 분절의 합병증은 약 반으로 줄었다는 말입니다. 인공 디스크가 유합술에 비해 결과가 좋긴 하였지만 기대했던 정도는 아닙니다. 우리나라에서 판매되는 두 기구의 가격까지 따져보면 사실 약간 더 좋은 정도라고밖에 할 수 없겠네요.

인공 디스크가 유합술에 비해 결과가 우수하니까 이왕이면 인공 디스크 수술을 받고 싶은데, 원하면 받을 수 있는 건가요?

인공 디스크의 금기증

네, 만약 인공 디스크 수술을 받는 데에 문제가 없다면 수술해 주시는 의사 선생님께 부탁하시면 됩니다. 하지만 모든 분들이 인공 디스크 수술을 받을 수 있는 것은 아닙니다. 인공 디스크가 아직은 적합하지 않다고 알려진 문제들이 있습니다. 첫째, 디스크 간격이 많이 주저앉은 분들입니다. 둘째, 수술받고자 하는 마디에 후만증이 심하거나, 불안정성, 탈구가 있는 분들, 셋째, 그 마디에 퇴행성 변화가 심한 분들, 넷째, 감염 가능성이 높은 분들, 다섯 째, 금속에 대한 이상 반응이 있는 분들입니다. 이런 분들에게서는 유합술에 비해 인공 디스크의 이점이 없거나 더 나쁜 것으로 알려져 있습니다.

인공 디스크의 합병증은 무엇이 있나요?

인공 디스크의 합병증

일반적인 전방 접근법에 따른 합병증을 제외하고 인공 디스크 수술에서만 발생할 수 있는 합병증 들을 보겠습니다.

우선, 삽입물이 뼈 속으로 가라앉거나, 앞뒤로 빠지거나, 느슨해져서 제 위치에서 이탈하는 경우가 있습니다. 이런 원인으로서 가장 심각한 것은 금속 베어링에서 마찰에 의해 발생하는 금속 찌꺼기들이 인체의 면역 반응을 자극하여 주위의 뼈를 녹여버리는 현상이 있습니다. 이때에는 할 수 없이 인공 디스크를 빼고 유합술로 전환하여야 하는데, 약해진 뼈의 부위가 상당해서 척추체 제거술을 필요로 할 때도 있습니다. 이러면 한 마디 수술이 자칫 3마디 수술로 바뀔 수도 있는 것입니다.

두 번째로는 이소성 골화증(異所性 骨化症, ectopic ossification)이 있습니다.

인공 디스크 주변으로 점점 뼈가 자라나서 인공 디스크의 움직임을 없애 버리는 것입니다. 일껏 비싼 돈 들여서 인공 디스크를 했는데 그게 유합술과 똑같아 지는 것이지요? 아깝겠죠? 이 정도로 심하게 뼈가 자라나는 일이 약 16.7%에서 발생합니다.

세 번째로는 수술 한 마디나 그 인접 마디에 노화가 발생하는 것입니다. 인공 디스크가 인접 마디 노화를 완전히 막아줄 수 없다고 했지요? 그저 발생만 약 반 정도로 줄여주는 것입니다. 유합술을 했다면 수술한 마디에 다시 수술할 일이 거의 없을 텐데 인공 디스크는 관절을 계속 움직이도록 만들어 주는 것이기 때문에 수술한 마디도 나빠질 수 있습니다. 따라서 같은 마디의 재 수술을 받을 수도 있습니다.

네 번째로, 그 빈도는 매우 낮으나 이물질이 들어가는 것에 따른 감염 가능성이 있습니다.

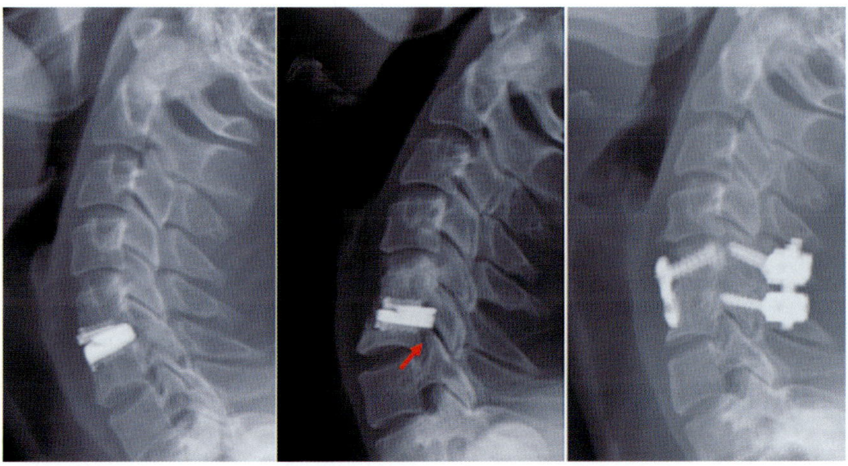

5-6번 경추간 인공 디스크 삽입술을 시행 후 4년이 지났습니다. 척추체가 녹고 인공 디스크가 뒤로 빠져 있습니다. 베어링의 마찰에서 발생한 금속 잔여물에 의해 뼈가 녹아버린 것입니다. 할 수 없이 인공 디스크를 제거하고 유합술로 바꾸었습니다. 하마터면 6번 척추체 전부를 희생시켜야 했을 뻔 했습니다. 그랬다면 1마디 수술이 2마디 수술로 바뀌는 셈이 되겠지요.

인공 디스크는 유합술에 비해 인접 마디 문제를 줄여 주고 재 수술을 줄여주는 좋은 수술 방법임에는 틀림없습니다. 하지만 무조건 아무에게나 쓸 수는 없는 것이고 적응증을 정확히 지켜서 시행해야 합니다. 만약 성공적으로 수술을 받았다 하더라도 기계 특성상의 합병증과 재수술 발생 가능성은 남아 있습니다. 득과 실을 잘 따져서 시행해야 합니다.

경성 디스크가 자라난 경우에는 어떻게 하나요? 자라난 뼈를 제거해 주어야 하나요?

신경근증 전방 감압술- 전방 신경공 확장술

신경근증에서는 척추관보다는 신경근이 빠져나가는 신경공 협착을 보이는 경우가 많기 때문에 이 부위를 중점적으로 감압해야 합니다. 연성 디스크인 경우에는 구상 돌기(uncinate process)를 살짝 갈아내고 디스크를 제거하는 것으로 충분하지만 만약 신경근이 구상 돌기로부터 자라난 덧뼈에 의해 눌리는 경성 디스크(hard disc)라면 구상 돌기 전체를 갈아내야 확실한 감압이 이루어지는 경우도 있습니다.

과거에 경성 디스크를 형성하는 뼈는 유합술이 잘 이루어지면 저절로 녹아버린다고 알려져 있었습니다. 하지만 얼마 전 가톨릭의대 팀에서 이것을 CT로 잘 관찰하니 약 3/4에서 경성 디스크가 녹지 않거나 더 자라나는 현상을 발견했습니다. 이런 결과들을 보면 수술 시에 경성 디스크도 모두 제거해 주는 것이 좋겠지요?

하지만 이것에 대해서 반대하는 의사들이 있었습니다. 유합술을 시행하면서 디스크 간격을 높여주면 신경공이 위아래로 늘어나서 눌리던 신경근의 압박이 어느 정도 풀린다는 것입니다. 그렇게 따지면 경성 디스크를 제거하는 것은 과도한 수술이겠지요. 과연 어떤 말이 사실일까요? 해답을 찾기 위해 우리 서울아산

병원팀이 연구를 하였습니다. 두 가지 고민을 해결하기 위한 연구였습니다. 경성 디스크를 제거하려면 구상 돌기를 갈아내야 하는데, 과연 구상 돌기를 모두 갈아내도 괜찮으냐 하는 것과 과연 그 정도까지 해주어야 하는 것이지요. 우선 구상 돌기에 의해 이루어지는 구추 관절도 경추에 안정성을 부여하는 주요한 구조물입니다. 만약 이것을 없애면 혹시 마디에 불안정성이 생기지는 않을까요? 하지만 저희의 결과에서는 양쪽 구추 관절을 모두 없애더라도 특별히 불안정해지는 것은 없었습니다. 또 하나는 꼭 구상 돌기를 제거해 주어야 하냐는 것인데 저희의 결과에서는 구상 돌기를 제거해 준 환자들에세서 팔의 통증이 더 빨리 좋아지는 것을 관찰하였습니다. 따라서 경성 디스크가 있는 환자들에서는 팔의 통증을 빨리 좋아지게 하기 위해 가능한 한 그 경성 디스크를 완전히 제거해 주는 것이 좋습니다. 이렇게 하더라도 경추의 마디 불안정성은 생기지 않습니다. 안심하셔도

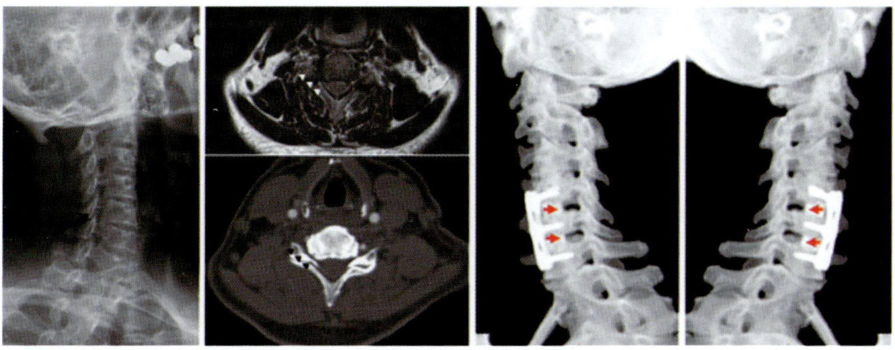

전방 신경공 확장술. 구추관절에서 자란 덧뼈로 신경공이 좁아진 환자에서 디스크 제거술 후 구상 돌기 절제술을 이용해 신경공을 확장시켰습니다. CT상에서 넓어진 신경공이 잘 확인됩니다.

됩니다.

내시경을 이용한 목 디스크 수술은 어떤가요? 어떤 방법으로 수술하는 것이며 결과는 어떤지요?

전방 내시경 추간판 절제술

내시경으로 수술한다고 하면 왠지 첨단 과학을 사용할 것 같고 상처를 조금 내어서 빨리 나을 것이라 생각하시죠? 어쩌면 맞고 어쩌면 틀릴 수도 있습니다. 참고로 저는 내시경 수술을 하지 않고 있습니다.

목 디스크의 내시경 수술은 소개된 지가 오래되었지만 아직도 우리나라는 물론 세계적으로 유행하지 않고 있습니다. 왜일까요? 만약 결과가 그렇게 우수하다면 당장 저부터도 내시경 수술을 하고 있어야 하고 전세계 대다수의 의사들이 하고 있어야 하는데 말이지요.

우선 전방으로 하는 목 디스크의 내시경 수술 방법을 보겠습니다. 목 앞쪽에 약 1.5 cm 정도의 상처를 냅니다. 이 상처를 통해 위험한 동맥, 정맥, 기관, 식도를 손가락으로 치우고 바늘구멍을 내고 확장기를 차례로 넣어 구멍을 넓힙니다. 물론 요즘은 피부 절개를 더 작게 넣는 선생님들도 많습니다. 하지만 작게 짼 수록 주변 구조물들을 잘 치우지 못해 이것들에 손상을 주기가 쉬워집니다. 그 다음 4.8 mm 직경의 금속 튜브(working cannula라고 부릅니다.)를 넣고 이 안에 카메라와 기구를 넣어 수술하는 것입니다. 일단 카메라가 작기 때문에 현미경으로 수술할 때 보다 시야가 좁습니다. 수술 기구들도 큰 것을 여러 개 사용할 수 없고, 한 번에 작은 것 하나씩만 들어갑니다. 그래서 수술이 쉽지 않고, 깔끔하지 않을 수 있습니다. 또 한 가지 큰 문제가 있네요. 조금 째는 만큼 디스크가 제거되고 난 공간에 아무것도 채워줄 수 없습니다. 경추 전방 내시경 디스크 제거술은 태생적으로 디스크 제거술인 것입니다. 유합술이나 인공 디스크를 넣을 수 없습니다. 따라서 디스크 제거술만 했을 때의 합병증들이 모두 나타날 수 있겠지요? 네, 디스크 간격이 주저앉고, 목 통증이 심해지며, 후만 변형이 발생할 수 있는 것입니다. 수술을 마친 초기의 결과는 좋을 것입니다. 하지만 장기적 결과는 유합술에 비해 좋지 못하겠지요? 그러면서도 수술은 불필요하게 어렵고 위험해집니다. 그래서 잘 하지는 않는 거죠.

그렇다면 고주파 치료나 레이저, 초음파 열 치료 같은 것은 어떨까요?
그것은 구멍을 아주 작게 뚫는 시술 같은 것인데요.

피부 구멍을 통한 디스크 감압술, 용해술, 응축술

원리에 따라 추간판 용해술, 추간판 응축술로 부르기도 하지만 쓰이는 도구는 다양해도 원리는 한 가지입니다. 디스크 중에서도 수핵의 압력을 낮춰 주자는 것이지요. '수핵의 압력이 높아져서 수핵이 섬유윤을 뚫고 돌출된 것이니 수핵의 압력을 낮춰주면 바람 빠진 풍선처럼 돌출된 부분이 저절로 들어가지 않을까?' 하는 기대로 하는 수술이지요. 그래서 튀어나간 디스크를 직접 제거하기보다는 디스크 가운데의 수핵 부분에 원하는 장치가 달린 철사나 카테터 튜브를 넣어서 수핵을 레이저, 고주파, 초음파, 열 등으로 태우거나 녹여내는 것입니다. 그러면 압력이 낮아지면서 운 좋은 경우 디스크 돌출이 헐렁헐렁해져서 신경 압박을 덜 하게 되겠지요. 이 시술들도 결과가 좋다면 이미 전 세계에서 이것들만 쓰이고 있을 것입니다. 하지만 그렇지 않지요? 문제가 있기 때문입니다.

우선 튀어나간 디스크를 직접 제거하는 것이 아니란 말이지요. 효과가 확실하지 않을 수 있습니다. 어느 정도 운에 맡겨야 하지요. 작은 구멍을 뚫고 하기 때문에 목 앞을 지나는 혈관, 신경, 근육, 기관, 식도에 손상을 줄 가능성이 높습니다. 끔찍하지요? 게다가 수핵이 필요 없이 많이 제거되거나 타버리니까 수핵의 기능이 완전히 소실되어 디스크가 더 빨리 망가질 수 있다는 말입니다. 따라서 내시경 수술에서처럼 초기 결과가 만족스럽다 해도 장기적인 결과를 기대하기는 어려운 것입니다.

우리나라 사람들은 세상에 누구보다도 첨단 기술을 좋아하시고, 조금 째는 수술을 선호하십니다. 수술을 싫어하신다는 말이지요. 따라서 이러한 시술들이 어느 나라보다도 우리나라에서 성행하고 있습니다. 하지만 비용과 위험성 대비 효과는 만족스럽지 못하다는 사실을 꼭 아시고 현명한 결정을 하셔야겠습니다.

신경근증의 후방 감압술로는 어떤 것들이 있을까요?

신경근증 후방 감압술- 후방 신경공 확장술

신경근증의 후방 감압술로는 후방 신경공 확장술이 있습니다. 이것은 후궁 성형술, 후궁 절제술 등 척수의 후방 감압과 함께 시행할 수도 있고 단독적으로 시행할 수도 있습니다. 만약 신경근증만 있고 척수의 눌림이 전혀 없는 환자분이라면 후방 신경공 확장술만 해줘도 무방합니다. 이 술식이 가장 도움 되는 상황은 한쪽에서 여러 마디의 신경공 협착증에 의한 신경근증이 있는 경우입니다. 이러한 경우 전방 감압술을 한다면 여러 마디의 디스크 절제술 및 유합술을 해야 하기 때문에 여러 마디의 움직임을 잃어버릴 수 있습니다. 후방 신경공 확장술의 가장 큰 장점은 유합이 필요하지 않다는 것입니다. 마디의 움직임을 살릴 수 있지요. 하지만 감압이 전방에 비해 확실하지 않기 때문에 수술 후 만족도가 조금 떨어진다는 단점은 있습니다. 방법은 그림과 같이 한쪽 추궁판과 후관절의 내측 1/2을 노출시킨 후 신경이 내려가는 신경공을 따라서 후방의 골조직을 제거해 주는 것입니다. 그러면 신경근이 앞에서 누르는 디스크를 피해 후방으로 도망갈 수 있는 공간이 생겨 감압이 이루어지는 것입니다.

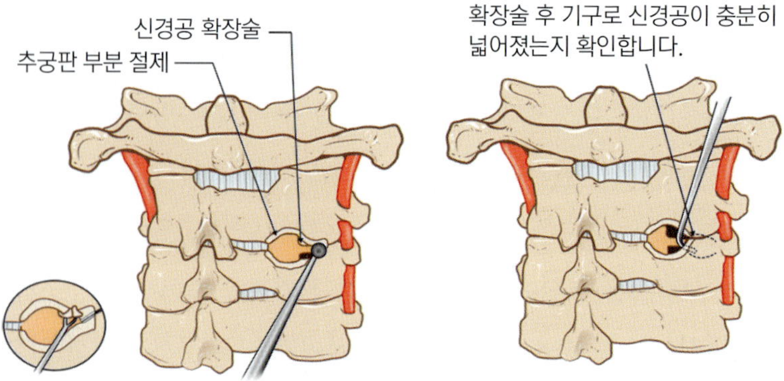

후방 신경공 확장술.

목 디스크에 의해 척수와 신경근이 모두 눌려 복합적인 증상을 나타내는 환자분들이 있습니다. 이러한 경우에는 척수 감압만 혹은 신경근 감압만 해도 증상이 남을 가능성이 많겠지요? 이럴 때는 후궁 성형술, 혹은 후궁 절제술에 덧붙여 후방 신경공 확장술을 함께 해줄 수 있습니다. 어떤 의사들은 번거롭게 그렇게까지 해야 되는지 의심하기도 하지만 저희 아산병원팀에서 발표한 연구 결과에 따르면 이렇게 두 가지 술식을 모두 해드린 환자분들에서 잔존하는 팔의 통증이 훨씬 덜하였기 때문에 사명감을 가지고 계속해드리고 있습니다. 웃지 못할 상황은 이렇게 수술을 꼼꼼하게 해드려도 수술비는 그렇지 않은 것과 똑 같다는 것입니다.

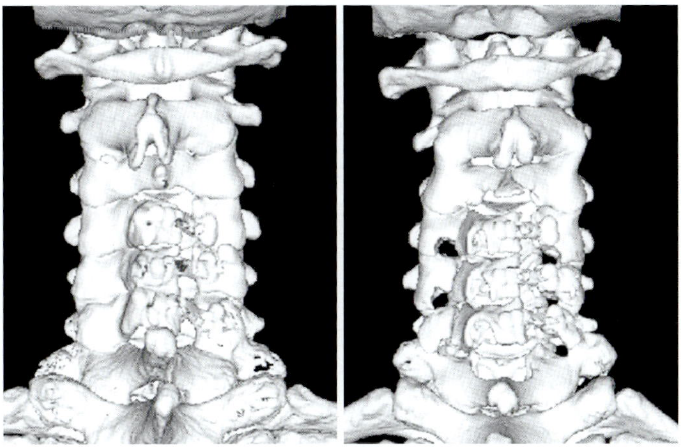

왼쪽은 후궁 성형술에 6군데의 신경공 확장술을 같이 시행해 준 모습, 오른쪽은 히라바야시형 후궁 성형술만 한 모습입니다.

후방 신경공 확장술도 내시경으로 할 수 있지 않을까요?

후방 내시경 신경공 감압술

네 맞습니다. 후방 신경공 확장술은 내시경으로 하기에 아주 이상적이지요. 목 뒤쪽에는 앞쪽과 다르게 큰 혈관, 기관, 식도와 같이 위험한 구조물들도 없고, 구멍을 뚫어도 좀 크게 뚫을 수 있기 때문이지요. 요즈음은 아예 구멍을 여러 개 뚫어서 내시경과 수술 기구를 각각의 구멍을 통해 두 손으로 수술하는 선생님들도 있습니다.

어떤 방법이든지 작은 구멍을 통해 안전하게 신경공 부위의 뼈를 제거해 줄 수 있다면 찬성입니다. 그래서 요즘 하는 분들이 많아지고 있는 추세로 알고 있습니다.

하지만 저는 개인적으로 좋아하지 않습니다. 몇 가지 이유가 있는데요.

내시경을 하기 위해서는 수술 도중 어느 정도의 높은 압력으로 식염수를 내시경 카메라 앞으로 쏘아 주어야 합니다. 그래야 피나 연부조직이 카메라를 가리는 일이 없을 테니까요. 하지만 문제는 목 부분이 허리와 다르게 뇌와 무척 가깝다는 것입니다. 식염수의 압력이 뇌압을 높여 위험한 지경에 이른 경우가 보고되고 있습니다. 물론 빈도는 매우 낮지만요.

또 한 가지 이유는 어차피 현미경을 보고 하는 수술에서도 목의 피부와 근육에 주는 손상이 크지 않다는 것입니다. 제가 하는 현미경 수술에서도 환자분들이 수술한 당일부터 목에 통증을 거의 느끼지 못하고 다음날 퇴원하는 분들도 계시거든요. 그래서 그러한 위험성과 불확실성을 가지고 꼭 내시경 감압술을 할 필요는 없다고 생각합니다. 이건 제 개인적인 의견이고 내시경 수술을 더 선호하시는 분들도 있을 것입니다. 이것은 누구의 의견도 틀린 것이 아닙니다. 아직 논란의 여지가 많으니까요.

척수증의 수술 방법

자, 이제 신경근이 아니라 척수가 눌리는 환자들을 어떻게 수술하는지 알아 볼까요?

척수증의 수술 방법을 나열하면 아래와 같습니다.

1) 전방 수술

A. 전방 추간판 절제술 및 유합술(anterior cervical discectomy and fusion; ACDF)

± 전방 신경공 확장술(구상돌기 절제술)

B. 전방 척추체 절제술 및 유합술(anterior cervical corpectomy and fusion; ACCF)

± 전방 신경공 확장술(구상돌기 절제술)

C. 전방 척추체 절제술 및 유합술+floating technique

D. 전방 척추체 이동 절골술(Vertebral Body Sliding Osteotomy; VBSO)

2) 후방 수술

A. 후궁 절제술

B. 후궁 성형술

C. 후궁 절제술 및 유합술(나사못 고정술)

각 수술에 대해서는 차차 하나씩 말씀드리겠습니다.

척수증에서 전방 감압술과 후방 감압술은 어떻게 다른 것인가요? 장단점이 있나요?

척수증에서 전방과 후방 감압술의 장단점

우선은 전방과 후방 술식의 원리를 먼저 생각해 보시는 것이 필요합니다. 이 수술은 기본적으로 디스크나 덧뼈에 의해 눌리는 척수에 가해지는 압력을 줄여주는 것이 목적입니다. 그래서 신경 감압술(減壓術, decompression)이라고 부릅니다. 척추체와 디스크, 그리고 척수의 관계를 먼저 생각해 봅시다. 가장 앞에는 척추체가 있고, 그 뒤에 디스크 및 거기서 튀어나온 연성, 경성 디스크가 있을 것입니다. 그 뒤에 경막이 있고 경막 안에 척수가 들어있습니다. 그 뒤에는 황인대와 추궁판이 있겠지요. 이 순서는 꼭 기억하셔야 합니다. 머릿속에 그림을 딱 그려 놓으시는 것이 좋겠네요.

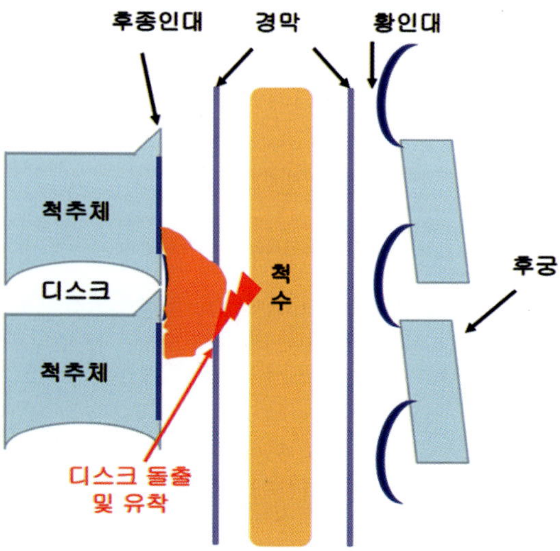

자, 그럼 생각해 봅시다. 척추체와 디스크 그리고 거기서 뒤로 튀어나간 연성 및 경성 디스크들이 그 뒤에 있는 척수를 누르고 있다면 이것을 덜 눌리게 하는 방법은 무엇이 있을까요? 네 그렇습니다. 앞쪽에서 척추체나 디스크를 제거하고 그 공간으로 들어가 돌출된 디스크를 제거해 주면 되겠지요? 그것이 전방 감압술의 원리입니다. 이번에는 뒤로 들어가는 방법을 생각해 볼까요? 뒤에서 골화증 덩어리를 제거하려면 추궁판을 제거하고, 척수를 옆으로 젖히고, 돌출된 디스크를 제거하면 될 것입니다. 그런데 여기에서 문제점이 있습니다. 디스크를 제거할 만큼 척수를 옆으로 당기면 척수는 쉽게 손상받아 그 이하 부위의 마비가 생길 수 있습니다. 척수는 그래서 쉽게 건드릴 수가 없습니다. 그러면 뒤쪽에서 척수를 제끼고 덩어리를 제거할 수 없다는 말인데, 후방 감압술은 도대체 어떻게 하는 것일까요? 음, 이건 어떨까요? 후방에서 후궁을 제거하거나 뒤로 벌려준다면…. 그렇다면 척수를 뒤에서 막고 있는 벽이 없어지니까 척수가 뒤로 도망갈 구석이 생기겠지요? 그렇습니다. 이것이 후방 감압술의 원리입니다.

비유를 해보겠습니다. 지금 여러분의 앞쪽에 괴한이 칼을 쑥 내밀고 있습니다. 이 칼이 돌출된 디스크이고 여러분이 척수라고 생각해 보시면 비슷합니다. 이 칼에 안 찔리는 방법은? 첫 번째로 괴한과 싸워서 칼을 빼앗는 방법이고, 또 하나는

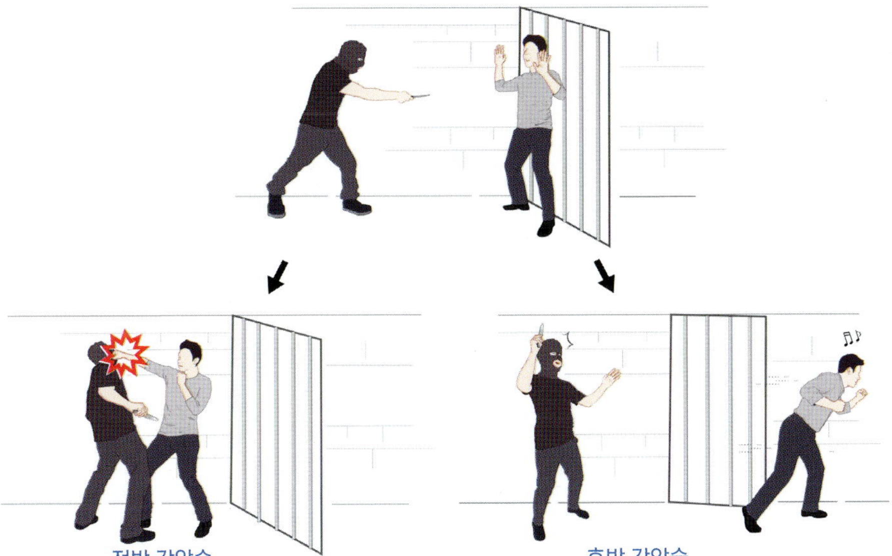

전방 감압술. 후방 감압술.

뒤로 도망가는 것입니다. 그런데 뒤가 벽으로 막혀 있습니다. 칼을 빼앗는 것이 전방 감압술이라면, 뒤를 막는 벽을 없애 주어서 도망갈 수 있게 해주는 것이 후방 감압술입니다.

우선 시작하시기 전에 아셔야 할 것은 후방 감압술에서 가장 많이 사용되는 후궁 성형술은 원래 디스크에 의한 척수증을 치료하기 위해 개발되었던 것이 아닙니다. 우리나라와 일본에서 흔한 병인 후종인대 골화증 치료용으로 소개되었던 것입니다. 이것이 후종인대 골화증의 척수증 치료에 효과가 있자 디스크에 의한 척수증에도 적응증을 넓힌 것입니다. 따라서 후궁 성형술의 수술 자료들은 디스크 보다는 후종인대 골화증 환자들에서 얻어진 것들이 많다는 것을 알아두시면 좋겠습니다.

이것들은 장단점이 어떻게 될까요? 만약 장단점이 똑같다면 아무 쪽으로나 해도 되겠지요? 하지만 세상 일이 그렇게 단순하지는 않습니다. 두 수술 방법에는 장단점이 있습니다. 아래 표를 보시면서 설명을 들으시면 편합니다. 전방 감압술은 돌출된 디스크를 제거하는 것이 원칙이기 때문에 병변을 직접 감압하는 것이 됩니다. 그만큼 감압술의 효과가 확실하지요. 또한 병변이 있는 부위만 수술하기 때문에 수술 범위가 상대적으로 짧습니다. 해당 부위의 디스크와 척추체를 제거하기 때문에 빈 공간이 생기고 이 부위를 채우기 위해 뼈나 이식물을 삽입하는 경우 그 마디가 뼈로 유합되게 됩니다. 뼈로 유합되는 부위는 움직임이 없어져 안정화되고 덧뼈가 더 성장하지 않게 된다는 장점도 있습니다. 단점으로는 수술에 관련된 합병증이 후방 감압술에 비해 더 흔하고, 따라서 나중에 또 한번의 수술이 필요할 가능성이 조금 더 높습니다.

후방 감압술은 간접 감압술입니다. 뒤를 막는 벽을 없애주어서 척수가 뒤로 도망갈 공간을 만들어 주는 것이지 디스크나 덧뼈를 직접 제거하는 것이 아니니까요. 그래서 감압 효과가 만족스럽지 못한 경우도 있습니다. 하지만 상대적으로 수술이 쉬워서 합병증 발생률이 전방 감압술에 비해 낮고, 결과적으로 또 다른 수술이 필요할 가능성도 낮습니다.

칼을 든 괴한의 예를 다시 한번 들어볼까요? 칼을 빼앗는 것이 전방 감압술이라고 했지요? 그것이 가장 확실하게 괴한을 제압하는 방법이기는 하나 칼에 손이 베이거나 찔릴 수도 있겠지요? 그렇게 위험성이 높습니다. 뒤로 도망가는 방법은 어떨까요? 다칠 위험은 훨씬 적지만 부족하게 도망가거나 괴한이 칼을 더 들이밀 경우 다시 찔릴 수도 있겠지요? 괴한에 대한 제압이 간접적이고 불충분할 수 있다는 것입니다. 어떻습니까? 기억하시기 편하시지요?

	전방 감압술	후방 감압술
장점	직접적 감압 유합술후 경추 안정화 덧뼈 재성장 억제	수술 합병증 발생율 낮음 이차 수술 가능성 낮음
단점	수술 합병증 발생율 높음 이차 수술 가능성 높음	간접적 감압 유합하지 않을 시, 덧뼈 재성장 가능

척수증에서 후방 감압술이 더 안전하다니까 후방 감압술을 받고 싶은데 모든 경우에 다 받을 수 있는 것인가요?

척수증에서 후방 감압술의 적응증

모든 경우에 다 적용이 될 수 있다면 전방 감압술은 별 필요가 없겠지요? 척수가 뒤로 충분히 도망가지 못하는 경우들이 있습니다. 다시 칼을 든 괴한의 예로 돌아가 볼까요? 괴한이 칼을 내밀어 엉덩이를 빼고 도망가려 하는데 신발이 땅에 붙어있어서 도망갈 수 없다면요? 도망을 어느 정도는 갈 수 있는데 괴한이 칼이 아닌 긴 창을 찌른다면요? 이 두 가지 경우는 도망가도 여전히 찔릴 위험이 높겠지요? 이 경우들을 생각하시면 됩니다.

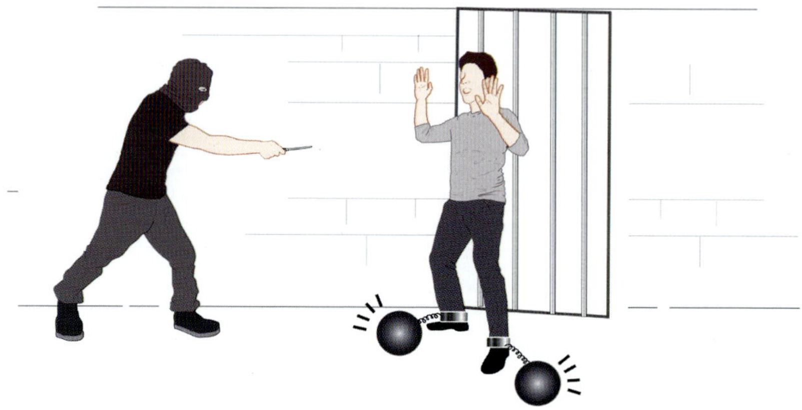

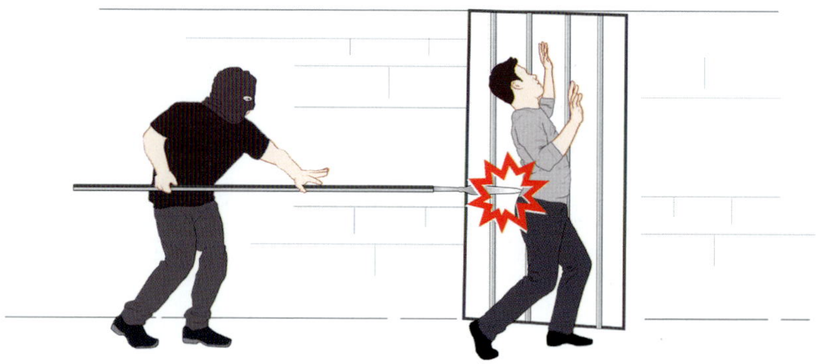

우선 경추는 앞으로 볼록한 전만이 있는 것이 정상이라고 했습니다. 이렇게 전만이 유지되어 있는 경추의 후궁을 제거한다면 어떻게 될까요? 경추는 탄성이 있는 두꺼운 고무줄 같은 조직이니까 마치 활시위처럼 뒤쪽으로 이동하겠지요? 자연적으로 후방으로 도망가게 되는 효과가 나타납니다. 이번에는 거북목, 즉 경추가 후방으로 볼록하게 되어있는 환자분을 볼까요? 이때에 후방에서 후궁을 제거한다고 해도 척수는 거꾸로 매어둔 활시위처럼 척추체 후면, 즉 디스크와 척추체 뒤쪽에 더 부딪히려고 할 것입니다. 따라서 아무리 후궁을 제거해줘도 척수가 눌리는 것을 완화시켜줄 수 없습니다. 즉, 경추 후만이 심한 환자들에서는 후방 감압술의 효과가 많이 떨어지게 됩니다. 보통 이 기준을 후만 10도 정도로 봅니다. 아주 작은 후만 환자까지는 후방 감압술을 시도해 볼 수는 있다는 말입니다. 만약 후만이 10도 이상이라면 후방 감압술보다는 다른 방법들을 먼저 생각해 봐야 합니다.

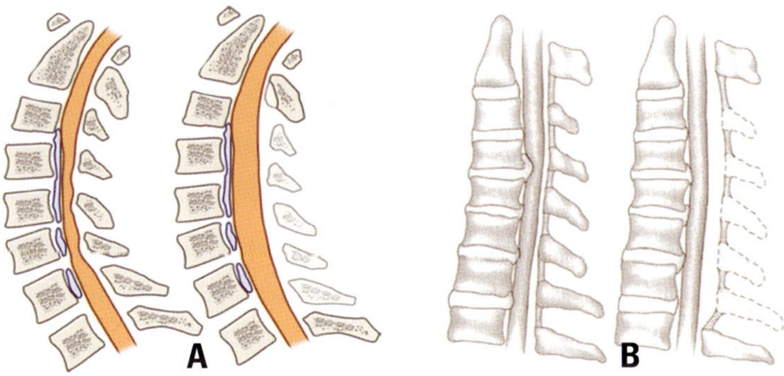

후궁 성형술 후 척수의 후방이동. 전만이 잘 유지되어 있는 좌측 환자에서는 후궁을 제거하거나 벌려주면 척수가 뒤로 도망갈 수 있습니다. 가장 단거리로 지나가려고 하는 척수의 탄성 때문입니다(A). 하지만 후만이 있는 오른쪽 환자에서는 이러한 효과가 떨어질 수 밖에 없습니다. 즉, 후만이 심한 환자에시는 후궁을 제거하거나 벌려주더라도 척수가 뒤로 도망가지 못하고 오히려 척추체 쪽으로 부딪히려는 현상이 발생합니다. 이것이 후만이 심한 환자에서 후방 감압술의 효과가 떨어지는 이유입니다(B).

두 번째는 디스크 덩어리가 아주 커서 뾰족하게 뒤로 튀어나와 있는 경우입니다. 이때에는 후궁을 제거해서 척수가 일정 정도 뒤로 도망간다고 해도 여전히 골화증에 눌려 있겠지요? 그렇습니다. 골화증 덩어리가 너무 크고 뾰족한 경우도 후방 감압술만으로 부족한 경우들이 있습니다.

하지만 이렇게 막연히 크고 뾰족하다고만 하면 객관적 기준이 모호하겠지요? 오사카대학팀이 기준을 마련했습니다. 척추관 전후방 직경에서 가장 심하게 골화증이 차지하는 비율을 척추관 협착률(canal occupying ratio)이라고 하는데 이것이 60% 이상일 경우, 즉 척추관 내로 많이 튀어나와 있는 경우, 전방 감압술에 비해 후궁 성형술의 결과가 좋지 못하다고 발표하였습니다.

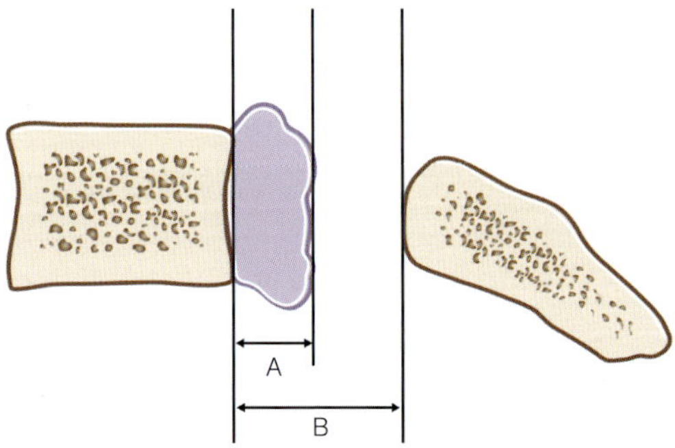

척추관 협착율.
Spinal canal stenosis rate(%)=A/Bx100.

경추의 후만, 디스크 덩어리의 크기를 한꺼번에 생각하려니까 조금 복잡한데요, 한꺼번에 보는 방법이 있을까요?

K선의 정의와 의미, 임상적 활용

예, 두 가지를 한꺼번에 고려하려니 복잡하고 한눈에 들어오지 않지요? 다행히 이 두 가지를 한꺼번에 평가하는 방법이 있습니다. Fujiyoshi 등의 의사들이 발표한 K선이라는 것입니다. 이것은 원래 후종인대 골화증 환자에서 후궁 성형술의 효과를 예측하기 위해 개발되었으나 디스크 환자에서도 쓰일 수 있습니다. K선은 측면 방사선 사진에서 2번 경추와 7번 경추의 척추관 중간점을 서로 연결하는 선입니다. 만약 이 선이 골화증에 닿지 않으면 K선(+), 닿으면 K선(-)라고 표시합니다. K선(+)와 K선(-)인 환자들에서 모두 후방 감압술의 일종인 후궁 성형술을 했더니 K(-)인 환자들에서 확연히 수술 후 결과가 좋지 못했습니다. 따라서 K(-)인 환자들에서는 가능한 한 후궁 성형술을 하지 않는 것이 좋다고 했습니다. K선을 자세히 보실까요? 어느 때 K선이 (+)에서 (-)로 바뀔까요? 네 그렇습니다. 경추가 후만곡이거나 골화증 덩어리가 척추관 쪽으로 많이 튀어나왔을 때이겠지요? 따라서 K선은 경추 후만곡, 그리고 디스크나 골화증 종괴의 크기를 한꺼번에 보는 지표가 됩니다. 여기서 골화증을 디스크나 덧뼈로 바꿔서 생각하시면 갈은 이치입니다.

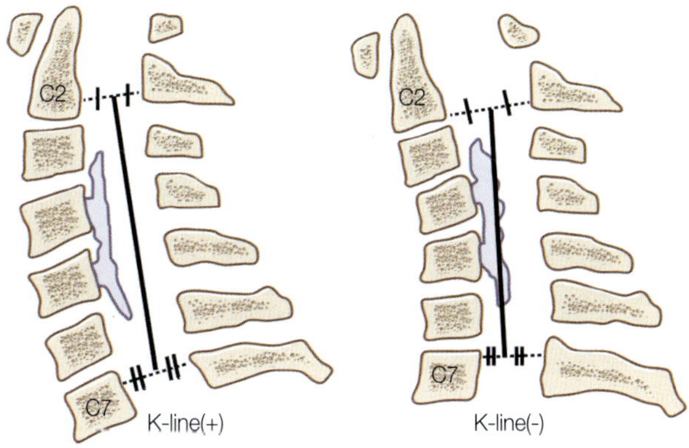

K-line.

척수증에서 전방 감압술을 하나씩 설명해 주실 수 있을까요?
언제 그런 수술을 받아야 하는지도 알려주시고요.

척수증의 전방 감압술

전방 추간판 절제술 및 유합술(anterior cervical discectomy and fusion; ACDF)

연성 디스크나 경성 디스크가 디스크 간격과 인접하여 가장 많이 돌출된 환자들에서 가장 먼저 고려되는 수술 방법입니다. 신경근증에서도 이미 나왔었지요?

사실 척수증의 수술도 미국 등 서구에서 먼저 시작되었는데, 서구에서는 후방 감압술을 거의 하지 않았었습니다. 매우 초기부터 주류가 전방 감압술이었지요. 그것을 감안하고 읽어 주십시오.

그림에서처럼 이러한 경우는 구태여 척추체를 모두 제거할 필요가 없겠지요? 척추체를 많이 제거하면 많이 제거할 수록 빈 공간이 커지고 불안정해집니다. 이 공간을 나중에 뼈로 채웠을 때에도 치유되는데 시간이 더 많이 걸리고, 뼈가 안 붙을 가능성도 있어, 합병증 가능성이 높아집니다. 앞장에서 척추체는 가능한 한 제거하지 않는 것이 좋다고 말씀드렸습니다.

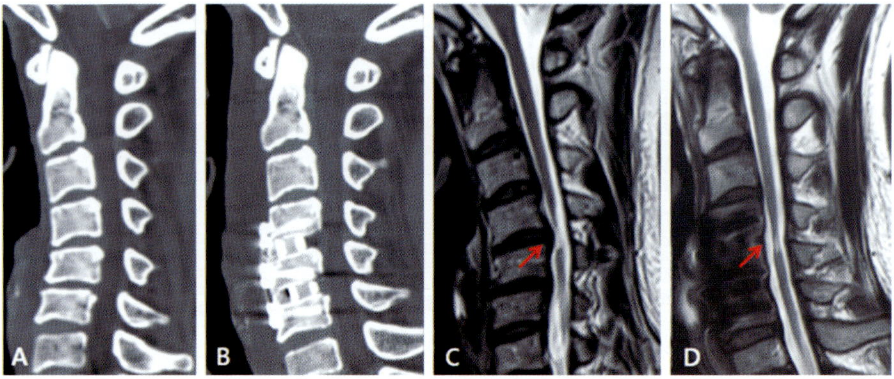

연성 디스크에 의한 척수증입니다(C). 하지만, 4-5-6경추간 디스크 간격이 많이 주저앉아 있는데다가 후만 변형도 심합니다(A). 디스크 절제술을 하면 디스크 공간이 휑하니 비어 버립니다(D). 이 공간에는 뼈를 이식해서 채워주고 금속판으로 고정합니다(B).

그림에서와 같이 연성 디스크가 볼록하게 튀어나가 척수를 누르고 있는 경우는 디스크 절제술 공간을 통해 튀어나간 연성 디스크를 제거하는 순간 감압이 끝납니다. 그다음은 디스크 공간이 주저앉지 않도록 뼈이식을 해주는 수술이지요.

만약 경성 디스크가 디스크와 인접하여 척추체 종판과 척추체 뒤로 자라나 있다면 어떻게 할까요? 이것들이 위아래로 많이 자라나 있지 않으면 앞서 말씀드린 트럼펫형 감압술로 모두 제거할 수 있습니다. 만약 트럼펫형으로도 어렵다면 홈통형 감압술을 추가하여 척추체의 위아래 반 이상까지도 덧뼈를 제거할 수 있습니다.

따라서 대부분의 환자들은 척추체 제거술 없이 디스크 절제술 공간으로 모든 감압을 얻을 수 있습니다.

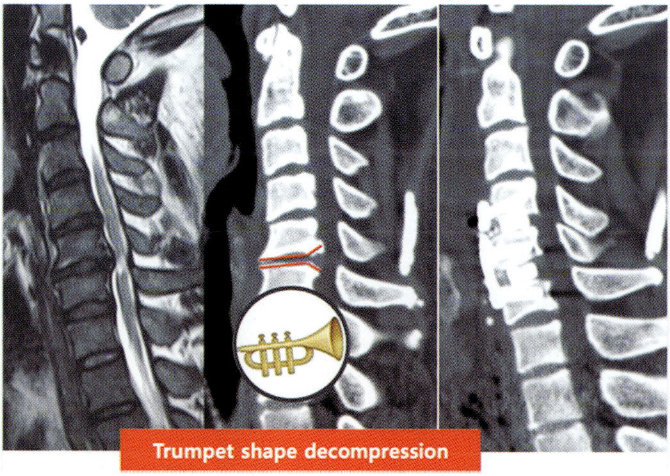

경성 디스크가 디스크 공간에 인접해서 성장해 있습니다. 기존의 디스크 절제술 공간으로 들어가 현미경을 위, 아래로 기울이면서 뼈를 넓게 갈아내면 마치 트럼펫 같은 모양으로 뼈가 제거되면서 눌리는 신경도 감압됩니다. 이것을 트럼펫형 감압술이라고 이를 붙였습니다. 이 술식을 통해서 척추체를 제거하지 않고 마치 척추체를 제거했을 때처럼 넓은 부위의 감압을 얻었습니다.

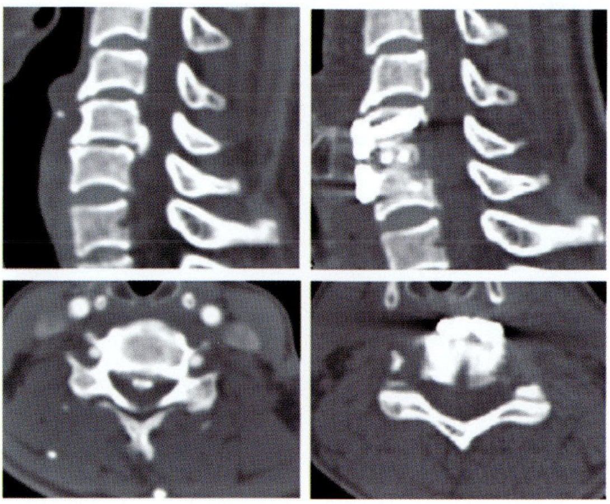

홈통형 감압술을 이용해 척추체 뒤에 자란 분절형 덩어리를 완전히 제거할 수 있었습니다. 옆에서 보면 큰 트럼펫형 공간이 생겼고, 횡단면에서 보면 척추체 뒤쪽에 가는 홈통이 만들어진 것을 볼 수 있습니다.

전방 척추체 절제술 및 유합술
(Anterior Cervical Corpectomy and Fusion; ACCF)

만약 디스크 덩어리가 척추체의 뒤쪽에 있거나 여러 분절의 척추체와 디스크를 광범위하게 침범하고 있다면 어떨까요? 이럴 때에는 디스크를 제거한 공간을 통하여 덩어리들을 모두 제거하기가 곤란하겠지요? 그렇다면 할 수 없이 1개 이상의 척추체를 제거하고 들어가 그 공간에서 디스크를 제거해야 할 것입니다. 즉 디스크 절제술 공간으로 제거할 수 없는 크고 광범위한 디스크 덩어리를 제거할 때 척추체를 제거하는 것입니다.

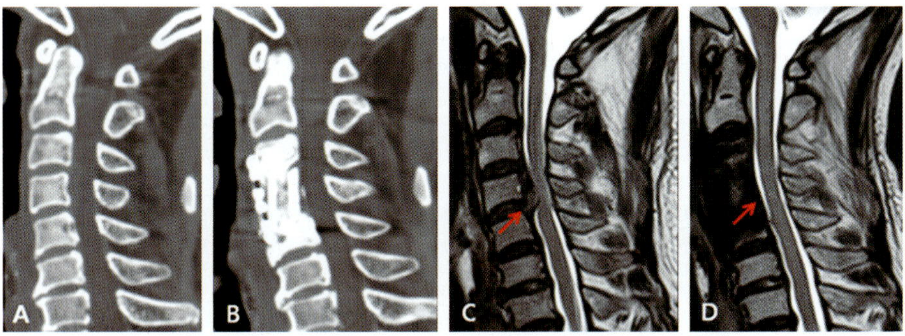

3-4번, 4-5번 경추간에서 모두 연성 디스크가 뒤로 돌출되었습니다. 그 중 4-5번 경추간에서 돌출된 디스크는 위로 이동하여 4번 경추체 뒤로 숨었습니다(C). 이렇게 이동한 디스크를 제거하기 위해서는 경추체 제거술이 필요합니다(D). 경추체를 제거하고 디스크를 모두 제거한 후, 빈 공간에 길다란 뼈 이식을 시행했습니다(B).

이렇게 빈 공간은 환자의 골반에서 뼈를 떼거나 깨끗이 처리된 남의 뼈(동종골, 同種骨)로 대신 채워 넣습니다. 하지만 공간이 큰 만큼 뼈가 자라서 붙으려면, 디스크 제거 후 짧은 뼈를 넣었을 때 보다 시간이 많이 걸리고 뼈가 서로 유합이 되지 않는 경우도 많습니다. Sasso라는 의사 등의 연구에 따르면 3개 이상 척추체를 제거하고 뼈를 심는 수술을 했을 경우 뼈가 붙지 않는 경우가 약 70%에서 발생하고 그 때문에 23%에서 재수술이 필요했다고 하니, 가급적이면 3개 이상의 척추체를 제거하는 것은 좋지 않다고 할 수 있겠습니다.

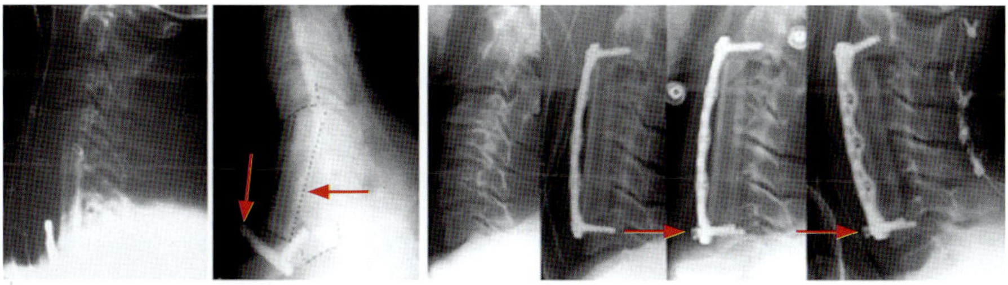

Riew, Spine, 1999　　　　Okawa, Spine, 2011

3마디 이상의 척추체 제거술을 하고 뼈를 채워 넣은 환자들입니다. 채워 넣은 이식 뼈가 빠져나오면서 금속판을 미는 등 여러가지 문제점들이 발생했음을 보여주는 논문들입니다.

전방 감압술로 여러 마디의 심한 디스크도 제거할 수 있나요? 다른 문제점은 없나요?

다분절 디스크 돌출에 의한 척수증

예, 걱정하신 대로 여기서 문제점이 있습니다. 가끔은 디스크가 3-4마디 이상에서 모두 척수를 누르고 있는 경우가 있습니다. 그렇다면 3-4마디의 디스크 절제술을 해야 하겠지요? 또 어떤 경우는 경성 디스크가 역시 3-4마디에서 심하게 생겨 2개 이상의 척추체 제거술을 해야 하는 경우도 있습니다. 이런 경우 전방으로 수술하면 시간이 많이 걸리고 심어놓은 뼈가 붙는데도 문제가 생기겠지요? 따라서 이렇게 수술해야 하는 마디 수가 많은 경우는 후방 감압술을 하는 것이 유리할 수 있습니다.

척추체 2개 이상을 제거하거나 디스크 3마디 이상을 수술하게 되면 빈 공간에 심어 놓은 뼈가 붙을 확률이 갑자기 많이 낮아지게 됩니다. 이 뼈들이 제대로 붙지 않아 움직임이 계속 남아 있거나 뼈가 빠져나오게 되는 경우도 있습니다. 이럴 때에는 재수술이 필요하겠지요? 그래서 전방 감압술에서 재수술의 빈도가 상대적으로 높은 것입니다.

디스크 유착

어떤 경우에는 디스크가 많이 튀어나오고 주변의 조직들과 염증 반응을 일으켜 뒤에 있는 경막과 심하게 유착되어 있는 경우가 있습니다. 이는 석회화된 디스크에서 자주 보는 현상인데요, 마치 비슷하게 생긴 후종인대 골화증과도 유사합니다. 돌출된 디스크가 경막과 유착하게 되면 이것을 무리하게 제거하려다가 경막이 찢어지게 되는 경우도 있습니다. 이런 경우 여러 가지 문제점들이 발생할 수 있습니다. 우선 경막 안에 있는 뇌척수액이 수술 부위로 계속 새어나와 수술 시야를 가리는 것은 물론이고, 뇌척수액의 척수 보호 기능이 상실됨으로써 척수가 손상받을 위험성이 높아지며, 뇌척수액이 너무 지속적으로 다량 흘러 나오면 뇌압이 낮아져, 심한 두통, 구토, 드물게는 생명이 위독하게 되는 경우도 있습니다. 또한 커다란 디스크 덩어리로 척수가 심하게 눌려 있는 환자에서 그것을 전방에서 떼어내느라고 살짝살짝 건드리고 누르는 조작이 오히려 척수를 더 눌러 수술 후 마비가 더 심해지게 만들 수도 있습니다. 혹 떼러 갔다고 혹 하나 더 붙이고 나오는 격이지요.

이렇게 되면 디스크를 완전히 제거하지 못하는 경우도 생깁니다. 이러한 위험성이 있을 때에는 차라리 후방 감압술을 하는 것이 나을 것입니다.

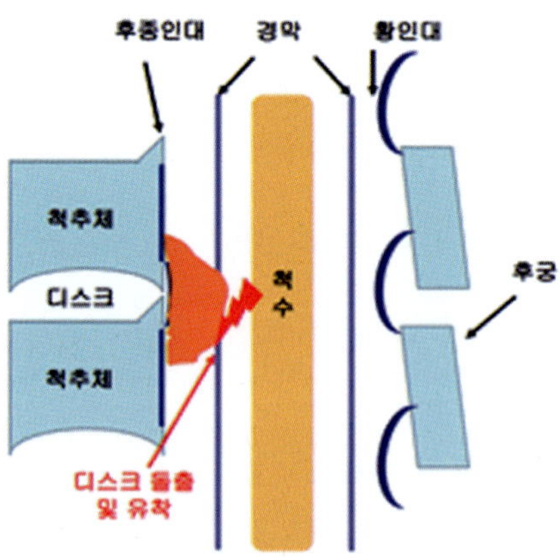

조금 더 안전한 방법은 없을까요?
디스크를 위험하게 제거하지 않으면서도 척추관을 넓히는 방법 말입니다.
척추체 이동 절골술(Vertebral Body Sliding Osteotomy; VBSO)

여러분도 그런 의문이 생기시죠? 그래서 저를 비롯한 아산병원팀이 세계 최초로 개발한 획기적인 수술 방법이 있습니다. 원래 이것은 유착이 심한 후종인대 골화증 수술을 위해 개발하였지만 여러 가지 이점이 있어 디스크 수술에도 가끔 적용되고 있습니다. 척추체 이동 절골술(vertebral body sliding osteotomy; VBSO)입니다. 디스크나 후종인대 골화증을 구태여 위험하게 제거하려고 하지 말고 척추관으로부터 앞쪽으로 끄집어 내는 것입니다. 이렇게 하면 디스크나 골화증은 제거하지 않으면서도 마치 제거했을 때처럼 척추관이 많이 넓어질 것입니다. 장점은 유착이 있을 법한 디스크와 경막 사이를 전혀 건드릴 필요가 없기 때문에 경막 손상의 가능성이 거의 없습니다. 또한 디스크을 제거하려 시도하지 않기 때문에 척수를 더 눌러 척수 손상을 줄 가능성이 떨어집니다. 그 밖에도 여러가지 장점이 있지만 차차 말씀드리겠습니다.

우선 수술 방법을 말씀드리면 여러 마디에 디스크 제거술을 시행한 후 그 사이 척추체를 네모나게 자릅니다. 그러면 가운데 부분이 자유롭게 움직일 수 있겠지요? 이 자유로이 움직이는 척추체 조각 뒷면에는 디스크나 후종인대 골화증이 붙어있을 것입니다. 이제 척추체 조각을 수술용 겸자로 잡아서 앞으로 끌어 당깁니다. 그러면 뒷 쪽에 붙어있는 디스크도 앞으로 이동하겠지요? 그러면서 척추관이 저절로 넓어지게 됩니다. 디스크를 제거할 때 보다 더 많이 말이지요. 이제 이동된 상태에서 디스크 공간에 동종골을 채우고, 앞으로 튀어나온 척추체를 제거하고, 그 위에 금속판과 나사못을 사용하여 고정합니다. 아주 간단한 수술 방법이지요? 그래서 수술 시간도 짧게 걸리고, 그만큼 출혈량도 적습니다. 합병증은 기존 척추체 제거술에 비해 월등히 낮으면서, 수술 후 신경 증상의 호전은 유사했습니다.

이 술식은 2012년부터 각종 국제 학회에서 발표되고 있으며 출간된 논문도 4편이나 있습니다. 물론 모두 저의 논문이지요. 요즘은 후종인대 골화증 연구에서 그렇게 앞서 있다고 자부하던 일본 의사들도 받아들이고 있는 추세로 얼마 전 제 일본 친구 의사가 최초로 1예를 시행하여 2020년 봄에 일본 정형외과학회에서 발표하였습니다. 물론 수술에 대한 문의도 개인적으로 매우 많이 들어오지요. 곧 전 세계 의사들이 더욱 안전한 수술 방법으로 받아들여 사용하게 될 것입니다.

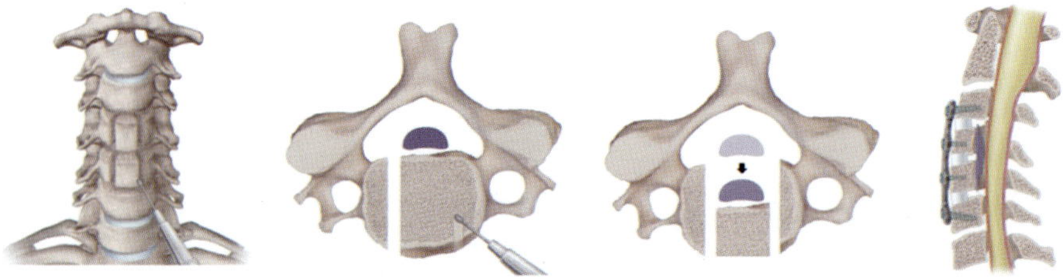

전방 척추체 이동 절골술(Vertebral Body Sliding Osteotomy; VBSO)

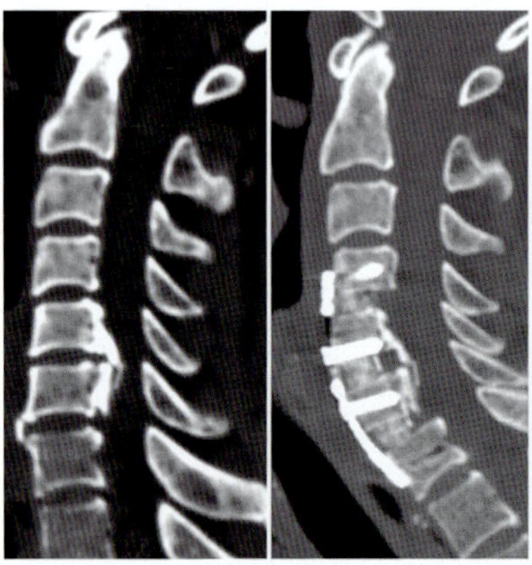

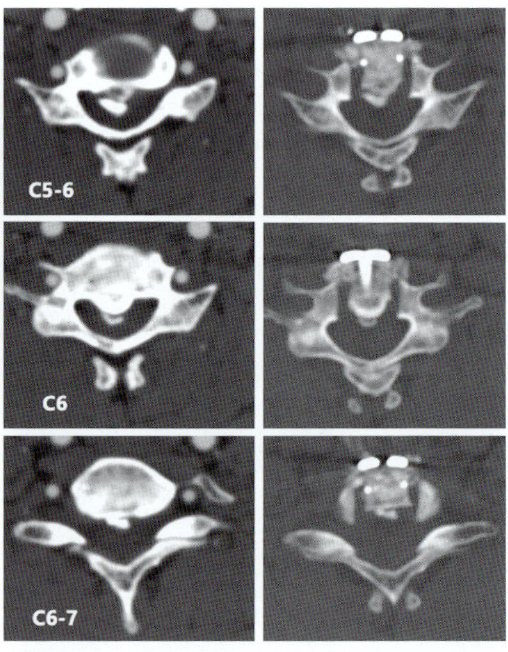

VBSO 시행 전후 CT. 수술전 척추관으로 심하게 돌출되었던 후종인대 골화증 덩어리들이 전방으로 이동되어 있고, 결과적으로 척추관이 현저하게 확장되어 있습니다. 후종인대 골화증을 직접 제거하지 않아도 이렇게 척추관 확장을 얻을 수 있는 획기적 수술 방법입니다.

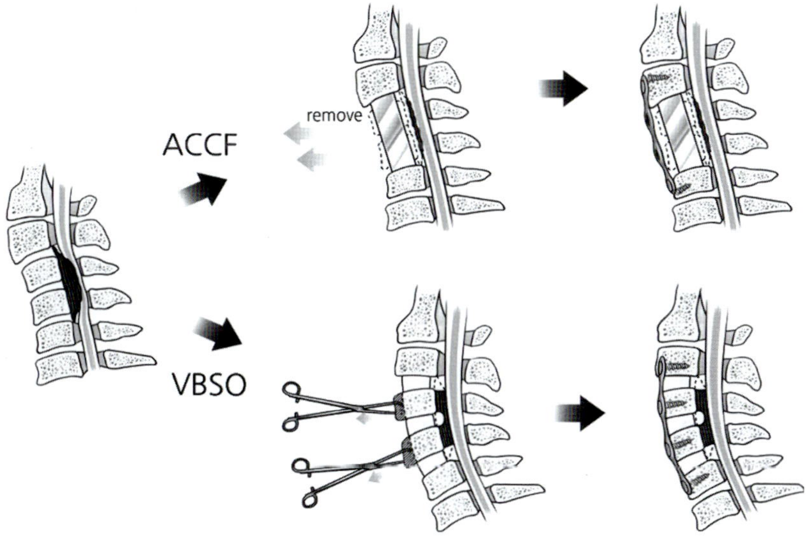

후종인대 골화증에서 척추체 제거술과 VBSO를 비교한 그림. VBSO의 또 하나의 장점은 ACCF에 비해 경추의 전만을 잘 만들어 줄 수 있다는 것입니다.

척수증에서 후방 감압술을 하나씩 설명해 주실 수 있을까요? 언제 그런 수술을 받아야 하는지도 알려주시고요.

척수증의 후방 감압술

1) 후궁 절제술과 그 단점

후궁 절제술은 후방 감압술에서 가장 기본이 되는 수술 방법입니다. 척수를 앞쪽에서 튀어나온 디스크로부터 멀리 떨어져 뒤로 도망가게 하기 위해 척수의 뒤를 막고 있는 후궁을 제거하는 것입니다. 이러면 척수의 뒤쪽이 휑하니 비게 됩니다. 전만이 잘 유지되어 있는 경추에서는 척수가 활시위 효과로 인해 뒤로 도망갈 수 있는 충분한 공간이 만들어지겠지요? 언뜻 보면 가장 훌륭한 후방 감압술인 것처럼 보입니다.

하지만 이러한 후궁 절제술은 경험이 쌓이면서 문제가 많이 발견되었습니다. 가장 흔하고 심각한 문제는 수술 후에 경추 후만증이 심하게 생길 수 있다는 것

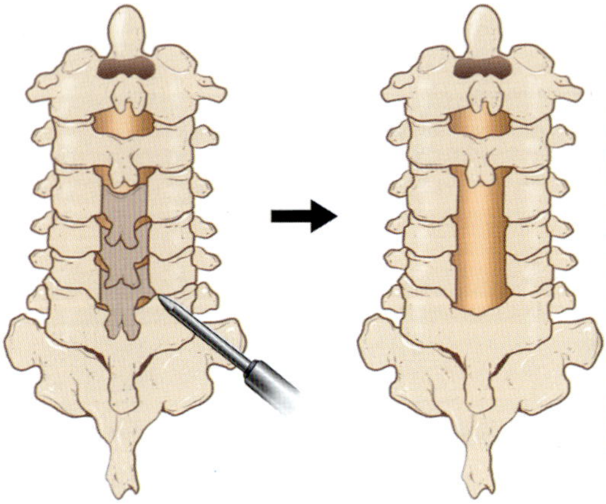

유합술

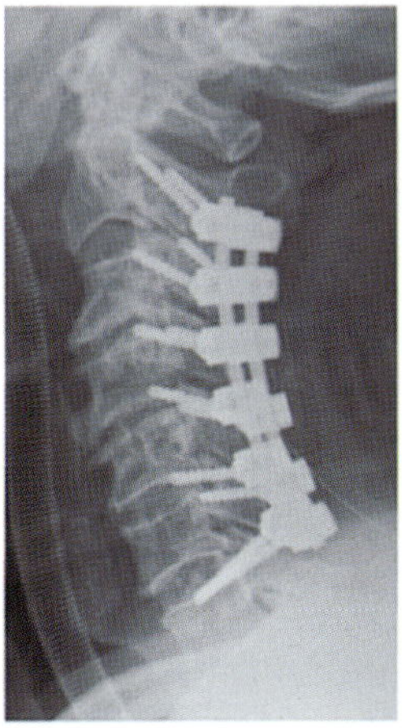

경추부 후궁 절제술. 양쪽 추궁판과 외측괴의 경계부에서 뼈를 잘라 후궁을 제거합니다. 후궁 절제만 할 경우 후만 변형이 빈번히 발생하므로 보통 나사못을 박아서 고정하고 뼈를 심어 유합합니다.

입니다. 경추 후방에서 전만곡을 유지해줘야 할 인대와 근육의 중요한 부착점이 되는 추궁판이 모두 사라지기 때문에 목을 뒤로 젖히는 근육이 제대로 기능을 못해서 머리가 앞으로 기울고, 목뼈가 뒤로 볼록하게 휘게 되겠지요.

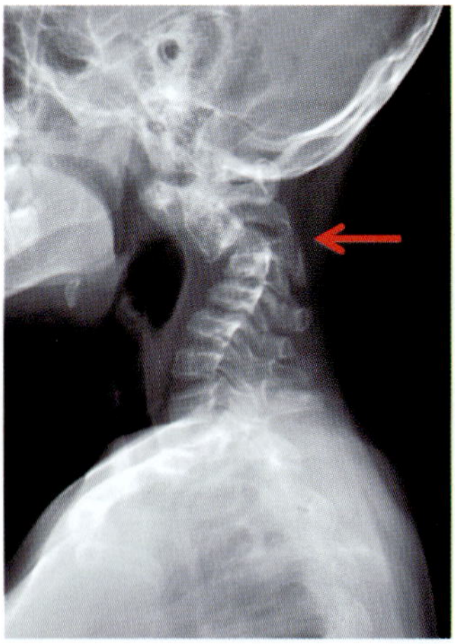

11세 남자 환아.
4년 전 양성 종양으로 2, 3번 후궁 절제술 후 발생한 심한 후만 변형. 이 변형으로 인해 척수증이 발생하였습니다. 후궁 절제술 후 후만 변형은 이렇게 어린 나이의 환자들에게서 더 자주 생긴다는 게 문제입니다.

이러한 후만 변형은 어린 연령, 많은 수의 후궁을 제거한 경우, 수술 중 후관절 손상이 동반된 경우, 수술 전 후만곡이 있었던 경우, 2번 경추 후궁을 제거한 경우, 후궁을 제거한 목적이 척수증에 기인한 경우 발생할 위험성이 더 높습니다. 제가 앞장에서 경추 후만증이 심해질수록 목이 더 아플 수 있고, 또 척수증도 심하게 유발될 수 있다고 말씀드렸지요? 척수증을 치료하려고 후궁 절제술을 하였는데, 경추에 후만증이 발생하면서 오히려 이것에 의해 척수증이 새로이 발생하거나 있던 척수증이 더 심해지는 악순환이 벌어지는 것입니다.

또 하나의 문제점은 척수의 뒤쪽을 보호해주는 뼈 조직이 모두 제거되었다는 것입니다. 우리 몸은 손상을 받으면 원래 자기 조직으로 복구되기도 하지만 흉터 조직으로 치유되는 경우도 있습니다. 만약 척수 뒤에서 인대와 근육의 흉터 조직이 크게 생긴다고 하면 이것은 보호해 줄 뼈가 없는 척수를 바로 압박하게 되겠지요? 네, 이와 같은 흉터 조직의. 압박이 오히려 척수증을 악화시키는 요인이 될 수 있다는 것입니다.

후궁 절제술의 장점은 살리면서 단점을 보완할 수 있는 수술 방법이 있나요?

후궁 성형술

예, 그런 방법이 1970년대 말 일본 의사인 히라바야시(Hirabayashi)에 의해 최초로 소개되었습니다. 후궁을 살리면서도 척수가 뒤로 도망갈 수 있는 공간을 만들어 주는 방법, 그것을 위해 Hirabayashi가 쓴 방법은 후궁을 마치 여닫이 문 열 듯이 열어주는 것입니다. 그래서 이름도 '개문형 후궁 성형술(open-door laminoplasty)'입니다. 기발한 아이디어이지요? 이러한 생각이 일본 의사들 사이에서 강력한 지지를 받으면서 수 년 후부터 후궁을 벌려주는 다양한 방법들이 여러 개 소개되었는데 그중에서 가장 유명한 것이 쿠로카와(Kurokawa)의 술식입니다. 똑같이 문을 여는 것 같지만 여는 방법이 조금 다른데요. 후궁의 가운데, 즉 극돌기를 가르고, 양쪽에 경첩을 만들어서 문 두 개를 여는 방식입니다. 아마도 프랑스 저택의 문이 이렇게 생겼나 봅니다. 그래서 이름이 '프랑스 문형 후궁 성형술(French-door laminoplasty)' 입니다. 지금까지 개발된 후궁 성형술은 모두 이 두 가지 형태의 술식을 기본으로 조금씩 변형시킨 것입니다.

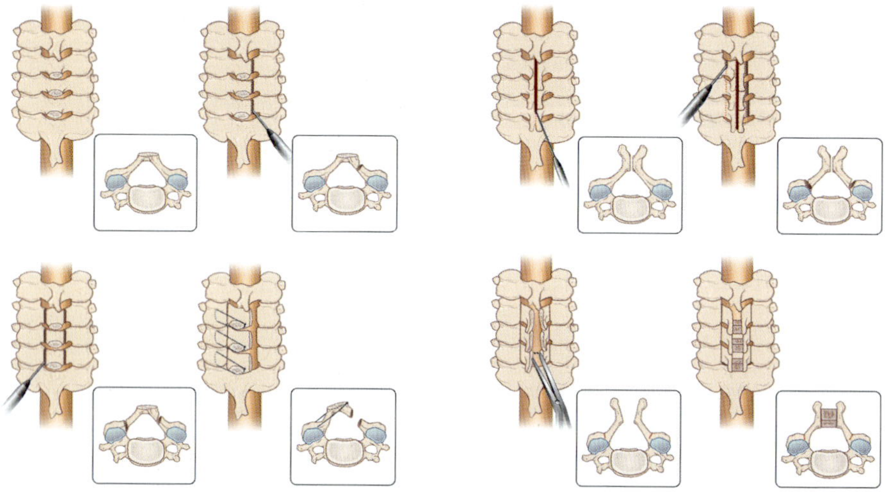

히라바야시의 개문형 후궁 성형술과 쿠로카와의 프랑스 문형 후궁 성형술.

후궁 성형술에서 소위 열어놓은 문은 저절로 닫힐 수 있을 것 같은데 그렇지 않나요? 만약 닫히려 한다면 그것을 방지하는 방법은 무엇인가요?

후궁 되닫힘 현상

열어놓은 문은, 즉 벌려놓은 뼈는 탄성이 있고, 또 뒤에서 근육들이 미는 힘이 있기 때문에 자꾸 원래의 상태로 돌아가려 합니다. 이 문이 다시 닫힌다면 수술은 헛수고가 되겠지요? 문이 닫히지 않게 하기 위해 Hirabayashi 가 쓴 방법은 실로 열어놓은 뼈를 고정시키는 방법이었습니다.

Kurokawa가 쓴 방법은 중앙부에서 갈라놓은 극돌기 사이에 뼛조각을 끼워넣는 것이었고요. 어떤 것이 더 확실히 유지될 것 같아 보이나요?

Hirabayashi 의 방법은 문이 닫히는 것을 완전히 방지하지 못합니다. 이에 대

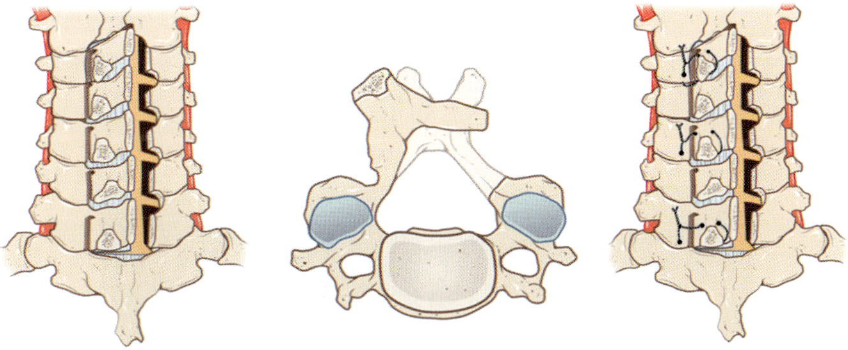

전통적인 히라바야시 술식.
한쪽에는 경첩, 한쪽에는 절골술을 시행하여 마치 문을 열 듯 후궁을 벌려줍니다. 열려진 후궁은 실로 묶어 유지합니다.

해서는 제가 또 논문을 써서 발표한 것이 있습니다. Hirabayashi 방법으로 열린 문을 고정하면 결국 점점 문이 닫혀서 6개월 후에 전후방 직경과 열린 각도가 약 10%씩 줄어들고 나중에 척수가 눌리는 정도도 더 심해집니다. 하지만 6개월 정도에 91%에서 경첩 부위가 뼈로 복구되기 때문에 이때까지만 열어놓은 후궁이 닫히지 않도록 해주면 된다는 것입니다.

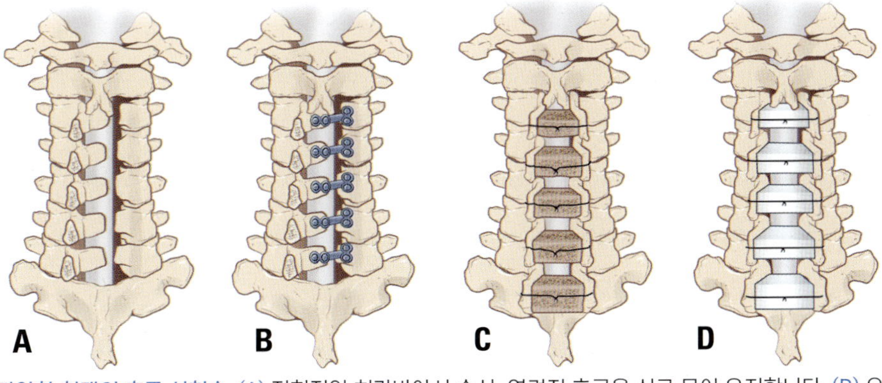

다양한 형태의 후궁 성형술. (A) 전형적인 히라바야시 술식, 열려진 후궁을 실로 묶어 유지합니다. (B) 요즘 많이 사용되는 금속판을 이용한 히라바야시 술식, (C) 전통적인 쿠로카와 술식, 중앙부에서 열려진 후궁을 유지하는 데 뼈이식을 이용합니다. (D) 세라믹 삽입체를 이용한 쿠로카와 술식.

그렇다면 Hirabayashi 방법을 쓰면서 열린 문이 닫히지 않게 하는 방법은 없을까요? 물론 있습니다. 뭔가를 끼워 넣으면 되겠지요? 요즘은 간편하게 벌어진 틈 사이에 작은 금속판을 나사로 고정하는 방법을 주로 사용합니다.

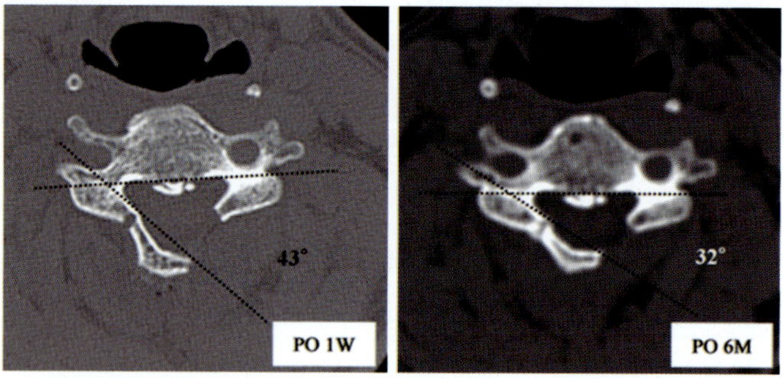

전통적 히라바야시 수술법에서 개방된 후궁의 되닫힘 현상. 수술 1주에 찍은 CT에서 잘 열려있던 후궁이 수술 6개월에 찍은 CT에서는 일부 닫혀 있습니다. 아울러 늘어났던 척추관도 많이 좁아졌습니다.

Hirabayashi와 Kurokawa 방법 중 어떤 것이 더 좋은 건가요? 어떤 것이 더 많이 사용되나요?

히라바야시와 쿠로카와 술식의 선택

결론부터 말씀드리면 결과 상 더 좋은 것은 없고 수술하시는 선생님에 따라 손에 더 익숙한 것, 수술하려는 목적에 맞는 것을 골라 쓰시면 됩니다. 과거에는 히라바야시와 쿠로카와 방법을 서로 비교하여 쿠로카와 방법이 넓어지는 단면적이 더 커서 우월하다고 발표한 논문이 있었습니다. 하지만 시간이 지나면서 무조건 많이 넓히는 것보다 적절히 넓이는 것이 더 좋다는 방향으로 추세가 변하면서 두 술식간의 우월성 논쟁은 사라졌습니다. 수술하기에는 히라바야시 방법이 더 편합니다. 한 쪽 뼈는 끊고, 한 쪽 뼈에는 경첩만 만들어주면 되니까요. 반면에 쿠로카와 방법은 가장 신경이 눌리고 있는 중앙부를 아슬아슬하게 절개하고 또다시 양쪽에 경첩을 만들어 주어야 하기 때문에 조금 위험하고 손이 더 갑니다. 하지만 최근 소개되고 있는, 후방 근육을 가능한 한 보존하는 후궁 성형술 술식들이 이 방법을 기준으로 하기 때문에 불편하더라도 많이 쓰이고 있는 추세이긴 합니다.

후궁 성형술의 단점은 없나요? 장단점을 한번 비교해 주실래요?

후궁 성형술의 문제점들

후궁 성형술이 처음 등장했을 때만 해도 그동안 골치를 썩혀왔던 후궁 절제술의 단점들을 일거에 해결할 수 있는 획기적인 치료라고 생각했을 것입니다. 하지만 수술 특성상 어쩔 수 없는 단점들이 발견되었습니다. 미국을 비롯한 서구의 의사들은 이러한 문제점들 때문에 최근까지 후궁 성형술을 받아들이기를 꺼리고 계속해서 척추체 절제술 등의 전방 감압술을 고집하는 경우가 많았습니다. 하지만 분명 전방 감압술에 비해 후궁 성형술이 훨씬 더 유리한 경우도 많기 때문에 전방 감압술의 합병증이 급증하는 3마디 이상 질환에 대해서는 점점 그 효과를 인정하고 있는 추세입니다. 후궁 성형술을 반대하는 의사들이 항상 그 근거로 드는 단점들을 알아보겠습니다.

1) 수술 후 경부통

후궁 성형술 후에 이전에 경부통이 없던 환자에서 새로이 경부통이 생기거나, 혹은 원래 경부통이 있던 환자에서 그것이 더 심해지는 경우를 흔히 보게 됩니다. 여러 논문에 따르면 이러한 경우가 40~60%로서 상당히 흔하며 전방 감압술 시 보이는 15~20%에 비해 매우 높게 나타난다고 하였습니다. 하지만 이러한 문제점을 개선하려는 노력이 있었고 최근에는 세 가지 해결책을 제시하고 있습니다. 첫째는 가능하면 목 뒤의 근육을 다치지 않도록 잘 보존하는 것입니다. 원래 Hirabayashi가 후궁 성형술을 소개할 때에는 척수가 충분히 뒤로 도망갈 수 있도록 3번부터 7번까지 후궁을 모두 열어주고 필요하면 2번도 열어줄 것을 권장하였지만 요즘에는 가능한 한 2번과 7번 경추 극돌기에 붙는 중요한 근육들은 보존함과 동시에 가급적 좁은 범위의 감압을 시행하고 있습니다. 경부통을 줄이는 두 번째 방법은 보조기 착용을 가능한 한 짧게 하면서 능동적인 목 운동을 열심히 하여 근육의 기능을 빨리 회복시키는 것입니다. 따라서 저희 팀에서는 수술 마지막 단계에서 수술 시 젖혀 두었던 근육을 굉장히 꼼꼼히 복구하고, 이것이 아문 후 목 운동을 열심히 하도록 독려합니다. 셋째는 수술 전에 중등도 이상의 경부통이 있는 분들은 그 악화를 방지하기 위해 아예 후궁 성형술 대신 다른 술식을 고려하는 것입니다. 이러한 노력들이 쌓이면서 저의 외래에는 현재 수술 후 목 통증을 심하게 호소하는 분들이 거의 없습니다.

2) 전만의 소실 혹은 후만 변형

후궁 성형술 후 마치 후궁 절제술을 받은 환자에서처럼 앞쪽으로 볼록한 척추 전만이 소실되고, 오히려 뒤로 볼록한 척추 후만이 생기는 분들도 있습니다. 이러한 현상은 수술 후 오랜 후에 생기는 것이 아니고 대부분 6개월 이내에 빠르게 진행됩니다. 원인은 후궁 절제술에서 말했던 것처럼, 후궁에 부착되는 목 뒤 인대와 근육들이 수술 도중 손상을 많이 받아 그렇게 될 것으로 추측됩니다. 아시다시피 목의 후만 변형은 항상 그런 것은 아니지만 목의 통증을 증가시킬 수 있고, 또한, 없던 척수증을 유발하거나, 기존에 있던 척수증을 악화시킬 수도 있습니다.

수술 전에 어떤 환자들에서 후만증이 잘 생길지 미리 알 수 있다면 이러한 문제를 피해 갈 수 있지 않을까요? 네, 그래서 연세대 석경수 교수님 팀이 이러한 위험 인자를 찾아냈습니다.

우선 그 자료에서는 후궁 성형술 후 약 11%에서 후만증이 발생했다고 하고, 위험 인자로는 수술 전에 전만각이 10도 이내이거나, 수술 전 목을 젖혔다, 굽혔다 하면서 찍는 측방 방사선사진에서 젖혔을 때의 전만 각도가 굽혔을 때의 후만 각도보다 작은 사람들(이미 후만각으로 바뀔 소질이 있는 사람들이지요?)에서 수술 후 후만이 발생했다고 하여 이런 환자들에서는 단순한 후궁 절제술 말고 다른 수술법을 선택할 것을 권장했습니다.

3) 운동 범위 감소

전방 감압술 대신 후궁 성형술을 하는 중요한 이유 중의 하나가 목의 움직임을 살리는 것입니다. 전방 감압술 후에는 보통, 뼈가 없어진 공백이 남아 그 부위에 뼈를 이식해서 유합시켜버리는 것이 일반적입니다. 그래서 유합된 부위의 움직임이 없어지게 되는 것이지요. 반면에 후궁 성형술을 시행하면 유합을 하지 않기 때문에 목의 움직임을 살릴 수 있다는 것이 장점입니다. 그런데 아쉽게도 후궁 성형술을 받은 환자들에게서조차 약 50%에서 목의 움직임이 많이 줄어든다고 합니다. 이렇게 운동 범위가 줄어드는 요인 중 하나가 열어놓은 후궁이 서로 유합되는 것입니다. 이러한 자동 유합은 2-3번과 3-4번 후궁 사이에서 흔하게 발생합니다. 다시 말해서 3번 후궁을 중심으로 위 아래가 잘 붙는 셈입니다.

그렇다면 3번 후궁은 열지 말고 아예 잘라내어 버리면 어떨까요? 그럼 자동 유

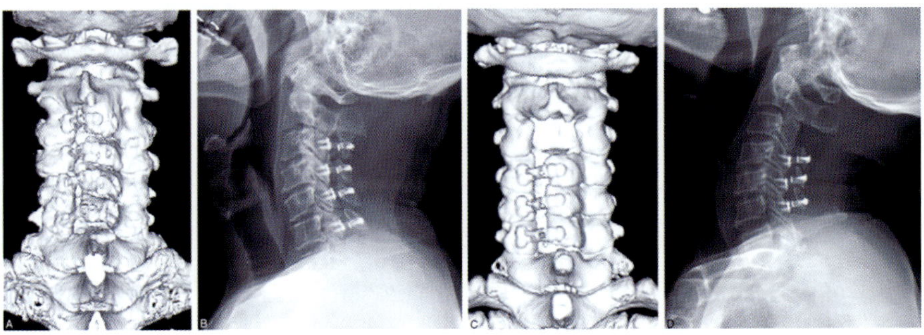

왼쪽 환자는 3번 뼈에 후궁 성형술을 했습니다. 3번 후궁이 2번, 4번 후궁과 유합되어 움직임이 소실 되었습니다. 오른쪽 환자는 3번 뼈에 후궁 성형술 대신 절제술을 시행했습니다. 자동 골유합이 이루어질 수 있는 기반이 사라졌기 때문에 골유합은 전혀 일어나지 않았습니다.

합이 일어나는 부위를 모두 없애버리는 효과가 있지 않을까요? 그래서 저희 아산 병원 팀이 이렇게 해보았습니다. 그랬더니 역시나 자동 유합이 일어나지 않으면서 운동 범위가 더 크게 보존되는 것이었습니다. 이 결과 요즘 저희 병원뿐만 아니라 거의 모든 병원에서 이렇게 수술하고 있습니다.

4) 5번 신경근 마비

아마도 후궁 성형술이나 후궁 절제술 후에 발생하는 가장 골치 아프고 잘 개선이 되지 않는 문제점이라고 할 수 있는데요. 수술 1~2일 후에 갑자기 5번 신경근 마비가 발생해서 한쪽 팔 혹은 양쪽 팔이 잘 들리지 않게 되는 환자분들이 있습니다. 현재까지 알려진 가장 유력한 원인은 후방 감압술 이후 척수가 뒤로 도망가면서 비교적 짧은 5번 신경근이 앞뒤로 당겨져서 마비가 온다는 것입니다. 미국의 Nassr라는 의사 등이 630명의 환자들을 대상으로 조사한 결과 후궁 성형술 후 약 4.8%의 빈도로 나타났습니다. 다행스럽게도 대개 자연적 회복이 이루어졌으나, 마비가 발생환 환자들 중 19%에서는 근력이 약간 약해지는 후유 장애가 남았습니다. 70%의 이상의 환자들이 6개월 이내에 회복되었으나 2년까지도 점차로 더 회복되는 경향을 보입니다. 하지만 마비가 온 수개월간은 환자분들이 많이 힘드실 것입니다. 이 합병증을 완전히 방지하는 법은 아직 소개되지 않았습니다.

5) 후궁 재닫힘

열어놓은 후궁이 저절로 닫히는 문제에 대해서는 이전 장에서 이미 말씀드렸지요? 원래 Hirabayashi가 소개한 수술 방법에서는 실로 열린 후궁을 유지하는 방법이 쓰였었습니다. 이것은 워낙에 불안정해서 열린 후궁이 약 10% 정도 닫히고, 척수가 다시 눌리는 단점이 있었는데요. 요즘은 빈 간격을 그림과 같이 금속판이나 인공 뼈, 혹은 자기 뼈를 끼워 넣어 고정시키기 때문에 이러한 문제가 거의 발생하지 않고 있습니다.

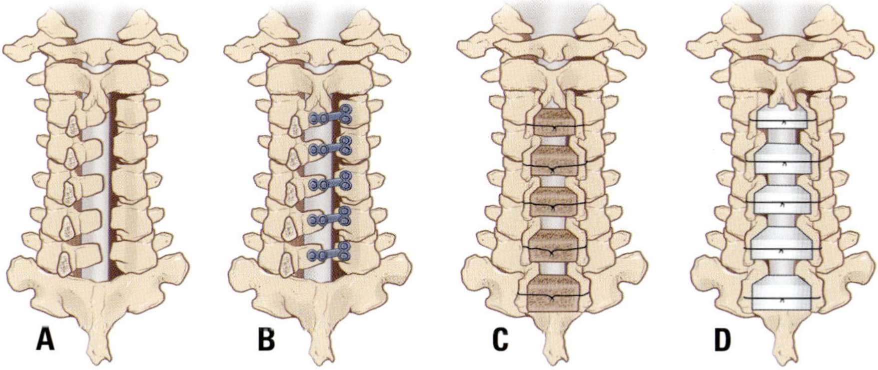

다양한 형태의 후궁 성형술 (A) 열린 후궁을 실로 고정한 고식적인 히라바야시 방법입니다. (B) 요즘 많이 사용되고 있는 금속판으로 고정한 것입니다. (C) 쿠로카와 술식 후 뼈를, (D) 세라믹 제품을 끼워 넣은 것입니다.

후궁 절제술 및 유합술은 어떤 경우에 사용하는 건가요?

후궁 절제술 및 유합술(Posterior laminectomy and fusion; PLF)

이전 장에서 후궁 절제술이나 후궁 성형술 후에 경추 후만증이 발생하는 환자분들이 많다고 하였고, 그 위험 인자들도 말씀드렸습니다. 이런 위험 인자들을 가지고 있는 분들은 아예 후방 감압술을 하지 말아야 할까요? 아닙니다. 후방 감압술을 하고 그 대신 후만증이 생기지 않도록 금속 나사들로 고정해 주면 됩니다. 금속 나사와 봉을 이용해서 고정한 후, 관절에 뼈이식을 해주면, 연결된 뼈들은 모두 통뼈가 될 수 있습니다. 통뼈로 굳고 나면, 나중에는 금속 고정물이 없어도 혼자서 잘 버틸 수 있지요. 또한 이런 금속 고정물들은 힘이 강하기 때문에 구부러진 척추도 펼 수 있고, 원하는 형태로 만들어 줄 수도 있습니다. 물론 떡 주무르듯이 마음대로 되는 것은 아니고 어느 정도로는 말이죠.

이러한 장점을 이용해서 수술 전에 경부통이 심한 환자, 수술 전에 이미 후만증이 심한 환자, 수술 후 후만증의 위험성이 높은 환자, 그 밖에 수술 전후에 경추 마디가 불안정하거나, 어긋나 있는 환자, 혹은 변형이 있는 환자에서도 교정을 위해 사용할 수 있습니다.

디스크가 생긴 마디수에 따라서 수술 방법이 달라지나요?

수술이 필요한 마디수에 따른 전방과 후방 감압술의 선택

기본적으로 전방 감압술이 더 확실한 감압법이라고 말씀드렸지요? 그래서 의사들은 전방 감압술을 할 수 있다면 그것을 하는 것을 먼저 생각할 것입니다. 그것이 어렵거나 불리하다면 후방 감압술로 넘어가겠지요.

먼저 1-2마디에서 척수가 눌리는 상태를 생각해 볼까요? 간단하게 앞쪽에서 1-2마디의 디스크를 제거하거나 1개의 척추체를 제거하고 감압을 할 수 있을 것입니다. 수술 후 유합이 되는 디스크도 1-2마디에 불과하고요. 따라서 수술 후에도 잃어버리는 목의 움직임이 크지 않습니다. 디스크 2마디는 뼈가 붙는 유합율도 꽤 높아서 별로 문제가 되지 않지요. 만약 1-2마디에서 후방 감압술을 한다면 척수가 뒤로 도망가기 위해서 적어도 후궁을 2~3개 열어주어야 할 것입니다. 후궁 하나가 2마디에 걸쳐 있으니까 적어도 3-4마디 수술을 해야 한다는 것입니다. 어떻습니까? 전방에 비해 후방 감압술의 범위가 지나치게 커지지요? 결론적으로 1-2마디에 걸쳐있는 디스크는 전방 감압술을 하는 것이 유리합니다.

그런데 만약 4마디 이상에서 척수가 눌리는 상태라고 생각해 보실까요? 앞쪽으로 수술한다면 4마디의 디스크나 중간에 끼인 3개의 척추체를 희생시켜야 하므로 골유합이나 골이식체로 인해 발생하는 합병증의 가능성이 급증하고 잃어버리는 목의 움직임도 상당하겠지요? 왜, 아까 3개의 척추체를 희생시킬 경우 문제될 확률이 70%에 달한다고 말씀드리지 않았습니까? 그래서 이런 경우는 전방 감압술이 여러 가지로 불리하기 때문에 후방 감압술을 우선적으로 생각하는 것입니다. 후방 감압술의 장점이 단점을 훨씬 능가하니까요. 따라서 4마디 이상에 걸쳐있는 디스크는 후방 감압술을 하는 것이 유리합니다.

뭔가 빠진 게 있죠? 네, 3마디 질환은 어떻게 할까요? 그것은 수술하는 의사의 선호도와 경험에 따라 전방으로 할 수도, 후방으로 할 수도 있습니다. 이때에는 전방 감압술의 장단점과 후방 감압술의 장단점이 서로 비슷하기 때문인데요. 주치의 선생님을 믿고 따르시는 것이 가장 좋겠습니다.

수술전에 경부통(목 통증)이 심한 사람들은 유합술이 필요한가요?

수술 전에 척수증 증상뿐 아니라 목의 통증도 상당한 분들이 있습니다. 대체로 이런 분들의 목뼈를 자세히 관찰하면 디스크와 후관절이 같이 많이 망가져 있는 분들이 많습니다. 만약 이런 분들에게 후궁 성형술을 하면 어떻게 될까요? 수술 받은 부위가 불안정해지면서 목의 통증이 더 심해질 가능성이 있겠지요? 척수증은 호전되더라도 목 통증으로 인해 생활이 많이 제한될 것입니다. 따라서 이런 분들은 목의 움직임을 살리는 수술보다는 유합술을 시도하는 것이 좋습니다. 골유합이 잘 이루어진 관절에서는 통증이 생기지 않습니다. 따라서 조금 뻣뻣하기는 해도 목 통증이 많이 호전될 것입니다. 따라서 척수증이 있으면서 목 통증이 심한 분들에게는 두 가지 옵션이 있는데요. 하나는 전방 감압술과 유합술을 하는 것이고, 다른 하나는 후방에서 후궁 절제술과 유합술을 하는 것입니다. 때에 따라서는 이 두 가지 수술을 모두 해야 할 수도 있습니다.

예전에 척추외과 의사들이 보는 교과서에 이런 표현이 있었는데, 이해하시는 데에 도움이 될 것입니다.

"움직이면서 아픈 척추보다는 움직이지 않더라도 안 아픈 척추가 더 낫다." 물론 여기 '아픈' 이라는 표현 대신에 '마비를 일으키는'이라는 말을 넣어도 맞는 말일 것 같네요.

디스크가 생긴 마디수에 따라서만 전, 후방 수술을 결정하는 것인가요?

전방과 후방 감압술의 선택 방법

전방 수술이 좋을지 후방 수술이 좋을지는 아주 복잡한 문제이고 정답이 없습니다. 하지만 환자분들에게 조금이라도 더 나은 수술 결과를 보여드리려면 그동안 여러 의사들에 의해서 발표된 논문들을 종합하여 답을 찾아가는 것이 좋습니다.

가령 예를 들어보겠습니다. 어떤 환자분이 디스크에 의한 척수증이 있는데 경추 후만각이 20도입니다. 즉 뒤로 볼록한 만곡을 가지고 있다는 말인데요. 이런 경우 후궁 성형술의 결과가 전방 감압술에 비해 좋지 않다는 논문들이 나와 있습니다. 이런 분들에게 구태여 후궁 성형술을 하는 것이 좋을까요? 단기적으로 보면 환자분들의 상태는 호전될 것이고 의료진에게 고마워할 것입니다. 하지만 몇 가지 문제점이 있는데요. 첫째로는 더 좋아질 수 있는 환자를 덜 좋아지게 했다는 것이고, 둘째는 지금은 좋아졌더라도 수 년 후에 척수증이 다시 나빠질 가능성을 안고 있다는 것입니다. 셋째로는 후만이 점점 더 심해지면서 환자분이 앞을 바라보기 불편해지고, 서고 보행하는 데에도 힘이 더 들어갈 가능성이 높아진다는 것입니다. 그렇게 보면 좋은 선택이 아니었다고 대부분의 의사들이 생각하겠지요? 이렇게 확연히 구분되는 것은 있습니다만 반드시 이것이 최선이다라는 정답은 없는 것이 현재 실정입니다.

저는 그래서 저는 제가 지금까지 공부하고 연구한 결과들을 바탕으로 수술 방법을 선택하고 있습니다. 제가 편하게 수술할 수 있는 방법을 선호하기보다는 가능하면 환자분들에게 최선의 결과를 만들어드리는 방법을 고안해 내기 위해 고민합니다.

그렇다면 선생님이 수술 방법을 결정하는 원칙은 무엇인가요?

수술 종류 결정 방법

앞서도 말씀드렸지만 제 방법이 최선이라고 말씀드릴 수는 없습니다. 하지만 제가 지금까지 고민해 본 바로는 이 방법이 아직까지는 가장 바람직한 것으로 생각되어 제 환자분들에게 적용하고 있습니다.

저는 우선 K선 (+)인지 (-)인지부터 구분합니다.

만약 K선 (+)이고 1~2마디라면 전방 감압술로 하는 것이 좋겠습니다. 만약 K선 (+)이고 4마디 이상이라면 후궁 성형술이 좋겠지요? 3마디라면 전방, 후방 모두 가능할 것입니다.

만약 3마디 이상이라서 후궁 성형술을 생각했는데 환자분이 관절의 퇴행성 변화로 인해 목 통증이 심하다면 어떨까요? 네, 그렇습니다. 후궁 성형술 후 목 통증이 더 심해질 위험성이 있으므로 차라리 금속 나사못을 써서 후궁 절제술 및 유합술을 해드리는 것이 좋겠지요?

그런데 문제는 K선 (-)인 분들입니다.

K선 (-)이면서 1~2마디 질환인 분들은 전방 감압술을 선호합니다. 전방 감압술이 디스크 절제술이든 척추체 제거술이든 VBSO든 의사 선생님이 자신있는 것으로 하면 됩니다. K선 (-)이면서 4마디 이상에 질환을 가지고 계신 분들은 어떨까요? 이런 분들에게는 후궁 성형술의 결과가 좋지 못하다고 했지요? 따라서 다른 방법들을 생각해 보아야 합니다. 어떤 방법들이 있을까요? 첫번째로는 비록 많은 마디이기는 하지만 전방 감압술을 시도해 볼 수 있습니다. 하지만 4마디 이상에서는 전방 감압술의 합병증이 문제될 수 있다고 했지요? 두번째로는 후방 감압술을 하면서 K선을 바꿔주는 방법이 있습니다. K선을 바꾸다니 그게 가능한가요? 물론 가능합니다. 경추의 후만을 교정해주면 K선은 뒤로 이동하게 되거든요. 즉 금속 나사못을 삽입하여 일부러 후만을 전만으로 교정시켜 주는 것입니다. 그

러면 K선이 뒤로 이동하면서 후궁 절제술만 해줘도 척수가 뒤로 도망갈 수 있는 공간이 열리게 되는 것입니다.

단계에 따라 생각을 해보니 아주 명확하게 결론이 내려지지요? 여러분도 이제 웬만한 척추외과 의사 정도의 결정을 내리실 수 있게 되신 것입니다.

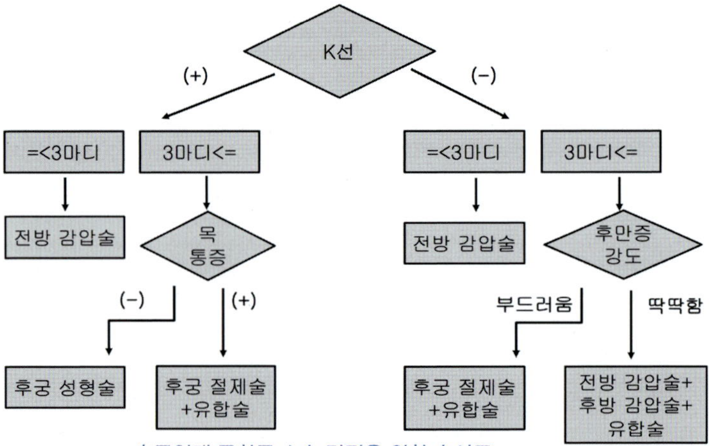

후종인대 골화증 수술 결정을 위한 순서도.

지금 말씀하신 방법으로 모든 환자를 해결할 수 있나요?

전후방 동시 수술

서구 속담에 "예외 없는 법칙은 없다."라는 말이 있지요? 앞서 말씀드린 순서도에 따라 결정을 내리려 해도 거기에서 벗어나는 분들도 있습니다.

가령 현재 K선(-)인데 금속 나사못으로 교정하려 해도 K선(+)로 바뀌지 않는 분들이 있습니다. 이미 경추 정렬이 딱딱하게 후만으로 고정되어 있는 분들이 그렇습니다. 이런 분들은 어떻게 해야 할까요? 이런 분들은 할 수 없이 전방과 후방 수술을 모두 하여야 할 가능성이 높습니다.

디스크가 많이 망가져 그 공간이 주저앉아 생긴 경추 후만증은 매우 단단해서 후방에서 아무리 강력한 나사못을 박아서 교정하려고 해도 되지 않는 경우가 많

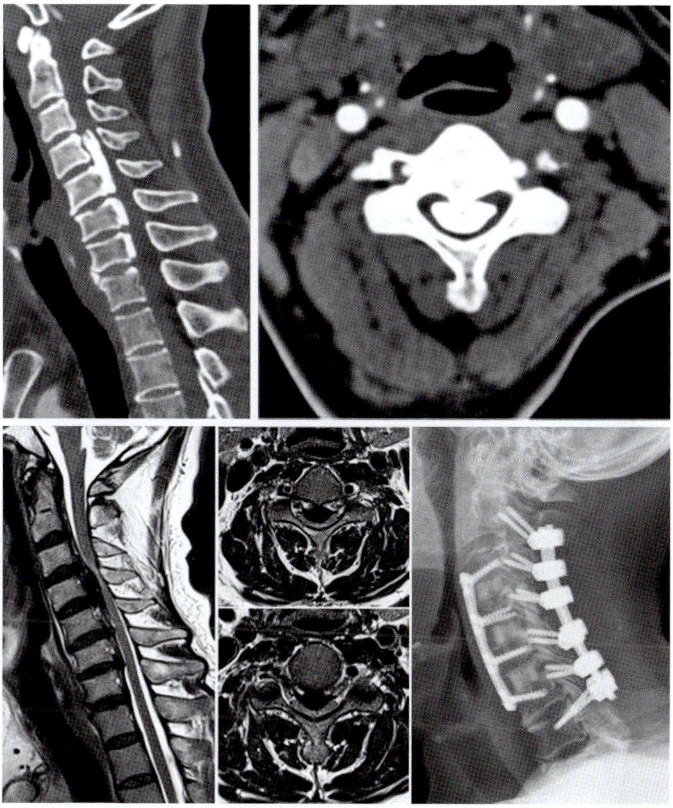

K선(-)에 6마디를 침범한 후종인대 골화증 환자입니다. 후방 감압술을 하고 싶지만 K(-)라서 적절하지 않습니다. 후방에서 광범위하게 후궁 절제술을 하고 나사못을 박아 전만을 만들고 싶지만 만곡이 딱딱해서 맘대로 되지 않습니다. 어떻게 해야 할까요? 할 수 없이 전후방 수술을 모두 했습니다. 우선 전방으로 들어가 VBSO를 통해 후만을 전만으로 바꾸어 주면서 척추관을 확장시킵니다. 다시 후방으로 들어가서 좀 더 광범위한 후궁 제거술로 후방 감압하고 나사못을 박은 후 전만을 더 만들어 고정하였습니다.

습니다. 이럴 때는 할 수 없이 전방에서 여러 마디의 디스크 절제술을 통해 디스크 공간을 위아래로 벌려 주어야 합니다. 전방에서 하는 것이 아니면 교정이 어렵다는 말이지요. 그렇다면 처음부터 전방으로만 하지 왜 후방 수술을 고려하는 것일까요? 네, 그렇습니다. 4마디 이상 되는 질환을 전방으로 수술하는 것은 합병증이 발생할 가능성이 높기 때문입니다. 각각의 장단점을 보완하기 위해 전후방 수술을 함께 하게 되는 것이지요. 전방 수술로는 경추 후만증을 교정하여 K선 (-)를 (+)로 바꿔주어 후방 감압술의 효과가 크게 만들어 놓고, 후방에서 후방 감압술을 시행하는 것입니다. 이 때에는 전방이 모두 유합되었기 때문에 후궁 성형술을 해줄 필요가 없겠지요? 이미 움직임이 모두 없어져 버렸기 때문에 후궁 성형술의 장점을 얻을 수 없으니까요. 그래서 보통 유합을 더 빨리, 확실히 시키기 위해 후궁 절제술 및 유합술을 해서 더 단단하게 만듭니다. 점점 복잡해 지지요?

만약 디스크 공간의 붕괴가 너무 심해서 경추에서 척수가 심하게 눌리면서 경추 후만까지 딱딱하게 고정되어 있다면 어떻게 해야 하나요?

딱딱한 경추 후만증을 동반한 척수증의 수술

만약 디스크 공간의 붕괴가 심해서 경추가 후만 상태에 고정되어 있다면 어떨까요. 이때는 디스크가 척수를 누르고 있기도 하고, 후만증을 단단히 만들고 있기도 해서 진퇴양난이 될 것 같은데요.

예, 이것이 사실 디스크와 후만증이 동반된 어려운 경우 중 하나입니다. 후방에서 나사못으로 단번에 펴려고 해도 잘 안될 것입니다. 어찌해야 할까요? 이러한 상태를 해결하는 방법으로 저희 아산병원팀이 최초로 해답을 제시하여 발표하였습니다. 그림을 보시면서 설명드리겠습니다.

그림 A를 보시면 경추 전만의 소실과 두꺼운 후종인대 골화증으로 인해 K선(-)인 형태가 되었습니다. 이 후종인대 골화증은 두꺼운 한 덩어리로 이루어져 있어서 전방에 여러 마디 디스크 절제술을 한다고 하더라도 교정하기 어려울 것입니다. 이럴 때에는 우선 후방으로 접근하여 후궁 절제술을 시행합니다. 이것은 두 가지 목적이 있습니다. 후방 구조물을 없앰으로써 경추를 조금 더 유연하게 만들어 주는 효과가 있고 둘째로 갑자기 경추 전만을 만들어 주었을 때 척추관이 좁아지면서 척수가 눌려버리는 위험성을 제거하는 것입니다. 앞장에서 말씀드렸지요? 경추는 뒤로 젖힐 경우, 즉 전만을 증가시킬 경우 후궁 사이의 간격이 줄어들고, 후궁 사이의 황색 인대가 안으로 접혀 들어가면서 척추관이 급격히 좁아지는 효과를 만들 수 있다고요. 그렇지 않아도 후종인대 골화증에 의해 눌려지는 척수가 이러한 기전에 의해 더 눌리게 되면 수술 중에 오히려 척수 손상이 심해질 수 있으니까요. 후궁 절제술이 되었으면 전방으로 들어가 여러 마디의 디스크 절제술을 합니다. 이때 디스크 절제술 공간을 통해 그림 B와 같이 후종인대 골화증 덩어리를 얇게 갈아냅니다. 마치 두꺼운 종이를 접기 위해 만든 깊은 홈같이 만들어 졌지요? 이렇게 하면 이제 골화증 덩어리는 단순히 커다란 덩어리가 아니라 홈을 따라 접힐 수 있는 두꺼운 종이처럼 된 것입니다. 이제 이 홈들을 뒤로 꺾은 다음 골이식체를 삽입합니다. 그럼 그림 C처럼 전만 곡선을 만들어 줄 수 있는 것이지요. 정형외과에서는 이렇게 뼈를 얇게 갈아 일부러 골절을 만드는 방법을 '버드나무 골절 술식(greenstick fracture technique)'이라고 부릅니다. 마치 물 잘 먹은 버드나무 가지를 꺾으면 뚝 부러지는 대신 유연하게 꺾여버리는 것과 같

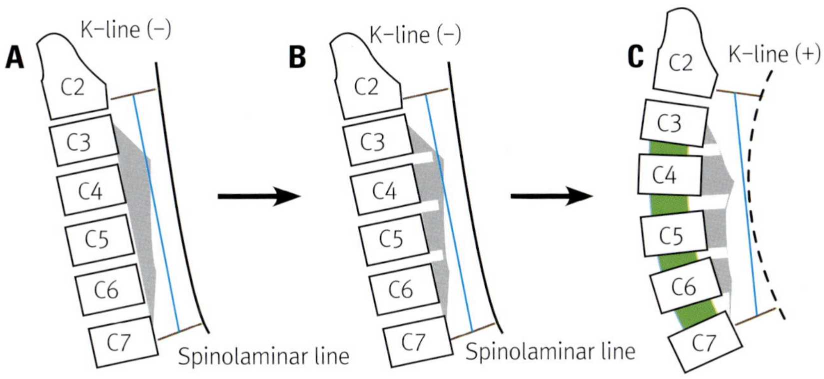

버드나무가지 골절 술법.
(A) 커다란 후종인대 골화증 덩어리와 경추의 후만 변형으로 K선(−)를 보입니다. (B) 각 디스크 마디에서 후종인대 골화증을 갈아내어 얇게 만듭니다. (C) 얇게 만든 후종인대 골화증을 경첩으로 활용하여 꺾은 후 쐐기 모양의 삽입물을 디스크 공간에 집어 넣으면 후만 변형을 정상적인 전만 곡선으로 만들 수 있습니다.

은 현상을 이용하는 것입니다. 전만으로 만든 경추는 전방에서 금속판으로 고정할 수도 있습니다. 이 후 후방으로 다시 들어가 이 곡선을 보강하기 위해 금속 나사못, 금속봉, 그리고 뼈이식으로 유합술을 시행합니다. 결국 후방-전방-후방의 세 번의 수술을 하는 셈입니다. 환자분이나 수술하는 의사들에게도 조금 부담스러운 수술이기는 하지만 결과는 매우 만족스럽습니다. 수술 후에 의사선생님들께 "수고했습니다"라는 한 마디는 잊지 마세요.

경추 후만증의 수술에는 어떤 것들이 있나요?

경추 후만증의 수술 방법

경추 후만증이 심하여 편안하게 전방을 쳐다보기 어렵거나, 머리가 심하게 앞으로 기울어 서있거나, 걷기에 불편한 환자분들은 할 수 없이 후만증을 교정하는 수술을 하여야 합니다. 어떤 경우에는 경추 전방 디스크 간격들이 완전히 가라앉아 병변을 쉽게 교정하지 못하도록 단단히 고정시키고 있는 경우가 많습니다. 이러한 경우에는 불가피하게 정상 뼈나 골화증 뼈를 잘라서 후만을 전만으로 바꿔주는 위험한 수술을 해야 할 때도 있습니다.

경추 후만증의 수술

1) 전방 수술

A. 전방 추간판 절제술 및 유합술(anterior cervical discectomy and fusion; ACDF)

B. 전방 척추체 절제술 밀 유합술(anterior cervical corpectomy and fusion; ACCF)

C. 전방 척추체 이동 절골술(anterior vertebral body sliding osteotomy; VBSO)

2) 후방 수술

A. 후방 교정 및 유합술(posterior correction and fusion)

B. 후방 Ponte 절골술(Ponte osteotomy)

C. 후방 척추경 제거 절골술(pedicle subtraction osteotomy)

경추 후만증은 우선 그 변형이 야들야들해서 금속 고정물만을 삽입하여 교정할 수 있는지, 아니면 딱딱해서 고정물만으로는 교정을 얻을 수 없는지 구분하는 것이 중요합니다. 보통 목을 굽히고 젖히고 찍는 측방 방사선 사진상에서 후만증이 교정되면 금속 고정물로도 교정할 수 있다고 봅니다. 만약 후만증이 야들야들해서 금속 고정물만으로도 교정할 수 있다면 전방이든 후방이든 어떠한 수술로도 쉽게 후만을 전만으로 만들어 줄 수 있습니다. 보통 후만이 1-3마디 내에서 만들어진 것이라면 전방 수술을 하는 것이 편하고, 3마디 이상에서 만들어진 것이라면 후방 수술로 길게 고정하여 교정할 수도 있습니다. 문제는 딱딱하게 굳은 후만증입니다. 하지만 목 디스크 환자에서 단순히 경추 후만증만 가지고 수술하는 경우는 극히 드물고 대체로 척수증을 함께 가지고 있는 경우가 많기 때문에 앞장에서 말한 척수증의 수술 기준으로 생각하시면 됩니다.

만약 오로지 척추 후만증만을 가지고 있어서 수술이 필요하다면 보통 뼈를 일부 잘라서 교정하는 절골술이 필요한 경우들이 많습니다. 전방에서는 여러 마디의 디스크 절제술 및 유합술이 효과적이고, 저희들이 개발한 VBSO까지 하면 교정을 더 확실하게 얻을 수 있습니다. 후방에서는 여러 마디의 후관절을 일부 절제하여 오므리는 Ponte 절골술을 할 수도 있고, 아예 뼈 하나를 뒤에서 주저 앉히는 척추경 제거 절골술을 할 수도 있습니다. 이러한 수술은 너무나 드물기 때문에 일반인들이 아실 필요까지는 없을 것 같습니다. 더 궁금하신 분들의 이해를 돕기 위해 제가 수술한 분들의 사진 몇 장을 실어 놓겠습니다.

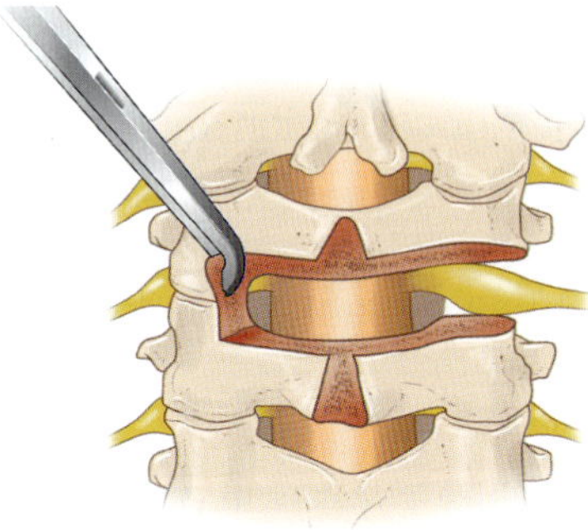

Ponte 절골술.

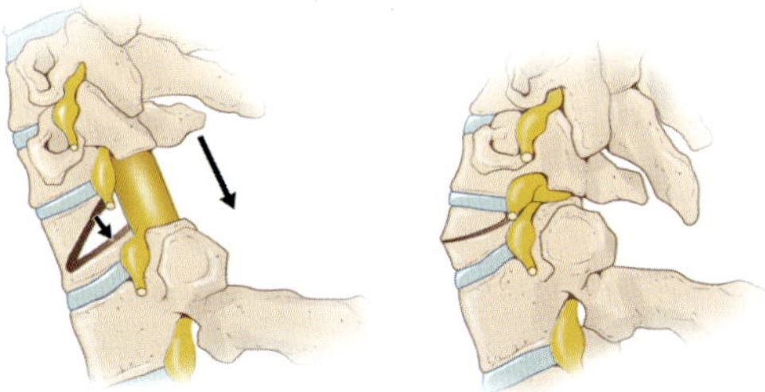

7번 경추의 척추경 제거 절골술.

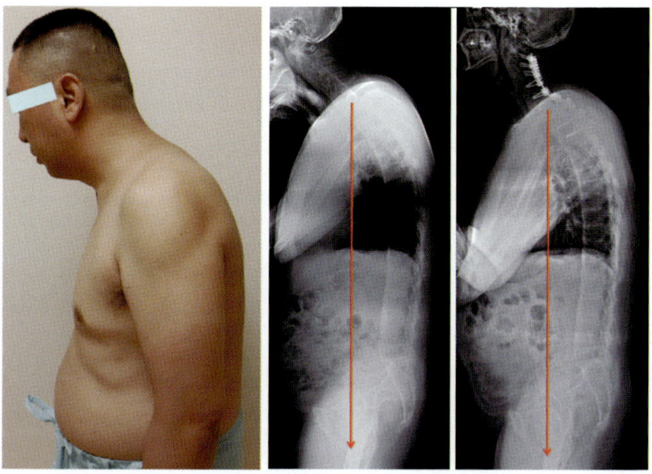

거북목(경추 후만 변형)이 심하여 수술적 치료가 필요했던 환자. 이 분은 후종인대 골화증이 아닌 강직성 척추염 환자분입니다. 목이 앞으로 굽어 주무실 때 베개를 베어도 머리가 뜰 정도입니다. 앞을 쳐다보기 위해서는 무릎을 굽히고 허리를 젖혀야 합니다. 수술전 측면 엑스레이를 보시면 목이 심하게 앞으로 굽어있습니다. 7번 경추의 척추경 제거 절골술을 통해 목을 바로 세워드렸습니다. 제법 큰 수술이기는 하였으나 환자분은 수술 결과에 매우 만족하십니다.

목 통증의 수술에는 어떤 것들이 있나요?

목 통증의 수술 방법

목 디스크에서 목 통증의 증상만 가지고 수술을 하는 경우는 거의 없습니다. 왜냐하면 목 통증은 약물, 주사, 운동 치료법에 대부분 반응을 잘하기 때문입니다. 만약 이러한 치료에도 반응을 하지 않는 목 통증이라면 수술을 고려할 수 있습니다. 의료진도 수술을 하기 전 수술의 필요성을 면밀히 검토하지만 아쉽게도 수술 성적은 위에 나온 증상들을 위한 수술에 비해 성공률이 많이 떨어집니다.

목 통증의 수술

1) 전방 수술

A. 전방 추간판 절제술 및 유합술(anterior cervical discectomy and fusion; ACDF)

B. 전방 척추체 절제술 및 인공 디스크 삽입술(anterior cervical disc arthroplasty)

C. 전방 척추체 절제술 및 유합술(anterior cervical corpectomy and fusion; ACCF)

2) 후방 수술

A. 후방 교정 및 유합술(posterior correction and fusion)

B. 후방 Ponte 절골술(ponte osteotomy)

C. 후방 척추경 제거 절골술(pedicle subtraction osteotomy)

목 디스크에서 목 통증만 가지고 수술하는 경우는 극히 드뭅니다. 보통 척수증이나 신경근증 없이 목 통증만을 호소하는 분들도 흔치는 않고, 또한 이런 분들에게서 수술을 해야 할 정도로 증상이 심하게 오래 가는 경우는 드물기 때문입니다. 하지만 만약 그런 환자분이 있다면 통증을 제거하기 위해 인공 디스크를 삽입하거나 디스크를 유합하는 수술을 하는 것이 일반적입니다. 유합술은 전방 혹은 후방 유합술을 모두 사용할 수 있습니다. 만약 목 통증을 호소하는 분이 경추 후만증까지 가지고 있다면 경추 후만증 치료에 따라 절골술 등을 함께 시행해 줄 수도 있습니다.

경추 수술의 합병증

경추 수술의 합병증에 대해서 설명해주시겠어요? 아무래도 무서워요.

합병증의 빈도 및 종류

목뼈 수술을 받아야 한다고 하면 저부터도 겁이 많이 날 것 같습니다. 목은 아무래도 허리와 다르게 생명에 관련된 해부학적 구조물들이 많이 지나가서 본능적으로도 공포심을 많이 느끼는 부위이기도 하니까요. 하지만 막상 수술에 관련되어 심각한 합병증이 생기는 경우는 극히 드뭅니다. 위험한 수술을 해야 하는 환자들만 주로 오는 저희 병원에서 심각한 합병증의 빈도는 약 0.1% 정도였습니다. 천 명에 한 명 꼴이죠. 어떻게 보면 높고, 어떻게 보면 낮은 확률인데요. 객관적으로 생각해보면 1,000명 수술해서 999명이 안전하다는 것이니까 별로 걱정하실 필요는 없을 것 같네요. 그런데 다시 한번 고려하셔야 할 것들이 있습니다. 수술을 받아야 할 분들은 앞으로 평생 안전하고 편안하게 지내실 수 있는 분들이 아니라는 것입니다. 이 분들은 그대로 놓아 두었을 때 더 위험한 분들이죠.

예를 한 번 들어보겠습니다. 방에 있는데 방밖에서 불이 났다고 합니다. 당장 방밖의 불을 피하려다 잘못될 확률은 1/1,000이고, 방에 남아있으면 당장은 문제가 안되지만 시간이 지나면서 잘못될 확률이 1/10이라고 한다면 여러분은 어떻게 하시겠습니까? 지금 당장 위험하더라도 방을 빠져 나와야겠지요? 위험성의 확률이 백 배 차이가 나니까요. 목 수술도 마찬가지입니다. 지금 당장 1/1,000의 확률로 위험한 일을 당할 수 있더라도 방치했을 때 더 위험할 수 있기 때문에 불가피하게 수술을 받는 것이 더 안전하다고 할 수 있습니다. 위험하고 불편하지 않은 분들을 수술하겠다고 하는 의사는 없을 터이니 말입니다.

수술과 관련된 합병증은 크게 세 가지로 분류합니다. 수술 중에 문제가 되는 것, 수술 후 3개월 이내에 문제가 되는 것, 3개월 이후에나 문제가 되는 것으로 말입니다. 첫 번째 것을 수술 중 합병증, 두 번째 것을 조기 합병증, 세 번째 것을 지연성 합병증이라고 합니다.

전방 수술과 관련된 합병증들에는 어떤 것들 있나요”

전방 경추 수술의 흔한 합병증

1) 수술 중 합병증

세계에서 경추 연구에 관련해 가장 신뢰성이 높다는 미국 경추 연구 학회의 보고에 따르면 수술 과정 중 신경 손상이 약 1%에서 발생한다고 합니다. 100명에 한 명 꼴이니 상당히 흔한 것이죠. 하지만 손이 섬세한 우리나라 선생님들은 이보다 더 수술을 잘하시니 걱정하지 않으셔도 됩니다. 제가 정확하게 조사해 보지는 않았으나 저와 저의 동료 의사 선생님들의 경우에는 이보다 훨씬 발생률이 낮으니까요.

경추의 전방 접근시에 마주치게 되는 경동맥, 척추 동맥, 경정맥 등의 큰 혈관 손상이 발생하면 출혈이 많이 될 수 있습니다. 하지만 커다란 종양 제거 수술을 하지 않는 한 이런 경우는 거의 발생하지 않습니다. 가장 골치 아픈 것이 식도 손상입니다. 목뼈 바로 앞에 식도가 지나가는데 마치 근육같이 생겨서 구분이 잘 되지 않는 경우도 있습니다. 만약 식도가 작게 손상된다면 바로 복구하고 약 2주간 금식을 하면 잘 치유됩니다. 크게 손상되었다면 정도에 따라 근육 등 조직 이식을 필요로 하는 경우가 있고, 역시 정도에 따라 금식을 하게 됩니다. 식도에 손상을 주었는데 수술 중 발견을 못하면 상황이 조금 심각해집니다. 침이나 음식물에 섞인 균이 찢어진 식도를 통해 흉곽부에 퍼질 수 있기 때문에 심한 염증이 생길 수도 있기 때문입니다. 하지만 수술 중 식도 손상이 된 경우는 저도 지금까지

2 예만 경험하였을 정도로 드물고, 또 조기에 발견, 조치하여서 별 문제가 없었기 때문에 안심하셔도 좋습니다.

수술 중 경막이 터져서 뇌척수액이 누출되는 경우가 있습니다. 뇌척수액이 누출되면 일어날 수 있는 불리한 상황은 미리 설명을 드렸습니다. 하지만 대부분 손상의 크기가 크지 않아 수술 중 바로 꿰매거나, 기타 의료 제품들로 찢어진 경막을 막아줄 수 있기 때문에 크게 걱정하실 필요는 없습니다.

이상의 설명을 보시면 상당히 위험한 합병증들이 많아 무시무시해 보일 것입니다. 하지만 그 빈도가 너무 낮고, 경험 많은 의사 선생님들이 잘 대처할 수 있기 때문에 합병증들이 무서워서 필요한 수술을 안 받겠다고 결정하시는 것은 현명한 생각이 아닙니다. 또다시 예를 하나 들어보겠습니다. 우리가 매일같이 자동차나 버스, 지하철 등을 타고 다니는데 서울 시내에만 해도 하루에 교통사고로 돌아가시는 분들이 최소한 1~2분씩은 되지요? 하지만 죽을까 봐 이러한 교통 수단을 거부하고 걸어 다니시는 분들은 거의 없습니다. 왜냐하면 확률이 너무 희박해서 사망에 대한 두려움을 그 편리함이 가려버리기 때문인데요. 수술도 마찬가지로 생각하시면 됩니다. 심각한 합병증이 있을 수 있으나 확률이 희박하고, 반면에 수술에 의해 얻어지는 이득이 훨씬 크다면 수술을 하는 것이 더 도움이 되기 때문에 하는 것입니다. 만약 이러한 가성비가 맞지 않는 수술이라면 환자분들이 해달라고 해도 의사 선생님들이 먼저 하지 말라고 만류할 테니까 말이지요.

2) 조기 술 후 합병증

꼭 식도 손상이 아니더라도 수술 후 삼킴 이상(연하 곤란, swallowing difficulty)이 나타날 수 있습니다. 목뼈 수술을 하기 위해서는 목뼈 앞을 가리고 있는 식도를 일정 시간 당기고 수술해야 하기 때문인데요. 이 삼킴 이상은 전방 접근을 통한 경추 수술에서 가장 흔한 합병증입니다. 상당히 많은 분들이 경험하시기는 하나 다행스럽게도 대부분 저절로 좋아지시고 1년 이상 불편하게 남는 분들은 약 1%에 불과합니다.

반회 후두 신경(recurrent laryngeal nerve)이라는 것이 있습니다. 이름이 무척 어렵지요? 목을 따라 내려갔다가 목 밑에서 다시 꺾여 올라와서 붙여진 이름입니다. 이 신경은 성대에 분포합니다. 목 수술 중에 식도, 기도와 경동맥, 경정맥 사이를 당기다 보면 한쪽 신경이 늘어나는 손상을 받아 일시적으로 성대가 마비되는 경우가 있습니다. 이러면 당분간 쉰 목소리를 내게 됩니다. 발생 빈도는 약 2-11% 정도 된다고 하고 대부분 6주 이내에 자연 치유되나 6개월 이상 지속되는 경우도 있습니다. 하지만 이것은 꼭 신경 손상 때문만은 아니고 마취를 위해 기도에 마취용 튜브를 삽입하는 일반적인 수술 환자분들에게서도 종종 일어나는 현상입니다.

수술 직후 발생할 수 있는 가장 위험한 합병증은 호흡 곤란입니다. 수술 후 기도 뒤쪽에 피가 고이거나 혹은 연부 조직이 부어올라서 기도를 막아 생기는 현상입니다. 하지만 수술 전 환자분을 철저히 교육하여 이상한 점을 빨리 의료진에게 알려 주도록 하면 쉽게 조치할 수 있습니다. 숨을 편하게 쉬실 수 있도록 기도에 호흡용 튜브를 삽입하면 되거든요. 또한 수술 후 피가 고일 만한 위험성이 있는 환자분들은 수술 후에도 마취용 튜브를 기관에서 빼지 않고 며칠 유지해 두는 것이 안전할 때도 있습니다. 저희 병원에서는 이렇게 위험성이 있는 환자분들은 마취용 튜브를 유지한 채 중환자실에서 하루 이틀 집중 감시를 하고 있습니다. 고위험군은 3개 이상의 척추체가 노출되었거나 수술 중 300 ml 이상 출혈이 된 경우, 2-4번 경추부가 노출되었거나, 5시간 이상의 수술 시간이 소요되었던 분들입니다.

수술 부위에 세균 감염이 되어 고름이 나오는 분들도 있습니다. 하지만 목 수술 부위의 염증 발생율은 세계 어느 병원에서나 1% 미만일 정도로 허리 수술에 비해 드뭅니다. 그 이유는 목 수술 중에는 뼈를 갈아내는 절삭기를 많이 사용하면서 깨끗한 식염수로 계속 닦아내기 때문입니다.

3) 지연성 합병증

골 유합이 되지 않는 분들이 있습니다. 지금까지 알려진 원인 중에서 가장 확실한 것은 흡연인데요, 흡연하시는 분들은 골유합에 필요한 혈관들이 유합 부위로 자라 들어가는 것에 지장이 많습니다. 따라서 수술 전후에는 꼭 금연을 하셔야 합니다. 앞서 설명드린 대로 1마디 수술의 5%, 2마디 수술의 10%, 3마디 수술의 20% 정도의 빈도로 발생합니다. 하지만 불유합이 되었다 하더라도 증상이 나타나는 분들은 다행히 많지 않기 때문에 그냥 지켜보기만 해도 좋습니다. 만약 불유합으로 인해 목의 통증이나 신경 증상이 나타나는 분들은 재수술을 받으실 수도 있습니다.

유합술 후에 인접 분절의 퇴행성 변화가 발생할 수 있습니다. 역시 이것으로 인해 심한 증상이 나타나는 분들은 두 번째 수술을 필요로 할 수 있습니다. 이것을 방지하는 방법으로 인공 디스크 삽입술을 고려할 수 있으나 적응증과 가성비를 충분히 따져보고 결정하여야 합니다.

수술 후 혈종이 생길 수 있다고 하는데 그것이 무엇인가요? 또 혈종이 일으키는 증상과 그 해결책은 무엇인가요?

수술 후 혈종의 증상과 치료

수술 직후, 즉 수술 당일이나 그 다음날 정도에서 있을 수 있는 가장 심각한 합병증은 수술 부위에 핏덩어리, 즉 혈종(血腫)이 고이는 것입니다. 수술하는 의사들은 수술 부위에서 보이는 출혈을 습관적으로 거의 완벽하게 지혈하고 상처부를 닫습니다. 혹시나 나중에라도 다시 출혈이 될까 봐, 출혈된 피가 고이지 않도록 빼내는 진공 배액관을 상처부에 심어 놓습니다. 하지만 이렇게 주의함에도 불구하고 뒤늦은 출혈이 수술 부위에 고여 핏덩어리(혈종)를 형성하는 일이 있습니다. 이 덩어리는 마치 말랑말랑한 양성 종양처럼 주변 조직을 압박할 수 있습니다. 경추의 전방 수술 시에, 혈종은 뒤로 고이면 척수나 신경근을 눌러 팔, 다리의 마비를 만들 수 있고, 앞으로 고이면 기도를 밀어 호흡곤란을 일으킬 수 있습니다. 후방 수술 시에는 혈종이 신경을 압박할 수 있으나 기도를 막지는 못합니다. 만약 기도 압박에 의한 호흡 곤란이 나타난다면 환자분들은 침 삼킬 때에 목을 많이 아파하시고, 안절부절 못하시다가, 숨쉬는 것을 힘들다고 하십니다. 그 이후 본격적이 호흡곤란이 오고, 호흡이 안되어 청색증이 오는 단계를 거칩니다. 환자분의 목에서 호흡을 내쉴 때에 "쌕~, 쌕~"하는 소리가 들릴 수도 있습니다. 보통 세 번째 단계 이전에 빨리 의료진에게 알려주시면 안전하게 조치할 수 있습니다.

만약 혈종이 신경을 눌러 마비가 온다면 팔이나 다리에 점점 감각이 느껴지지 않거나, 힘이 눈에 띄게 약해집니다. 팔다리가 심하게 저리다고 하시는 분도 있습니다. 이것은 보통 양쪽에서 나타나며 몇 시간 사이에 급속히 나타나는 것이 보통입니다. 혈종에 의한 신경 증상은 발생 후 약 4시간 이내에 발견하여, 수술장 내에 다시 들어가 식염수로 깨끗이 닦아내면, 후유증을 남기지 않는 것이 보통입니다. 하지만 '수술 후에 어련히 그런가 보다' 생각하고 시기를 놓치면 영원한 마비가 장애로 남을 수도 있습니다. 저희 서울아산병원 팀에서는 수술 전에 이러한 점을 환자와 보호자분들께 잘 교육시켜서 문제가 있을 경우 의료진에게 빨리 알려주실 것을 당부드립니다. 의료진도 수술 후에 자주 면밀히 관찰은 하지만 문제를 가장 먼저 발견하실 수 있는 것은 환자분 본인과 가까이 있는 보호자분들이기 때문입니다.

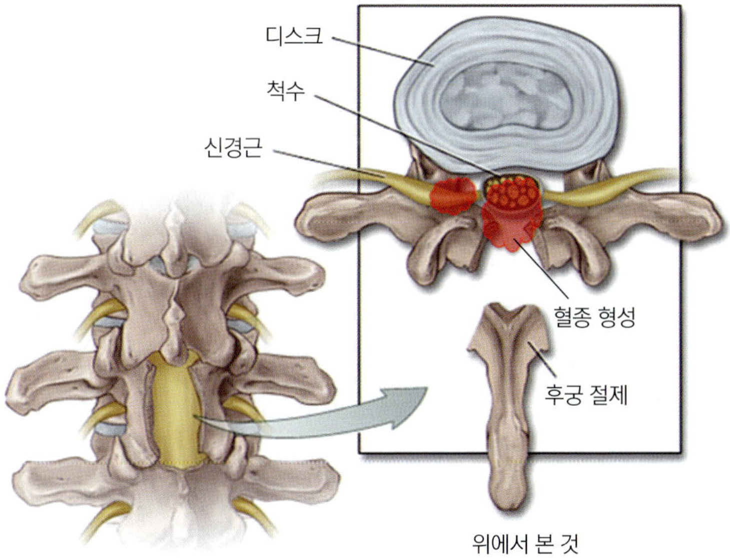

감압부의 혈종 형성. 후궁 절제술이나 성형술, 혹은 디스크 절제술을 시행한 부위에 혈종이 생길 수 있습니다. 만약 신경근 주위에 생기면 해당 신경근의 마비가, 척수 주변에 생기면 그 마디 이하 전체의 마비가 발생할 수 있습니다.

혈종은 예방하는 것이 최선입니다. 그래서 혈종을 막기 위한 다양한 의료 제품들이 소개되었습니다. 하지만 이러한 제품들을 사용하여 수술하시는 선생님이 아무리 철저히 지혈을 하더라도 혈종을 줄일 수는 있으나 100% 방지할 수는 없습니다. 따라서 혈종이 생겨 증상을 만들 경우, 신속한 발견과 적절한 조치가 중요합니다. 이는 의료진만으로 감당하기에는 무리라서 환자와 보호자분들이 이해하고 협조해 주시려는 노력이 상당히 중요합니다. 이것만 수술 전에 아셔도 이 책을 읽으시는 보람이 있으실 것입니다.

후방 경추 수술의 흔한 합병증

1) 수술 중 합병증

앞 장에서 후방 감압술은 전방 감압술에 비해 합병증 발생율이 낮은 것이 장점이라고 했지요? 따라서 후방 감압술 시의 합병증은 빈도가 무시할 수 있을 정도로 낮습니다.

신경 손상이 발생할 수는 있으나 수술하는 의사가 손상을 주는 경우는 매우 드뭅니다. 하지만 조금 무서운 합병증이 하나 있습니다. 후방 감압술은 전방 감압술에 비해 눌리던 척수를 펴주는 효과가 불필요하게 넓고 클 수 있습니다. 만약 눌리고 있던 척수가 풀어지면 그 척수가 갑자기 마치 고무풍선처럼 늘어나면서 척수 안이 붓고 피가 고이는 경우가 있습니다. 이러한 경우에는 의사가 잘못한 것이 없는데도 마비가 심해지는 경우가 있습니다. 매우 드물기는 하지만 있을 수 있는 일이라서 알고 계시는 것이 좋겠네요.

전방 감압술에서처럼 경막이 찢어지면서 뇌척수액이 누출되는 경우도 있습니다. 하지만 후방 감압술 시에는 노출되어 있는 부위가 훨씬 넓어서 찢어진 경막을 봉합하거나 기타 재료들로 막기에 더 편합니다. 훨씬 걱정이 덜하지요.

2) 조기 합병증

후방 감압술에서 가장 흔하게 시행하는 것이 후궁 성형술이기 때문에 이에 따른 합병증을 먼저 말씀드리겠습니다. 이전 장에서 이미 자세히 말씀드렸기 때문에 간단히 언급만 드리겠습니다.

우선 절반 이상의 환자들이 후궁 성형술 후 목 뒤쪽 및 견갑부에 통증을 경험합니다. 이는 수술 후에 근육 운동을 열심히 하실수록 많이 호전됩니다.

목의 강직, 즉 움직임의 제한도 발생한다고 했지요? 후궁 성형술 후에도 약 절반 이상의 환자들에게 나타날 수 있습니다. 이것도 역시 수술 후 조기에 운동을 열심히 함으로써 줄일 수 있습니다.

5번 신경근 마비로 인한 삼각근 약화가 올 수도 있어요. 수술 직후 바로 오는 것보다는 약 1~2일 후에 오는 경우가 많고, 1주일 후에도 발생할 수 있습니다. 후궁 성형술보다는 후궁 절제술 및 유합술 후에 더 흔하게 오는데요, 전체적인 빈도는 6.7% 정도 됩니다. 대부분 6개월 이내에 자연 호전되는 것으로 알려져 있으니까 발생하더라도 크게 걱정은 하지 마십시오.

수술 후 감염이 될 수도 있으나 역시 허리 수술에 비해 그 빈도가 매우 낮습니다. 이것도 별로 걱정하실 필요는 없겠네요.

3) 지연성 합병증

후방으로 유합술을 하면 전방 유합술을 했을 때보다 유합율이 월등히 높습니다. 어떤 의사들은 진방으로 불유합이 생겼던 환자들에게 후방 교정술과 유합술을 해주었더니 100% 유합이 되었다고 보고하기도 했습니다. 100%라는 말은 의학에서 쉽게 들어볼 수 없는 수치인데도 말이지요. 따라서 불유합이 발생할 확률도 전방 수술에 비해 많이 낮습니다.

인접 분절의 퇴행성 변화도 전방 수술에 비해 빈도가 낮겠지요? 왜냐하면 후방 수술의 다수는 후궁 성형술로서 가급적 경추의 움직임을 남기는 수술이기 때문입니다.

자, 종합적으로 보니까 어떻습니까? 후방 감압술이 전방 감압술에 비해 합병증이 훨씬 적지요? 그래서 여러 마디의 감압이 필요한 경우에는 전방보다 후방 감압술을 선호하는 것입니다.

유합술 후에 뼈가 안 붙었다고 하는데 그것은 무슨 의미인가요? 어떻게 해야 하나요?

불유합의 임상적 의미

유합술 후에 뼈가 안 붙는 상태를 불유합(不愈合, nonunion)이라고 합니다. 이 상태로 움직임이 남은 상태를 가관절증(假關節症, pseudarthrosis)이라고도 해요. 움직임이 없어야 하는데 움직이는 관절처럼 남아 있다는 말이지요. 경추 감압술 후 뼈를 유합시키려 하였는데 유합이 안되면 어떻게 될까요? 수술이 잘못되었다고 할 수 있을까요?

세상에 아무리 수술을 잘하는 의사도 유합술의 결과로 100% 유합을 얻는 것은 불가능합니다. 유합을 하는 마디 수가 증가할 수록 유합율은 떨어지는데요, 지금까지 알려진 여러 논문들을 종합해 보면 경추에 1마디 유합술을 했을 때에는 약 5%, 2마디는 약 10%, 3마디는 약 20% 정도 유합이 이루어지지 않는 경우가 있습니다. 그렇다면 유합이 이루어지지 않는 경우 실패한 수술이 될까요? 반드시 그렇지는 않습니다. 경추 유합술 후 증상의 잔존 여부와 만족도에 관련된 연구에 따르면 크게 두 가지 종류가 있는데요. 첫 번째는 뼈가 붙지 않더라도 만족도와 잔존 증상에는 큰 차이가 없더라는 주장들이 있고, 두 번째는 역시 뼈가 붙지 않으면 팔이나 목에 통증이 남는 사람들이 훨씬 많고 이 때문에 추가적인 시술이나 수술이 필요한 경우가 많다라는 주장들도 있습니다. 제 경험상은 뼈가 붙지 않더라도 잘 지내는 분들이 많은 것 같지만 그래도 뼈가 잘 붙은 환자분들과 비교하면 증상이 남는 분들이 상대적으로 더 많은 것 같습니다. 서로 주장이 달랐던 논문들을 모두 종합해 보아도 뼈가 붙지 않은 분들이 뼈가 붙은 분들에 비해 결과가 더 좋았다는 주장은 어디에도 없으니까요. 결론적으로 말하면 가능하면 유합을 이루는 것이 좋겠고, 만약 불가항력적으로 유합이 이루어지지 않더라도 크게 실망할 필요는 없다. 왜냐하면, 불유합이 있는 환자들에서도 단지 일부만이 불편한 증상을 나타내기 때문이라고 말할 수 있겠네요.

유합술 후에 뼈가 잘 붙지 않으면 어떤 증상이 나타날 수 있을까요? 우선 계속적으로 목이 아플 수 있고, 신경근증이나 척수증이 잔존하거나 재발할 수 있습니다. 경추 후만증이 점점 심해지면서 경부통이나 신경 증상이 나타날 수도 있고, 움직임이 계속 남아 심어 놓았던 뼈가 앞이나 뒤로 물러나거나, 금속 삽입물이 느슨해져 뼈에서 빠져 나오는 경우도 있습니다.

보통 유합술을 시행한 후에 뼈가 완전히 붙었다, 안 붙었다 최종 평가하는 시기는 수술 후 약 2년 이상 경과하였을 때입니다. 만약 수술 후 1년이라는 상당히 긴 시간이 지났는데 뼈가 안 붙어 있다면 어떻게 해야 할까요? 뼈를 완전히 붙이기 위해 재수술을 하는 것이 좋을까요? 아니면 2년까지 더 기다려 보는 것이 좋을까요? 그동안 의사들은 이 상황에서 고민을 상당히 많이 했었습니다. 해답은 역시 저희 서울아산병원팀이 찾아서 발표했습니다. 1, 2, 3마디 디스크 절제술 및 유합술을 시행 받은 환자에서 1년째 불유합이 있던 사람들을 모아 보았습니다. 대부분이 증상이 없었기 때문에 그냥 지켜 보기만 해도 되었는데요. 이 중 1년째 안 붙었던 1마디 수술 환자의 80%, 2마디의 67%, 세 마디의 60%에서 2년째 저절로 뼈가 잘 붙었습니다. 뼈가 붙지 않은 나머지 분들 중에서도 두 분 빼고는 증상이 남지도 않았고요. 따라서 1년째 뼈가 덜 붙었더라도 실망하지 않고 그냥 1년을 더 지켜보면 됩니다. 많은 분들이 2년째 뼈가 붙으니까요. 만약 2년째에도 뼈가 붙지 않고 불편한 증상이 남는 분들이라면 그 분들에 대해서만 뼈를 붙이는 수술을 하면 되는 것입니다.

불유합이 있는 환자에서 뼈를 붙이는 수술이라 하면 어떤 수술을 말씀하시는 것인가요? 전방으로 다시 하나요? 아니면 후방으로 보강하는 것인가요?

불유합의 수술적 치료

네, 역시 궁금해 하시는대로 불유합을 붙이기 위한 수술은 전방과 후방 두가지가 있습니다. 우선 불유합이 전방과 후방 유합술 중 어떤 것에 의해 발생했는지가 중요한데, 이왕이면 같은 흉터부를 절개하고 들어가 수술해드리는 게 좋기는 하겠지요? 하지만 유합율 면에서 보면 반대쪽으로 들어가는 것이 더 나은 경우가 많습니다. 경추의 앞뒤에 모두 뼈를 심을 수 있으니까 말이지요.

우선 전방으로 재수술하는 경우의 장점을 보겠습니다. 경추 후만이 있는 환자에서 전만을 만들어 주기에는 역시 디스크 절제술 및 유합술이 더 유리하고, 만약 이전에 전방으로 수술을 하였는데 이식체가 빠져나왔거나 나사가 헐거워진 경우에는 이것들을 제거해야 할 필요도 있으니 전방으로 들어가는 것이 더 낫다고 할 수 있겠지요. 전방 접근은 후방의 근육 손상을 주지 않을 수 있고 수술 후의 통증이나 불편함도 훨씬 덜합니다. 반면에 후방 접근법의 장점은 이전에 전방으로 수술했을 경우 생겼을 흉터 조직 같은 것 때문에 목 앞쪽에 있는 여러 가지 위험한 구조물들에 손상을 주는 것을 피하고 마음 편히 수술할 수 있다는 점, 전방 수술 후 합병증인 음식물 삼킴 이상이나 목 쉼 현상 같은 것을 줄일 수 있다는 점, 새로운 유합면을 만나는 것이기 때문에 유합율을 더 높일 수 있다는 점 등을 들 수 있습니다. 결국은 수술하실 의사 선생님이 심사숙고하셔서 결정하시는 것이 좋을 것 같습니다. 환자분이 결정하시기에는 너무도 복잡한 문제이거든요.

경추 수술에 쓰이는 삽입물들

전방 경추 수술에서 금속판을 쓰는 것이 좋은가요?

전방 금속판 삽입의 장점

전방 감압술 후에 이식체만 심기도 하고, 추가하여 금속판으로 고정하는 경우도 있습니다. 어떤 것이 우수할까요?

이식체만 심는 수술의 장점은 수술 시간이 덜 들고, 금속판 비용이 들지 않고, 금속판이 목뼈 앞쪽으로 튀어나오지 않기 때문에 음식물 삼킴 이상(연하 곤란)이 더 적다는 것입니다. 하지만 단점도 있는데요, 이식체 혼자 빈 공간에 서 있으려니 이식체 자체가 주저앉거나, 이식체가 척추뼈를 파고드는 현상이 발생할 수 있습니다. 이렇게 되면 척추에게 위치한 앞부분의 키가 낮아져서 경추 전만이 감소하는 부작용이 있을 것입니다. 또한 금속판을 추가로 덧대주는 것에 비해 안정성이 덜해서 유합율이 조금 떨어질 수 있다는 점, 뼈가 붙는 시간이 더 오래 걸릴 수 있다는 단점이 있습니다.

금속판을 덧대는 수술의 장단점은 정확히 이것과 반대됩니다. 즉 이식체가 가라앉는 것을 방지하고, 경추의 전만을 잘 유지하면서, 유합율을 높이는 장점은 있지만, 살짝 튀어나온 금속판이 삼킴 이상을 유발할 수 있고, 금속 기구가 추가적으로 더 들어간다는 것입니다. 지금까지 전 세계에서 발표된 논문들을 종합해보면, 저는 개인적으로 금속판을 덧대는 것이 훨씬 더 좋다고 생각합니다. 요즘은 단순히 유합을 시키는 것보다 경추의 전만을 잘 유지하는 것이 점점 더 중요하게 생각되는 추세이거든요.

수술 시 삽입하는 금속판이나 금속 나사못은 무엇인가요?
무엇으로 만들어졌나요?
금속판이나 금속 나사못은 몇 개나 삽입하는 건가요?
많이 넣어도 괜찮은 건가요?

금속 삽입물의 재질과 삽입 개수

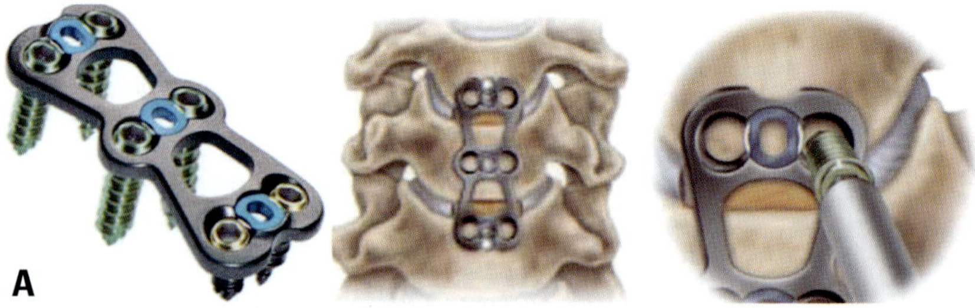

전방 경추 고정술에 사용하는 금속판과 금속 나사.

경추 수술 시에 자신의 몸에 어떤 금속물이, 얼마나 많이 들어가는지 궁금해 하시는 분들이 많습니다. 제가 하나하나 설명 드리겠습니다.

우선 그림 A는 전방 경추 유합술 시에 사용하는 금속판입니다. 약 2.5~3.5 mm 두께의 금속판과 약 12~20 mm 길이의 금속 나사못으로 이루어져 있지요. 재질은 보통 타이타늄입니다. 네, 비행기 몸체 만들 때 쓰는 금속으로 알려져 있지요? 금속 중에서 우리 몸의 뼈와 가장 유사한 기계적 성질을 가지고 있어서, 경추 수술이 아니고라도, 여러 가지 수술에서 인체에 사용되는 금속 삽입물의 대부분을 차지하고 있습니다. 디스크 공간을 건너서 다리처럼 연결하기 때문에 한 마디 수술 시에는 척추체 2개를, 2마디 수술 시에는 척추체 3개를 나사못으로 잡아주는 것이 보통입니다. 물론 그 중간에 척추체 제거술을 시행했다면 잡아 줄 척추체가 없어져서 못 잡아주는 경우도 있겠지요. 한 척추체에는 보통 2개의 나사못을 삽입합니다. 1개 보다 잡아주는 힘이 더 강할테니까요. 그렇다고 특별한 경우가 아

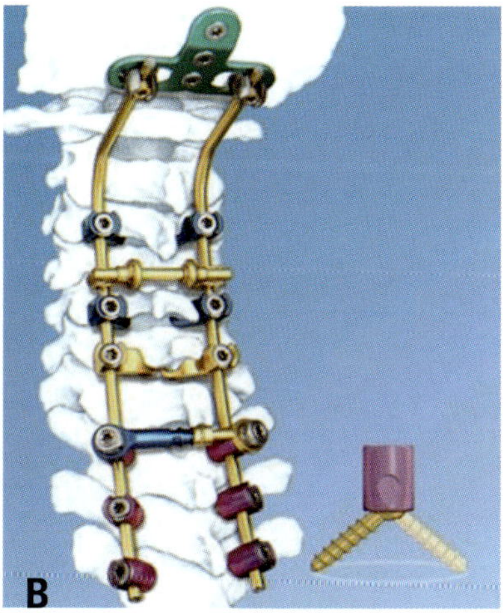

후방 유합술에 사용하는 나사못, 금속봉 시스템.

닐 때 3개 이상의 나사못을 박아 넣기에는 공간이 허락하지 않는 경우가 많습니다.

그림 B는 후방 유합술 시에 척추경이나 외측괴에 나사못을 삽입하여 금속봉으로 연결하는 고정 장치입니다. 보통 경추 하나 당 1쌍씩, 양쪽에 나사못을 박아 넣죠. 그리고 한쪽에 하나씩 단난한 금속봉으로 나사못 미리들을 서로 연결합니다. 그러면 고정이 든든히 되겠지요? 보통 3.5~4 mm의 직경에 8~24 mm 길이의 나사못으로 구성되어 있고, 금속봉의 직경은 3.5~4 mm 입니다. 재질은 대부분 타이타늄입니다. 이것도 마디를 건너가는 다리 형태이기 때문에 1마디 유합술에 두 개의 경추, 2마디 유합술에 3개의 경추를 잡아주고, 각 경추당 2개의 나사못을 삽입하는 것이 일반적입니다. 예를 들어 4마디 유합술을 한다면 금속 기계가 어떻게 조합이 될까요? 5경추를 잡아줘야 할테니까 나사못은 5쌍 10개에, 금속봉 2개가 기본적으로 들어가겠지요? 때로는 좌우의 금속봉을 서로 연결해주는 작은 금속판이나 금속봉을 한두개 더 넣어 보강하기도 합니다.

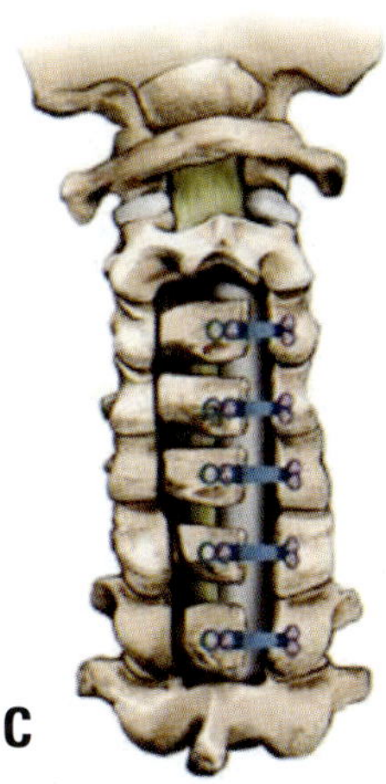

후궁 성형술 후 개방된 후궁의 되닫힘을 방지하기 위한 금속판과 나사못 .

그림 C는 후궁 성형술 후, 열어놓은 후궁이 다시 닫히지 않도록 고정해주는 작은 금속판과 나사못입니다. 흔히 1 mm 이하 두께의 금속판을 5~7 mm 길이의 나사못으로 고정하게 됩니다. 하나의 경추에 하나의 금속판을 쓰며, 나사못의 갯수는 보통 하나의 경추에 4개가 일반적이나, 각 제조회사의 시스템과 수술 상황에 따라 다를 수 있습니다. 워낙에 다양한 재질의, 다양한 제품들이 있어 정확히 설명드리기는 어려우나 대부분 타이타늄이나 플라스틱으로 만들어졌습니다.

수술시 삽입한 금속판이나 금속 나사못의 역할은 무엇인가요? 나중에 뽑는 것인가요? 인체에 남아있어서 해로운 점은 없나요?

금속 삽입물의 역할

환자분들이 흔히 오해하시는 것 중에 하나가 금속 삽입물을 삽입하면 그것이 평생 기능을 하는 것으로 아시는 것입니다. 사실 유합술을 위해 사용하는 금속 삽입물들은 유합 수술 시 심어놓은 뼈가 잘 아물어서 통뼈를 이룰 때까지 흔들리지 않도록 고정시켜 놓는 역할을 합니다. 만약 뼈가 모두 붙고 나면 금속 삽입물은 더 이상 역할을 하지 않는 것이지요? 만약 이렇다면 그것들을 뽑아도 상관은 없습니다. 하지만 뽑는 수술 자체가 목을 둘러싸고 있는 근육과 인대, 그리고 뼈 조직을 조금이라도 더 망가뜨릴 여지가 있기 때문에 가급적 문제가 되지 않는 한 그대로 지니고 계시도록 권유합니다. 어떤 환자분들은 나사못의 머리라든지, 금속봉의 말단이 두드러져 불편을 호소하시는 분들도 있습니다. 이러한 경우에는 제거술이 필요할 수 있습니다. 하지만 나사못이 있어서 목이 더 아프다거나 하는 일은 없기 때문에 그런 이유로 제거술을 시행하면 얻는 것 보다 잃는 것이 더 많습니다.

타이타늄은 앞서 말씀드렸다시피 뼈의 기계적 강도와 가장 유사하면서 인체 내에서의 안정성도 있는 금속입니다. 지금까지 지구상에서 수많은 분들이 타이타늄을 몸 안에 지니고 살아왔고, 또 살고 계시지만 이것이 인체에 심각하게 해로운 부작용을 일으켰다는 보고는 매우 드뭅니다. 안심하셔도 좋습니다.

금속 삽입물이 들어 있으면 공항 검색대 통과할 때 문제가 되지 않아요? 어떻게 해야 하나요?

경추 수술 후 공항 검색대 통과

금속 삽입물을 몸 안에 가지고 계시면 공항 검색대 통과 시 금속 탐지기에 탐지될 것입니다. 하지만 노출이 되어 있는데 다가, 상대적으로 얇은 부위인 목에 위험한 금속 부품을 가지고 있을 가능성은 적으므로 통과시켜주는 것이 일반적입니다. 또한 수술을 받았다고 하면 그에 일치하는 수술 흉터도 보여줄 수 있기 때문입니다. 만약 까다로운 공항 직원이 걱정되신다면 수술하신 병원에서 영문 진단서 한 통을 끊어 보관하고 계셔도 좋습니다.

수술 후에 외래에서 삽입했던 금속판이나 금속 나사못이 부러지고 튀어나왔다고 하는데 그것은 무슨 의미인가요? 다시 뽑는 수술을 해야 하는 건가요?

금속 삽입물의 이완 혹은 골절

앞서 설명드린 대로 금속 삽입물의 역할은 심어놓은 뼈가 단단히 유합될 때까지 뼈와 뼈 사이를 고정시켜주는 것입니다. 만약 유합이 예상보다 늦게 이루어지거나, 이루어지지 않는다면 금속 기계는 계속적인 물리적 스트레스에 놓이게 됩니다. 살아있는 사람 몸은 그렇지 않지만 금속은 계속적인 스트레스를 받으면 결국 느슨해지거나 부러지게 되어있습니다. 따라서 금속판이나 나사못이 부러지고 튀어나왔다면 순탄한 유합 과정을 거치지 못했다는 증거가 됩니다. 하지만 너무 실망하실 필요는 없습니다. 과정이 순탄하지 못하더라도 결국 유합이 되는 분들이 많으며, 유합이 되지 않더라도 별 증상이 없는 분들도 많기 때문입니다. 이러한 분들에게 있어서 너무 심하게 튀어나온 부품만 아니라면 그대로 가지고 계서도 별 문제는 되지 않습니다. 저희 서울아산병원 팀에서 금속판을 사용한 전방 경추 유합술 후 금속 삽입물이 돌출되거나 골절된 환자들을 2년 이상 관찰해 본 결과, 그중의 누구도 문제를 일으키지 않은 채 대부분 유합이 잘 되어서 걱정할 필요가 별로 없다는 연구결과를 국제 학술지에 발표한 바 있습니다.

극히 일부에서 뼈가 계속 유합되지 않고 금속 삽입물이 튀어나오거나 느슨해져, 목의 통증이나 신경증상, 피부 증상들을 일으키는 경우가 있는데 이때는 삽입물을 제거하거나 다시 보강하는 수술이 필요할 수 있습니다.

삽입한 금속이 느슨해지고 부러졌다고 해요. 금속을 빼내야 하나요?

가끔은 이식한 금속이 느슨해져 빠지거나 부러지는 경우가 있습니다. 만약 이러한 일이 있더라도 환자분이 느끼는 증상이 없다면 그대로 지켜보는 것이 일반적입니다.

앞장에서도 말씀드렸지만 수술 시 삽입하는 금속체의 역할은 이식된 뼈들이 서로 유합되기까지 목뼈를 고정시키는 역할입니다. 뼈가 유합되면 고정 역할은 뼈들이 담당하기 때문에 금속 삽입물에는 더 이상 스트레스가 가지 않습니다. 만약 유합이 되지 않는다면 금속체는 반복되는 스트레스를 받게 됩니다. 금속체는 살아있는 뼈와 다르게 이러한 스트레스에 약해서 부러지게 되거나, 삽입한 장소로부터 빠져나오는 경우가 있습니다. 이러한 이탈된 금속들이 신경, 근육, 인대를 자극하여 마비가 생기거나 통증이 심하면 제거술을 시행해야 합니다. 또한 잡아 놓았던 뼈가 어긋나거나, 이상한 위치로 가 있을 경우, 금속체를 제거하고, 더 단단한 이식물을 삽입하기도 합니다. 하지만 다행스럽게도 많은 분들에서는 이러한 금속물들이 아무런 증상도 나타내지 않는 경우가 대부분입니다. 또한 금속물이 부러지거나 이탈된 상태에서 오히려 유합이 이루어지는 경우도 있습니다.

그런 경우에는 일부러 제거술이나 2차 수술을 할 필요는 없습니다. 재수술은 마취나 수술에 관련된 합병증 가능성을 또 한번 만드는 일이니까요.

경추의 전방 감압술을 하고 그 빈 공간을 채우는 방법으로는 자기 뼈와 남의 뼈 중 어떤 것을 쓰는 것이 좋은가요?

이식 뼈의 종류와 장단점

경추의 전방 감압술을 하고 그 빈 공간을 채우는 방법으로는 크게 세 가지가 있습니다. 자기 뼈로 채우는 방법, 깨끗하게 처리된 남의 뼈로 채우는 방법, 아니면 인공 뼈로 채우는 방법입니다. 이 세가지 방법들은 각기 장점과 단점을 가지고 있습니다.

우선 유합율로 보면 자기 뼈가 가장 유리합니다. 아무래도 자신의 뼈에 생긴 공간에 똑같은 자기 뼈를 채워 넣는 것이 거부 반응도 없고 좋겠지요. 하지만 어느 정도 큰 공간이 생겼을 때에 수술할 때 얻을 수 있는 소량의 자기 뼈로는 충분히 채워지지 않는 경우가 많습니다. 이러한 경우에는 할 수없이 환자분의 골반에서 뼈를 떼어야 하는데 이것이 문제입니다. 골반은 양쪽에 있고 또 한쪽에 앞쪽 뒤쪽이 있기 때문에 한 분에게서 4군데 뼈를 뗄 수는 있습니다. 하지만 이 뼈를 떼어 내고 이것 때문에 통증, 감염, 흉터, 절개부위 합병증 등 불편을 겪게 되는 분들이 적게는 30에서 많게는 60% 정도 됩니다. 새로운 병을 얻게 되는 것이지요. 이 때문에 요즘은 가능하면 자기 뼈를 골반에서 떼지 않으려 합니다. 또 장수하시는 시대가 되었기 때문에 골반 뼈들은 나중에 정말로 필요할 때를 대비하여 아껴두자는 측면도 있습니다.

그럼 대안으로서 무엇을 사용하는 것이 좋을까요? 처리된 남의 뼈일까요, 아니면 인공 뼈일까요? 목 수술에 대해서는 아직까지 처리된 남의 뼈를 사용하는 것이 더 권장되고 있습니다. 남의 뼈(동종골)는 아무래도 사람의 뼈이기 때문에 인공 뼈에 비해 유합율이 높고, 유합이 이루어진 다음 자기 뼈로 대체되는 이점이 있습니다. 다만 바이러스 감염, 거부 반응 등의 문제점이 있을 수 있으나 최근 그 처리 기술이 급속히 발전되면서 이러한 문제점들이 거의 발생하지 않고 있습니다. 물론 처리된 남의 뼈는 인공뼈에 비해 약간 고가의 비용이 든다는 단점은 있으나 좋은 결과를 위해서 쓴다면 그렇게 큰 부담이 될 정도로 비싼 것은 아닙니다.

마지막으로 인공뼈입니다. 인공뼈의 성분은 주로 플라스틱, 세라믹, 금속 등으로 이루어져 있습니다. 인공뼈의 장점은 양을 얼마든지 사용할 수 있다는 것입니다. 성분에 따라 가격은 천차만별이고 효능도 역시 그렇습니다. 최근 골 형성 단백질(Bone morphogenic protein; BMP)라는, 뼈를 만들어 주는 강력한 물질이 우리나라에서도 시판되기 시작했는데 이것을 사용하면 자기 뼈를 사용할 때 만큼 뼈가 잘 붙습니다. 하지만 싼 게 비지떡이라고 효능이 좋을수록 가격이 엄청 비싸지는 것이 단점입니다.

요약하자면, 경제적으로 어느 정도 여유가 있는 분들이라면 가급적 자기 뼈를 떼지 않고 보존해 두시는 것이 좋겠습니다. 뼈를 떼어내는 부위의 합병증으로 고생하실 수도 있기 때문입니다. 만약 남의 뼈(동종골)나 인공 뼈 중에 하나를 선택하신다면 이것도 수술하시는 주치의 선생님께 믿고 맡기는 것이 좋을 것 같습니다. 종류가 너무나도 많고, 각각의 제품에 따라 적응증과 효능, 그리고 장단점이 서로 다르기 때문입니다. 일반인들이 공부하여 선택하시기에는 무리가 있습니다.

수술 후 재활

수술 후 재활은 어떻게 하나요?

수술 후 재활 치료

수술 후의 재활은 부위와 목적에 따라 몇 가지로 나뉠 수 있습니다.

1) 목의 유연성 회복

목에 통증을 느껴 잘 못 움직이거나 수술 후에 수 주간 보조기를 착용하고 있는 경우 목의 관절들이 굳어 유연성이 감소하게 됩니다. 즉, 움직이는 범위가 줄어들게 된다는 것입니다. 이것을 다시 회복시키기 위해서는 부록에 나와 있는 유연성을 강화하기 위한 운동을 열심히 해주셔야 합니다. 보통 유합 수술 후, 유합되지 않은 부위의 유연성을 다시 살리기 위해 필요합니다.

2) 목의 유연성 회복과 근력 강화

역시 목의 통증을 느껴 잘 못 움직이거나 수술 후에 수 주간 보조기를 착용하고 있는 경우 목의 관절이 굳고, 목 근육이 약해지게 됩니다. 관절이 굳은 것은 유연성 회복 운동으로, 근육 약화는 근력 강화 운동으로 보강해 주셔야 합니다. 이는 특히 후궁 성형술을 받으신 분들, 목의 근력이 많이 떨어져 있는 분들, 만성 퇴행성 질환으로 목 통증이 지속되는 분들에게 도움이 됩니다.

3) 손의 작업과 보행 기능 회복

척수증이나 신경근증으로 인해 손의 근력이 약화되고, 손의 섬세한 동작이 잘 안되는 분들은 근력을 강화하고, 손 근육 운동의 조화(coordination)를 향상시키기 위해 작업 치료가 필요할 수 있습니다. 또한 척수증으로 인해 보행 이상이 심하게 나타났던 분들도 일어서는 것부터, 보조받아 걷기 등 마치 아기가 걸음마를 배우듯이 차근차근 다시 배워 나가시는 것이 안전하게 회복하고 걸으시는데에 도움이 됩니다. 이미 망가진 중추 신경의 기능이 돌아오지 않는다 하더라도, 가볍게 손상받았던 척수의 기능이 돌아오면 이전보다는 더 편하게 보행하실 수 있을 것입니다. 보통 이러한 중추 신경의 기능 회복은 수술 직후 가장 빠르게 회복되고, 술 후 6개월까지 회복될 수 있는 정도의 약 90%가 호전된다고 하며, 술 후 2년까지에 나머지 10%가 회복될 수 있습니다.

4) 배뇨 훈련

척수증으로 인해 배뇨, 배변 장애를 겪으셨던 분들은 비뇨기과에서 따로 배뇨 훈련을 받으시는 것이 좋습니다. 척수증을 앓으시는 많은 분들이 고령이라서 남성 분들의 경우 전립선 비대증 관련 증상을 함께 가지고 계신 분들이 많기 때문에 보다 철저한 검사를 통해 비뇨기계 이상을 정확히 진단하여 그에 맞는 약물 및 재활 치료를 하시는 것이 필요하기 때문입니다. 고령의 여성분들도 역시 기존에 요실금 등의 비뇨기과적 문제가 있는 분들이 많아서 모든 증상을 척수증에 기인한 것이라고 미루어 버리기에는 오진의 여지가 많이 남습니다. 저희 서울아산병원 팀에서는 수술 전 비뇨기과적 문제가 있는 분들은 미리 비뇨기과적 검사를 시행하여 어디까지가 척수증에 의한 것인지, 어디까지가 기존 비뇨기과적 질환에 의한 것인지를 미리 파악하여 조치하고 있습니다.

보조기는 어떤 것을 얼마나 차나요?

수술 전,후 보조기

목 디스크와 관련하여 착용할 수 있는 목 보조기는 크게 6가지 종류가 있습니다. 목 보조기를 착용하는 목적은 목을 안정화시키고, 보호하며, 정렬을 유지하기 위함입니다. 또한 통증을 덜어주고, 약화되어 있는 부분을 대체하는 역할도 합니다. 따라서, 목 보조기는 목의 운동을 일부라도 제한하기 위한 것이라서 착용시 불편함을 느끼게 되는데요, 사실 목 보조기의 목적은 목 부분을 불편하게 하기 위한 것이라고 해도 과언이 아닙니다. "좀 더 편한 보조기는 없나요?"라고 물어보시는 분들이 많은데 편한 보조기일수록 그 기능을 못하고 있는 것이라 보시면 적절할 것입니다. 불편하시더라도 조금만 참아 주십시오.

가장 간편한 형태는 연성 목 칼라입니다. 이것은 사실 목 움직임을 제한하는 효과는 거의 없습니다. 다만 환자에게 따뜻한 감촉과 심리적인 위안감을 주고, "참, 내가 목이 아프지."하는 경각심을 주어 목을 덜 움직이게 하는 효과 정도만 있습니다. 근육통이 있거나, 미미한 인대, 근육 손상에서 도움이 될 정도입니다. 인공 디스크 수술 후에도 착용할 수 있습니다.

그다음으로는 경성 목 칼라가 있습니다. 가장 흔하게 사용되는 것이 그림에 보이는 Thomas 칼라입니다. 응급 상황에서 병원 내원 전에 경추를 고정할 목적으로 사용되기도 하고 장기적인 재활 관리 목적으로 사용할 수도 있지만 목의 움직임을 제한해 주는 기능은 미미합니다.

수술 전후에 가장 많이 사용하는 것이 Philadelphia 보조기와 Miami-J 보조기입니다. 둘 다 비교적 딱딱한 플라스틱 재질로 만들어졌고 Philadelphia는 목의 움직임의 약 50%, Miami-J는 약 70% 정도를 제한해 줄 수 있습니다. 간편하기는 재질이 하나로 되어있는 필라델피아 보조기가 더 우수하지만 이 재질이 폐쇄적이어서 환자가 과도하게 땀이 많거나 피부가 민감하면 쉽게 악취가 나고 피부염이 생길 수 있습니다. 마이애미-J 보조기는 이러한 단점을 보완하기 위해 안쪽에 교환, 세척이 가능한 패딩이 붙어 있어 피부 자극을 예방하기 용이합니다.

다음 그림에 보이는 4주 보조기(4 poster brace)와 할로 보조기(halo-vest brace)는 목 뿐만 아니라 상부 흉추의 움직임까지 제한하려는 목적으로 착용합니다. 이 중 할로 보조기는 두개골에 4개의 핀을 박고, 금속 링으로 고정한 후, 가슴에 착용하는 가슴 재킷과 연결하는 형태로서 목 움직임의 90% 이상을 제한할 수 있는 가장 강력한 보조기입니다. 목의 관절이나 수술부, 골절부의 불안정성이 아주 심할 때 착용할 수 있으나 착용한 환자분의 불편함이 대단합니다. 4주 보조기는 경성 보조기와 할로 보조기의 중간 정도의 안정성을 만들어 줄 수 있습니다.

보통 수술 후에는 필라델피아나 마이애미-J 정도의 보조기를 4주-3개월 정도 착용하신다고 생각하시면 되겠습니다.

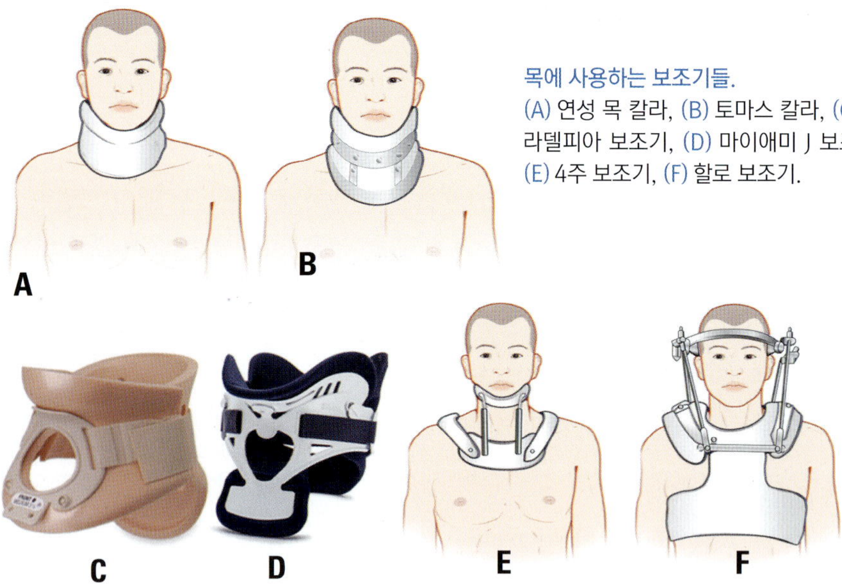

A B C D E F

목에 사용하는 보조기들.
(A) 연성 목 칼라, (B) 토마스 칼라, (C) 필라델피아 보조기, (D) 마이애미 J 보조기, (E) 4주 보조기, (F) 할로 보조기.

수술 절개는 어떻게 들어가나요? 흉터가 많이 남지는 않나요?

수술 시 절개와 수술 후 흉터

우리 몸에는 최소 피부 장력 선(minimal skin tension lines)이라는 것이 있습니다. 절개를 가했을 때 피부가 장력을 가장 덜 받게되는 선들이죠. 상처는 장력을 크게 받을수록 흉터가 심하게 집니다. 만약 장력을 덜 받는 선으로 절개를 한다면 흉터를 최소화 할 수 있겠지요. 최소 장력선은 보통 피부의 주름과 일치하는 경우가 많습니다.

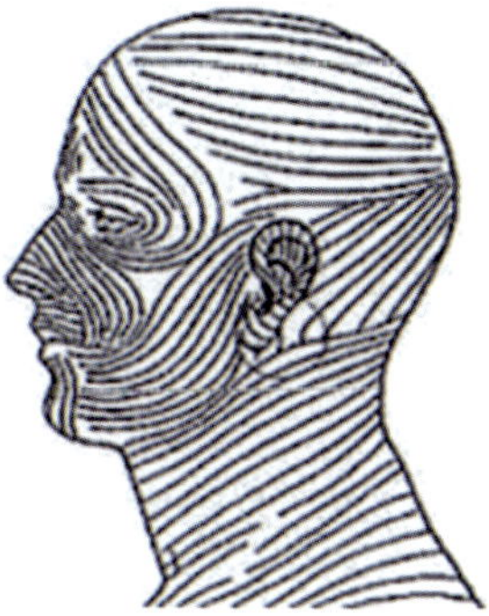

최소 피부 장력 선. 피부 절개를 가했을 때 흉터가 가장 적게 남는 선. 대체로 피부에 생기는 주름과 일치합니다. 목에서는 목 주름과 평행한 횡방향입니다.

목뼈의 수술을 위해 들어가는 절개 방향은 그림과 같습니다.

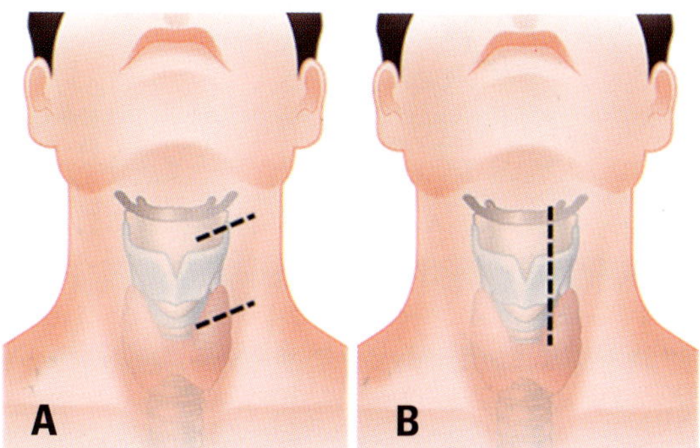

전방 경추 수술 시 피부 절개 방향.

앞 쪽에서는 A방향으로 약 3~5 cm 정도의 절개를 가하는 것이 가장 일반적입니다. 어떻습니까? 최소 장력선과 일치하지요? 물론 목 주름과도 같은 방향이고요. 따라서 흉터가 거의 생기지 않고, 만약에 생기더라도 목주름과 혼동되어 눈에 띄지 않는 것이 대부분입니다. 가끔 3마디 이상의 수술이 필요할 경우 B방향으로 약 6~7 cm 이상의 절개를 가하는 경우도 있습니다. 물론 미용적으로는 안 좋겠지만 긴 부위를 안전하게 수술하기 위해 불가피하게 선택하는 것입니다. 나중에 혹시 흉터가 심하게 진다면 성형외과적 수술을 함으로써 흉터를 줄일 수 있습니다. 후방으로는 척추의 극돌기를 따라서 세로 방향으로 5~20 cm 정도의 절개를 가하게 됩니다. 물론 이것도 최소 장력선에 직각이 되어 흉터가 도드라질 수 있지만 보통 후방 수술이 여러 마디에 걸쳐서 하는 수술이라 불가피하다 할 수 있습니다. 요즘은 다양한 흉터 방지 연고나 제품이 시중에 나와있어서 가능한 한 수술 후 흉터를 줄이기 위한 노력을 많이 하고 있습니다. 따라서 흉터로 고생하시는 분들은 거의 없습니다.

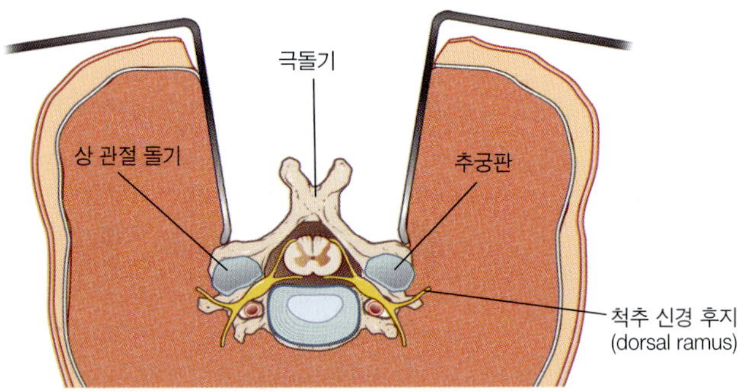

후관절의 외측에서 척추 신경 후지의 내측 분지가 손상 받지 않도록 근육층을 후관절의 외측 경계까지 골막하 박리합니다.

부록 1.

목 디스크 환자의 흔한 치료 예들

1) 연성 디스크로 인한 척수증을 보인 젊은 연령의 환자. 인공 디스크에 가장 적합한 환자입니다.

32세 남자 환자입니다. 4-5번경추 간 연성 디스크 돌출로 척수가 눌려 생긴 척수증 환자입니다(C).

디스크 간격이 잘 유지되어 있고, 경추 전만도 자연스럽습니다(A). 3-4번과 5-6번 디스크가 노화된 소견도 보입니다(C). 만약 4-5번 디스크 절제술 후 유합을 한다면 인접 분절 노화도 촉진될 가능성이 있습니다. 따라서 이러한 환자에서는 인공 디스크 삽입이 가장 좋은 치료가 될 수 있습니다(B).

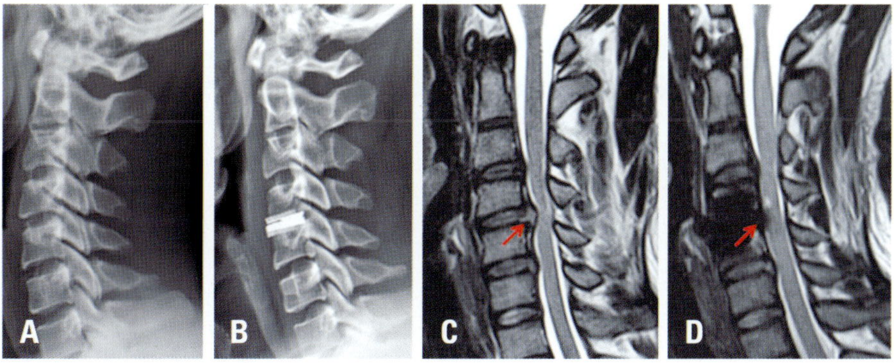

2) 연성 디스크 돌출에 의한 척수증이나 디스크 공간이 주저앉고 후만이 있어서 유합술을 시행한 환자.

37세 남자 환자입니다. 앞 환자와 비슷한 연령에 연성 디스크에 의한 척수증입니다(C). 하지만, 4-5-6경추 간 디스크 간격이 많이 주저앉아 있는데다가 후만 변형도 심합니다(A). 이런 환자에서는 인공 디스크 삽입술을 시행할 경우 후만 변형은 더 심해질 것이고, 인공 디스크도 제 기능을 제대로 못할 것입니다. 따라서 어쩔 수 없이 디스크 절제술 후(D) 유합술로 후만을 전만으로 교정해 준 것입니다(B).

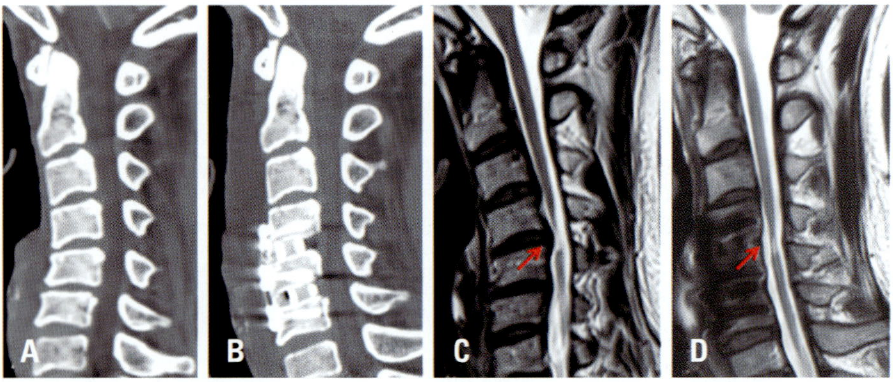

3) 연성 디스크 돌출이기는하나 디스크가 척추체 뒤로 숨어버려 척추체 제거술이 필요했던 환자

55세 남성입니다. 3-4번, 4-5번경추 간에서 모두 연성 디스크가 뒤로 돌출되었습니다. 그 중 4-5번경추 간에서 돌출된 디스크는 위로 이동하여 4번 경추체 뒤로 숨었습니다(C). 이렇게 이동한 디스크를 제거하기 위해서는 경추체 제거술이 필요합니다(D). 경추체를 제거하고 디스크를 모두 제거한 후, 빈 공간에 길다란 뼈 이식을 시행했습니다(B).

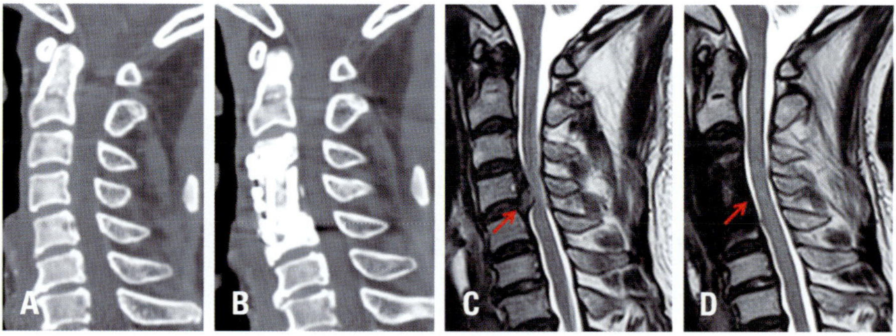

4) 홈통형 감압술을 통해 척추체 제거술을 하지 않고 디스크 제거술로 수술 범위를 줄인 환자

75세 여성 환자입니다. 4-5번 디스크에서 돌출된 연성 디스크가 밑으로 흘러내려 척수를 누르고 있습니다(C). 이 디스크를 제거하기 위해서는 척추체 제거술이 필요할 수 있습니다. 하지만 저희가 개발한 홈통형 감압술을 통해 척추체 뒤로 숨어버린 디스크를 모두 제거할 수 있었습니다(A, B, D). 척추체를 보존함으로써 2 마디 수술을 1 마디 수술로 줄였습니다.

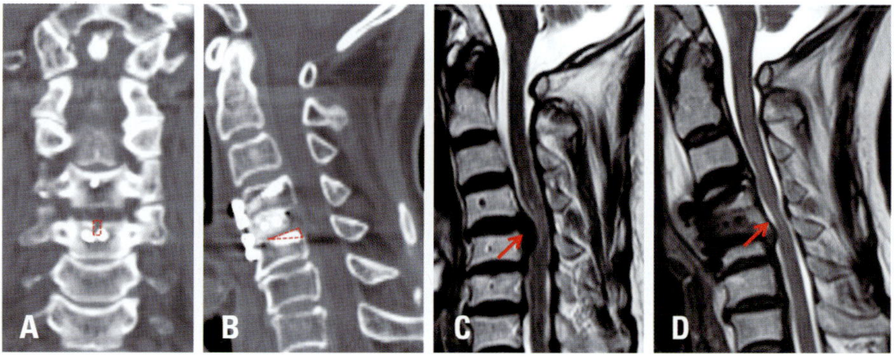

5) 디스크에 인접한 경성 디스크를 제거하기 위해 여러 마디에 트럼펫형 감압술을 시행한 예.

56세 여성분입니다. 3-4-5-6경추간에서 척수가 눌려있는데 이 원인은 디스크에 인접한 경성 디스크들입니다(A, C). 모두 제거하기 위해서는 4, 5번 경추체를 제거해야 하지만 저희들이 개발한 트럼펫형 감압술로 두 개의 척추체를 보존하였습니다. 이 결과 경추 전만을 잘 만들어 줄 수 있었고, 뼈 이식으로 인한 합병증 가능성도 줄였습니다(B, D).

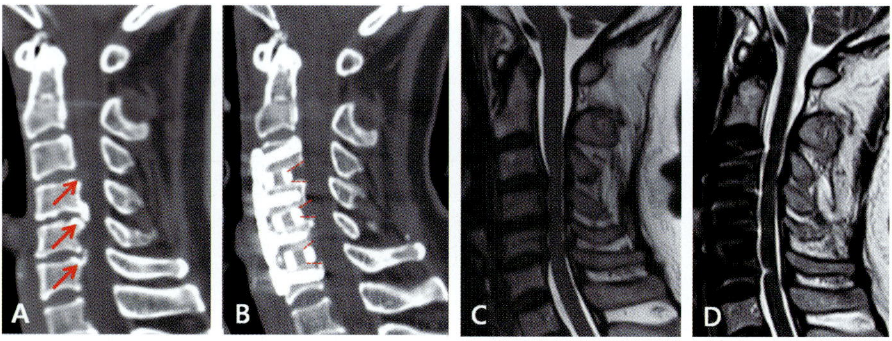

6) 히라바야시(Hirabayashi) 후궁 성형술과 쿠로카와(Kurokawa) 후궁 성형술의 비교

A와 B는 히라바야시 문 개방형 후궁 성형술을 시행한 모습입니다. 좌측 추궁판을 절단하고 우측 추궁판에 경첩을 만들어서 마치 여닫이 문을 열 듯 추궁판을 뒤로 벌려준 것입니다. 벌려진 공간에는 금속판을 고정하여 열려진 문이 닫히지 않도록 하였습니다. C와 D는 쿠로카와의 양문 개방형 후궁 성형술을 시행한 모습입니다. 가운데를 절개하고 양쪽 추궁판에 경첩을 만들어 양쪽 여닫이문을 열 듯 추궁판을 벌렸습니다. 벌려진 틈에는 인공 뼈로 문닫힘을 방지했습니다.

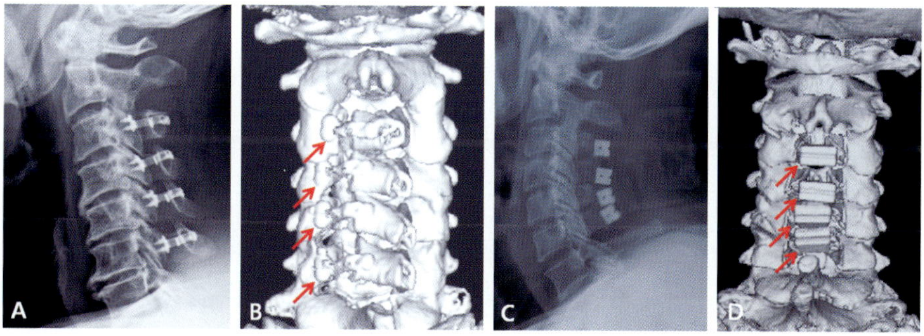

7) K선(-)로 인해 후궁 성형술이 부적절한 환자. 후궁 절제술 후 나사못 교정으로 전만을 만들어 K선(+)로 전환

71세 남자 환자입니다. 부드러운 후만이 있는 K선 (-) 환자입니다(A, C). K(-)이기 때문에 후궁 성형술로는 신경 증상의 바람직한 호전을 기대할 수 없습니다. 하지만 후방 나사못 고정술로 전만을 만들어 줄 수 있을 것으로 평가하였습니다. 따라서 후방으로 들어가 후궁 절제술을 시행한 후 나사못 고정으로 K(-)를 K(+)로 바꿔주었습니다 (B, D).

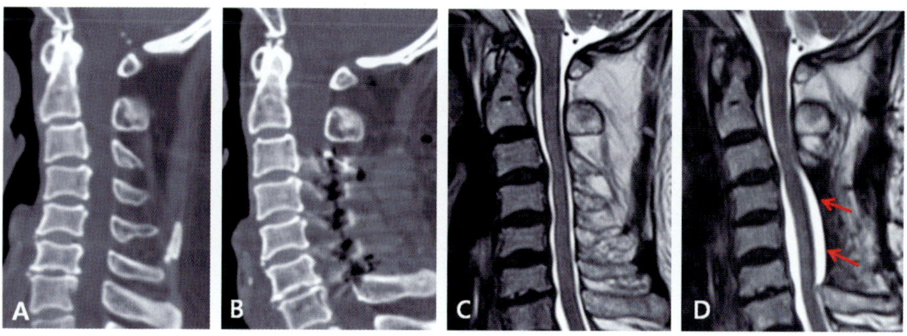

8) K선(-)에 딱딱한 후만 변형이 있는 환자

K선(-)에 연성 및 경성 디스크로 인한 척수증을 보여주는 환자입니다(C). 경추 후만은 딱딱해서 후방 고정술만으로는 교정해 주기 어려웠습니다(A). 따라서 남은 옵션은 전방 감압술을 고려하는 것입니다. 원래는 2개의 척추체 절제술이 필요하였으나 저희가 개발한 척추체 이동 절골술(VBSO)를 이용해 3마디 디스크 절제술 수술로 전환하였습니다(B). 결과적으로 더 빠른 시간 안에 적은 실혈량으로 바람직한 감압과 전만 복구에 성공하였습니다(D).

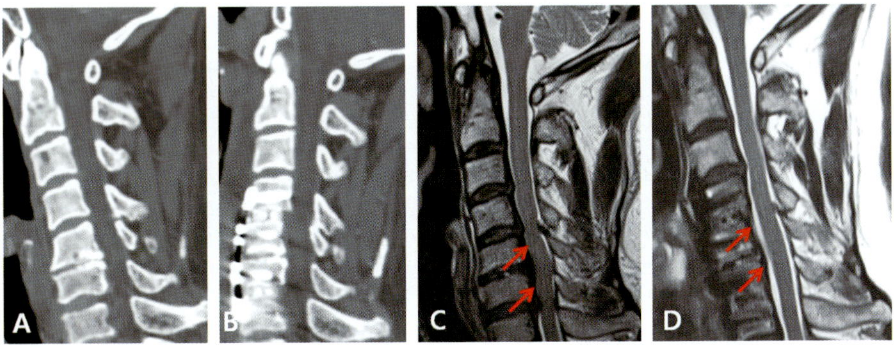

9) 전후방 동시 수술이 필요했던 환자

K선(-)에 딱딱한 후만을 보이는 4마디 척수 압박 환자입니다. 가장 치료하기 어려운 예입니다. K선(-)이기 때문에 후궁 성형술은 좋지 못합니다. 딱딱한 후만 변형이기 때문에 후궁 절제술 및 고정술도 대상이 되지 않습니다(A). 4마디 이상 압박이 있기 때문에 전방 감압술만으로는 합병증 발생율이 높을 수 있습니다(C). 모든 단독 수술 옵션에 제한이 있습니다. 어쩔 수 없이 후궁 절제술후, 전방으로 들어가 4마디 디스크 절제술을 통해 전만을 복구하였습니다(B). 변형 교정 후 다시 후방으로 들어가 나사못 고정 및 더 이상의 교정을 얻은 환자입니다(D). 전후방 수술이 필요하였고, 후방-전방-후방 3차례의 수술이 필요했습니다. 후방

수술을 첫수술로 한 이유는 전방으로 갑자기 전만을 만들어 주는 경우 척수가 더 눌려서 마비가 올 수 있었기 때문입니다.

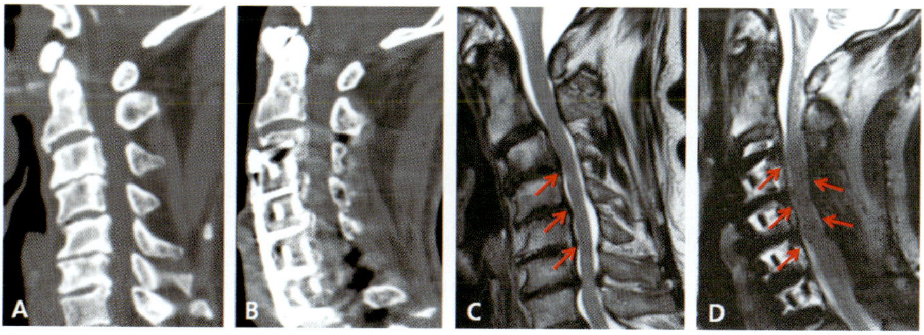

10) VBSO를 이용해 수술 횟수를 줄인 환자

9)번 환자와 유사한 예입니다(A, C). 원래는 후방-전방-후방, 세 차례의 수술이 필요했습니다. 하지만 VBSO를 통하여 전방 감압 및 후만 교정을 동시에 얻을 수 있었습니다(B). 더 이상의 척추 압박은 후방에서 후궁 절제술과 나사못 고정술을 통해 해결하였습니다(D). 결국 VBSO를 통해 수술을 한차례 줄인 것입니다.

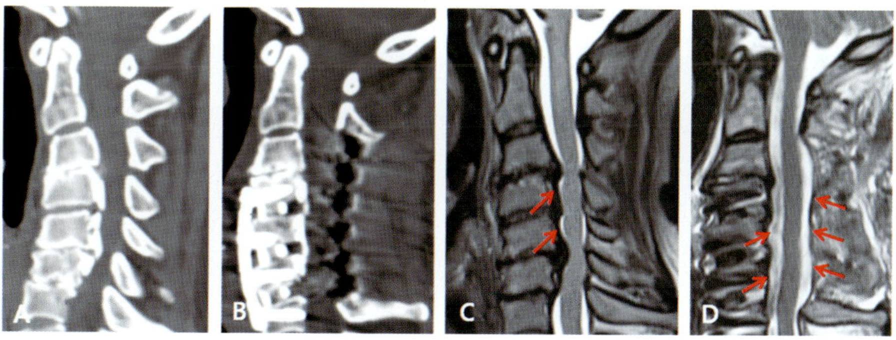

부록 2.

경추에 좋은 자세와 경추 운동법

목의 통증을 예방, 완화시키기 위한 자세와 운동법

1. 경추(頸椎, 목척추)의 정상적인 형태

경추는 정상적으로 앞으로 볼록한 완만한 C자 형태를 이루고 있습니다. 이러한 곡선을 유지할 때 척추뼈 사이에 있는 디스크, 관절, 인대 및 근육에 가장 부담이 적어지게 됩니다. 만약 책상에서 사무, 공부, 컴퓨터 작업을 하거나 혹은 운전시 장시간 목을 앞으로 숙이는 자세를 취하면 목에 과도한 부담이 가해지면서 목의 통증이 나타날 수 있습니다. 이러한 과정이 반복되면 디스크와 관절의 노화가 촉진되어 목의 통증이 지속되고, 팔, 다리로 가는 신경이 눌려 팔, 다리의 통증과 마비도 초래될 수 있습니다.

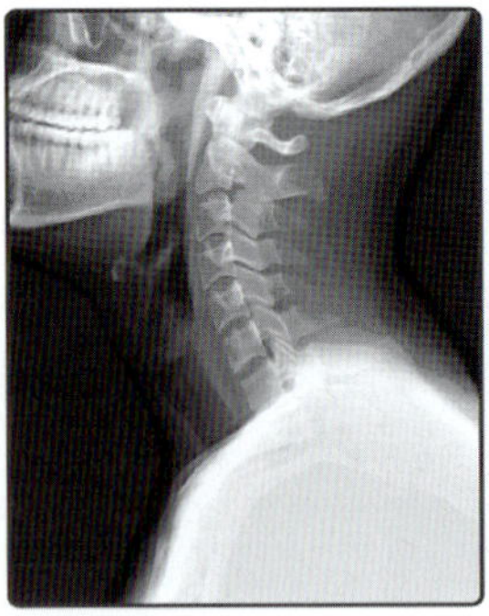

[정상 경추]

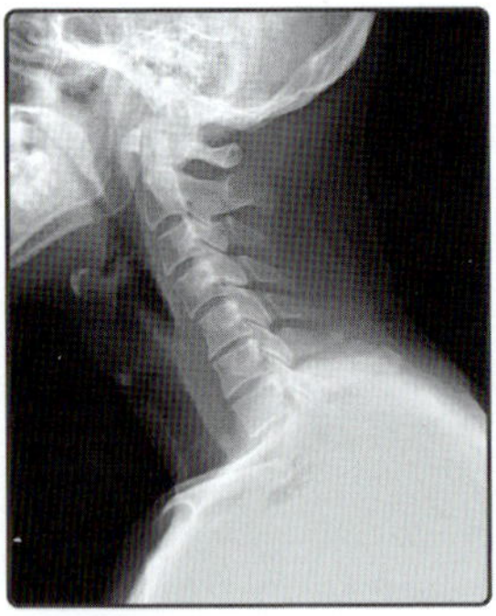

[퇴행성 관절염이 있는 경추]

아래 엑스레이 사진을 보면 좌측은 정상 경추로서 앞으로 볼록한 C자형 곡선을 잘 유지하며 머리가 경추의 중심에 균형있게 위치해 있는 것을 볼 수 있습니다. 우측은 목이 앞으로 숙여져 있고 I자로 서 있는데 퇴행성 관절염(退行性 關節炎)이 상당히 진행되어 어깨, 팔, 손까지 저리고 아픈 소위 '목 디스크' 환자의 사진입니다.

2. 목에 좋은 자세

아래 그림과 같이 목을 너무 빼거나 숙이는 것, 너무 뒤로 젖히는 것 모두 좋지 않습니다. 위의 정상 경추 엑스레이에서 보이는 것과 같이 **고개가 자연스럽게 약간 뒤로 젖혀지는 정도(흔히 가장 편하게 느껴지는 자세)가 좋습니다.** 책상이나 컴퓨터 모니터를 너무 낮지 않게 조절하는 것이 좋겠고 가능하면 머리 부분까지 등받이가 있는 의자를 사용하면 도움이 됩니다. 수화기를 턱과 어깨 사이에 끼어 통화하는 것은 좋지 않으며, **일부러 목을 비틀어 소리가 나게 하는 것은 매우 나쁜 습관이므로 반드시 삼가해야 합니다.** 휴식 시 등받이에 기대어 목 뒤에 수건을 동그랗게 말아 끼우면 더욱 편하며 의자에 앉아 꾸벅꾸벅 조는 사세는 좋지 않습니다. **수면 시 베개는 너무 높지 않도록 하며 베개의 일부가 목 뒷부분까지 받치도록 하는 것이 좋습니다.** 매스컴에서 광고하는 다양한 종류의 기능성 베개는 아직 효과가 입증되지 않은 것이 대부분이므로 전문의와 상의 후 사용하는 것이 바람직합니다.

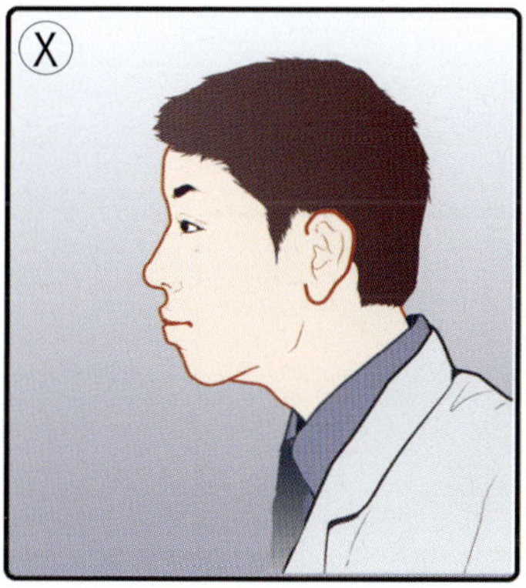

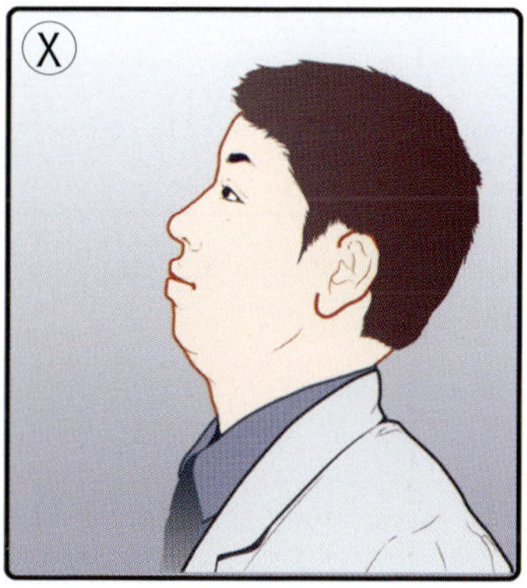

3. 목에 도움이 되는 운동

목을 건강하게 하기 위해 크게 2가지 종류의 운동이 필요합니다. 하나는 목의 유연성을 호전시키는 것이고 또 하나는 경추 주위의 근육을 강화하는 것입니다.

목이 유연해지고 강해지면 경추에 가해지는 스트레스가 줄어들어 경추와 디스크의 노화가 방지될 수 있습니다. 목의 운동법은 매우 간단하기 때문에 누구나 손쉽게 할 수 있습니다. 다음과 같은 동작들을 각각 10회씩 시행하시는 것이 한 세트이고 하루에 2~3세트씩 시행하는 것이 바람직합니다. **모든 동작은 여유를 가지고 천천히 하는 것이 좋으며 너무 과격하거나 급하게 하는 것은 오히려 해가 됩니다.**

1) 목의 유연성을 호전시키는 스트레칭

*턱을 가슴에 붙인다는 느낌으로 목을 앞으로 천천히 숙여 뒤쪽 근육이 충분히 늘어났다는 느낌이 들면 그대로 유지한 채 천천히 다섯을 셉니다. 10회 반복한 후 반대 방향(목을 뒤로 완전히 젖힘)으로 시행합니다.

*목을 오른쪽으로 천천히 그리고 완전히 기울여 왼쪽 근육이 충분히 늘어났다는 느낌이 들면 그대로 유지한 채 천천히 다섯을 셉니다. 10회 반복한 후 같은 방법을 이용, 왼쪽으로 기울이는 운동도 시행합니다.

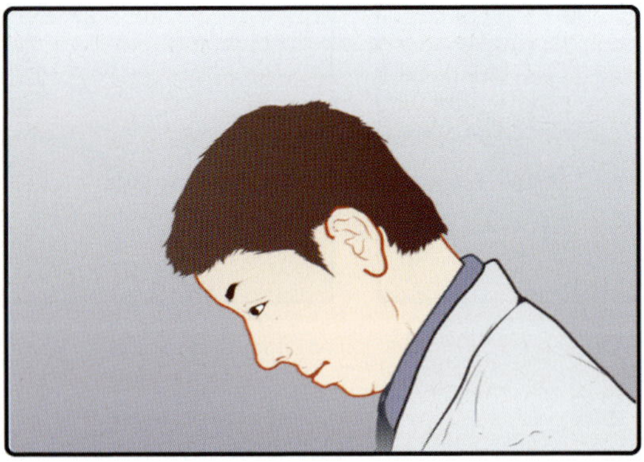

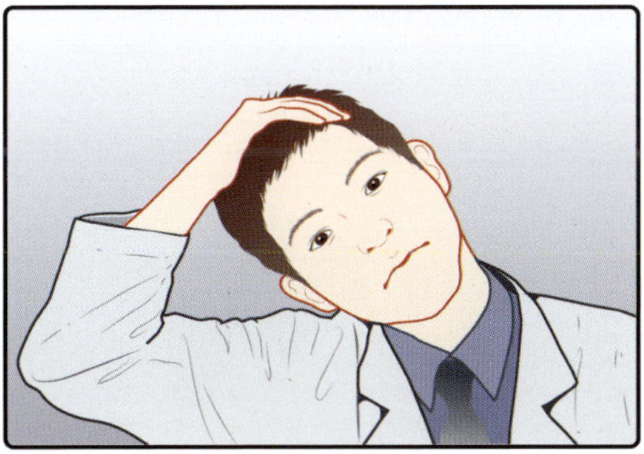

*양쪽 이깨에 힘을 빼고 고개를 돌려 뒤를 보듯이 목을 오른쪽으로 천천히 그리고 완전히 돌립니다. 왼쪽 근육이 충분히 늘어났다는 느낌이 들면 그대로 유지한 채 천천히 다섯을 셉니다. 10회 반복한 후 같은 방법을 이용, 왼쪽으로 고개를 돌리는 운동도 시행합니다.

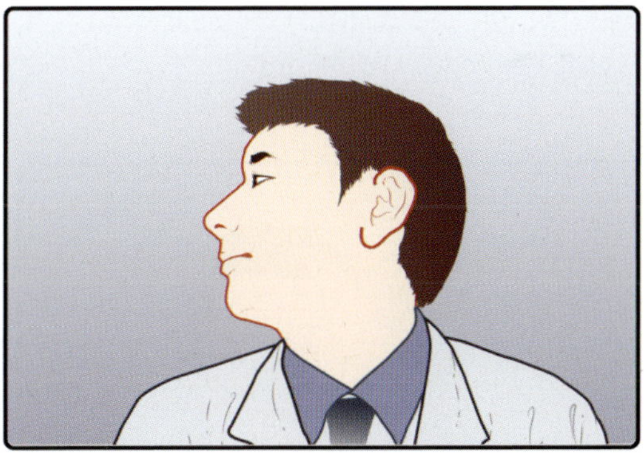

2) 목의 근육을 강화시키는 운동

*손바닥을 이마에 대고 유지하면서 머리를 숙여 손바닥을 미는 힘을 줍니다. 이 때 실제로 손바닥이 밀리면 안됩니다. 목의 앞쪽 근육에 힘이 들어가는 것이

느껴지면 천천히 다섯을 셉니다. 10회 반복한 후 같은 방법을 이용, 반대 방향(목을 뒤로 젖히는 방향)으로 시행합니다.

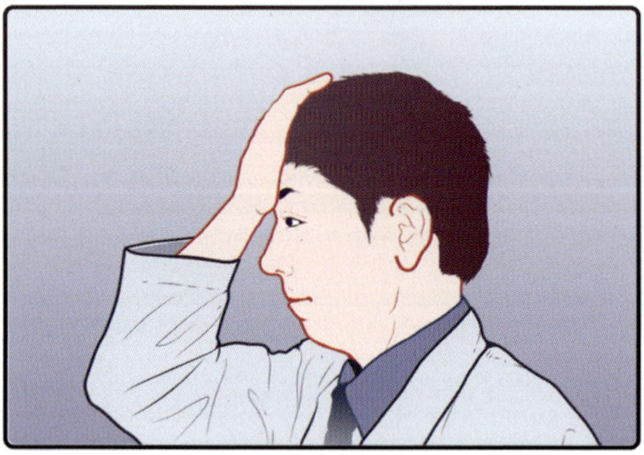

*오른손 바닥을 오른쪽 정수리에 대고 유지하면서 머리를 오른쪽으로 기울여 손바닥을 미는 힘을 줍니다. 이 때 실제로 손바닥이 밀리면 안됩니다. 목의 오른쪽 근육에 힘이 들어가는 것이 느껴지면 천천히 다섯을 셉니다. 10회 반복한 후 같은 방법을 이용, 왼쪽 방향으로 시행합니다.

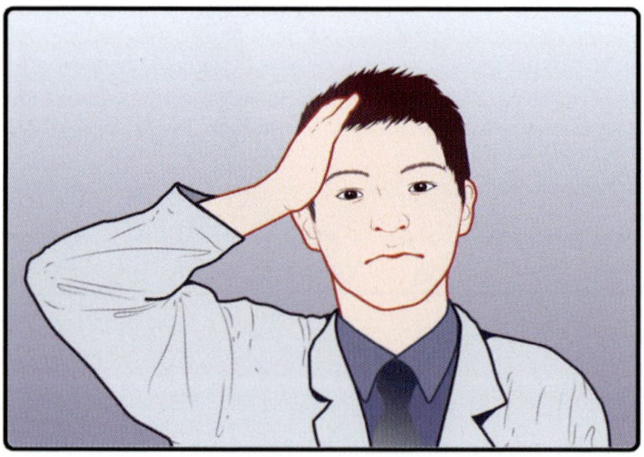

*오른손 바닥을 오른쪽 정수리에 대고 유지하면서 머리를 오른쪽으로 돌려 손바닥을 미는 힘을 줍니다. 이 때 실제로 손바닥이 밀리면 안됩니다. 목의 오른쪽 근육에 힘이 들어가는 것이 느껴지면 천천히 다섯을 셉니다. 10회 반복한 후 같은 방법을 이용, 왼쪽 방향으로 시행합니다.

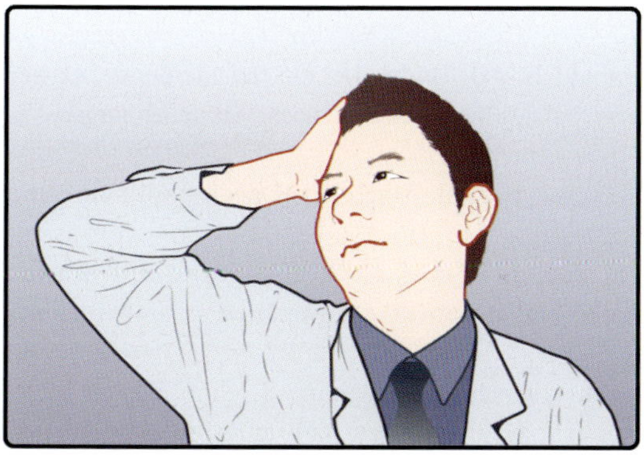

*등과 목을 곧게 펴고 최대한 턱을 당겨 가슴에 붙이려고 하면서 천천히 다섯을 셉니다. 이 동작을 10회 반복합니다.

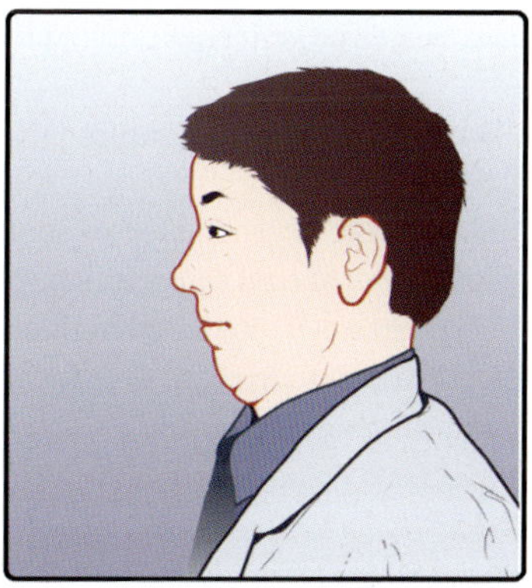

참고 문헌

석세일. 척추외과학, 제4판, 최신의학사, 2017.

Clark CR. The cervical spine, 4th edition, Lippincott Williams and Wilkins, 2004

Yonenobu K, NakamuraK, Toyama Y. Ossification of the posterior longitudinal ligament, 2nd edition, Springer, 2006.

Apfelbaum RI, Kriskovich MD, Haller JR. On the incidence, cause, and prevention of recurrent laryngeal nerve palsies during anterior cervical spine surgery. Spine. 2000;25:2906-12.

Ahn NU, Ahn UM, Ipsen B et al. Mechanical neck pain and cervicogenic headache. Neurosurgery. 2007;60:21-7.

Ames CP, Blondel B, Scheer JK, et al. Cervical radiographical alignment. Comprehensive assessment techniques and potential importance in cervical myelopathy. Spine. 2013;38(22):149-60.

An HS, Simpson JM, Glover JM, Stephany J. Comparison between allograft plus demineralized bone matrix versus autograft in anterior cervical fusion: A prospective multicenter study. Spine. 1995;20:2211-16.

Andrei F, Joaquim, K. Daniel Riew. Multilevel cervical arthroplasty: current evidence. A systematic review. Neurosurg Focus. 2017;42(2):4.

Aprill c, Dwyer A, Bogduk N. Cervical zygapophyseal joint pain patterns: II. A clinical evaluation. Spine. 1990;15:458-61.

Bajwa N, Toy J, Young E, et al. Establishment of parameters for congenital stenosis of the cervical spine: an anatomic descrip- tive analysis of 1,066 cadaveric specimens. Eur Spine J. 2012;21:2467-74.

Barre JA. Troubles pyramidaux et arthrite vertebrale chronique. Medecine, Paris. 1924;5:358-60.

Bednarik J, Kadanka Z, Dusek L et al. Presymptomatic spondylotic cervical cord compression. Spine. 2004;29:2260-69.

Bednarik K, Kadanka Z, Vohanka S et al. The value of somatosensory and motor evoked potentials in preclinical spondylotic cervical cord compression. Eur Spine J. 1998;7:493-500.

Bengtsson A, Henriksson KG, Larsson J. Reduced high-energy phosphate levels in the painful muscles of patients with primary fibromyalgia. Arthritis Rheumat. 1986;29:817-21.

Bertalanffy H, Eggert HR. Clinical long-term results of anterior discectomy without fusion for treatment of cervical radiculopathy and myelopathy. A follow-up of 164 cases. Acta Neurochir(Wien). 1988;90:127-35.

Bishop RC, Moore KA, Hadley MN. Anterior cervical interbody fusion using autogeneic and allogeneic bone graft substrate: A prospective comparative analysis. J Neurosurg. 1996;85:206-10.

Bogduk N, Windsor M, Inglis A. The innervation of the cervical intervertebral discs. Spine.

1988;13:2-8.

Bohlman HH, Emery SE, Goodfellow DB, Jones PK. Robinson anterior cervical discectomy and arthrodesis for cervical radiculoparhy: Long term follow-up of one hundred and twenty-two patients. J Bone Joint Surg AM. 1993;75:1298-307.

Breig A, Turnbull I, Hassler O. Effects of mechanical stresses on the spinal cord in cervical spondylosis. J Neurosurg. 1996;25:45-56.

Brickley-Parsons D, Glimcher MJ. Is the chemistry of collagen in the intervertebral disc an expression of Wolff's law? A study of human lumbar spine. Spine. 1984;9:148-63.

Burneikiene S, Nelson EL, Mason A, et al. The duration of symptoms and clinical outcomes in patients undergoing anterior cervical discectomy and fusion for degenerative disc disease and radiculopathy. Spine J. 2015;15:427-32.

Bush K, Hillier S. Outcome of cervical radiculopathy treated with periradicular/epidural corticosteroid injections: A prospective study with independent clinical review. Eur Spine J. 1996;5:319-25.

Bydon M, Mathios D, Macki M, et al. Long-term patient outcomes after posterior cervical foraminotomy: an analysis of 151 cases. J Neurosurg Spine. 2014;21:727-31.

Cicala RS, Thoni K, Angel JJ. Longterm results of cervical epidural steroid injections. Clin K Pain. 1989;5:143-45.

Chabot MC, Montgomery DM. The pathophysiology of axial and radicular neck pain. Semin Spine Surg. 1995;7:2-8.

Chang, H, Bahk WJ, Jae Goo An, Kyu Ho Choi. Pre and Postoperative Evaluation of Cervical Myelopathy using MR Imaging. Journal of Korean Society of Spine Surgery. 1994;1:326-36.

Chiba K, Ogawa Y, Ishii K, Takaishi H, Nakamura M, Maruiwa H, et al. Long-term results of expansive open-door laminoplasty for cervical myelopathy-average 14-year follow-up study. Spine. 2006;31:2998-3005.

Chistyakov AV, Soustiel JF, Hafner H, Kaplan B, Feinsod M. The value of motor and somatosensory evoked potentials in evaluation of cervical myelopathy in the presence of peripheral neuropathy. Spine. 2004;29:239-47.

Civelek E, Karasu A, Cansever T, et al. Surgical anatomy of the cervical sympathetic trunk during anterolateral approach to cervical spine. Eur Spine J. 2008;17:991-5.

Clarke E, Robinson P. Cervical myelopathy: A complication of cervical spondylosis. Brain. 1986;79:483-510.

Clements DH, O'Leary PF. Anterior cervical discectomy and fusion. Spine. 1990;15:1023-5.

Cote P, Classidy JD, Carroll L. The Saskatchewan health and back pain survey. The prevalence of neck pain and related disability in Saskatchewan adults. Spine. 1998;23:1689-98.

Cote P, Cassidy JD, Carroll L. The factors associated with neck pain and its related disability in the Saskatchewan population. Spine. 2000;25:1109-17.

Coric D, Nunley PD, Guyer RD, et al. Prospective, randomized, multicenter study of cervical arthroplasty: 269 patients from the Kineflex|C artificial disc investigational device exemption study with a minimum 2-year follow-up: clinical article. J Neurosurg Spine. 2011;15:348-58.

Crandall PH, Batzdorf U. Cervical spondylotic myelopathy. J Neurosurg. 1966;25:57-66.

Daniels AH, Riew KD, Yoo JU, et al. Adverse events associated with anterior cerivcal spine surgery. J Am Assoc Orthop Surg. 2008;12:729-38.

Davidson RI, Dunn EJ, Metzmaker JN. The shoulder abduction test in the diagnosis of radicular pain in cervical extradural compressive monoradiculopathies. Spine. 1981;6:441-46.

Davis RJ, Nunley PD, Kim KD, et al. Two-level total disc replacement with mobi-C cervical artificial disc versus anterior discectomy and fusion: a prospective, randomized, controlled multicenter clinical trial with 4-year follow-up results. J Neurosurg Spine. 2015;22:15-25.

Depalma AF, Rothman RH, Lewinnek GE, Canale ST. Anterior interbody fusion for severe cervical disc degeneration. Surg Gynecol Obstet. 1972;134:755-58.

Deutsch H, Mummaneni RV, Rodts GE, Haid RW. Posterior cervical laminoplasty using a new plating system: Technical note, J Spinal Disord Tech. 2004;17:317-20.

Deutzmann S, Cole T, Ratliff JK. Cervical laminoplasty developments and trends, 2003-2013: a systematic review. J Neurosurg Spine. 2015;23:24-34.

Dreyfuss P, Michaelsen M, Fletcher D. Atlantooccipital and lateral atlanto-axial joint pain patterns. Spine. 1994;19:1125-31.

Doppman JL. The mechanism of ischemia in anteroposterior compression of the spinal cord. Invest Radiol. 1975;10:543-51.

Donaldson JW, Nelson PB. Anterior cervical discectomy without interbody fusion. Surg Neurol. 2002;57:5.

Dwyer A, Aprill C, Bogduk N. Cervical zygapophyseal joint pain patterns: I. A study in normal volunteers. Spine. 1990;15:453-57.

Emery SE, Smith MD, Bohlman HH. Upper airway obstruction after multilevel cervical corpectomy for myelopathy. J Bone Joint Surg Am. 1991;544-51.

Facon D, Ozanne A, Fillard P, Lepeintre JF, Tournoux- Facon C, Ducreux D. MR diffusion tensor imaging and ber tracking in spinal cord compression. AJNR Am J Neuroradiol. 2005;26:1587-94.

Ford JC, Hackney DB, Lavi E, Phillips M, Patel U. Dependence of apparent diffusion coefficients on axonal spacing, membrane permeability, and diffusion time in spinal cord white matter. J Magn Reson Imaging. 1998;8:775-82.

Fujiyoshi T, Yamazaki M, Kawabe J, et al. A new concept for making decisions regarding the surgical approach for cervical ossification of the posterior longitudinal ligament. The K-line. Spine. 2008;33(26):990-3.

Furguson RJ, Caplan LR. Cervical spondylotic myelopathy. Neurol Clin. 1985;3:373-82.

Gemici C. Lhermitte's sign: Review with special emphasis in oncology practice. Critical reviews in Oncology/Hematology. 2010;74:79-86.

Gooding MR, Wilson CB, Hoff JT. Experimental cervical myelopathy: Effects of ischemia and compression of the canine cervical spinal cord. J Neurosurg. 1975;43:9-17.

Gore DR, Sepic SB, Gardner GM, Murray MP. Neck pain: a long-term follow-up of 205 patients. Spine. 1987;12:1-5.

Gottlieb DJ, Punjabi NM, Newman AB et al. Association of sleep time with diabetes mellitus and impaired glucose tolerance. Arch Intern Med. 2005;165:863-7.

Grubb SA, Kelly CK. Cervical discography: clinical implications from 12 years of experience. Spine. 2000;25:1382-89.

Guy Yeul Ji, Chang Hyun Oh, Keun Su Won, In Bo Han, Yoon Ha, Dong Ah Shin, Keung Nyun Kim. Randomized Controlled Study of Percutaneus Epidural Neuroplasty Using Racz Catheter and Epidural Steroid Injection in Cervical Dsic Disease. Pain Physician. 2016;19:39-47.

Heeneman H. Vocal cord paralysis following approaches to the anterior cervical spine. Laryngoscope. 1973;83:17-21.

Henderson CM, Hennessy RG, Shuey HM Jr, et al. Posterior-lateral foraminotomy as an exclusive operative technique: A review of 846 consecutively operated cases. Neurosurgery. 1983;13:504-12.

Hirabayashi K, Satomi K. Operative procedure and results of expansive open-door laminoplasty. Spine. 1988;13:870-76.

Hillbrand AS, Carlson GD, Palumbo MA, Jones PJ, Bohlman HH. Radiculopathy and myelopahty at segments adjacent to the site of a previous anterior cervical arthrodesis. J Bone Joint Surg Am. 1999;81:519-28.

Hosono N, Sakaura H, Mukai Y, Fujii R, Yoshikawa H. C3-6 laminoplasty takes over C3-7 laminoplasty with significantly lower incidence of axial neck pain. Eur Spine J. 2006;15(9):1375-79.

Hosono N, Sakaura H, Mukai Y, Yoshikawa H. The source of axial pain after cervical laminoplasty-C7 is more crucial than deep xtensor muscles. Spine. 2007;32(26):2985-88.

Houser OW, Onofrio BM, Miller GM, Folger WN, Smith PL. Cervical spondylotic stenosis and myelopathy: evaluation with computed tomographic myelography. Mayo Clin Proc. 1994;69:557-63.

Hukuda S, Wilson CB. Experimental cervical myelopathy: effects of compression and ischemia on the canine cervical cord. J Neurosurg. 1972;37:631-52.

Hukuda S, Mochizuki T, Ogata M, Schichikwa K, Shimomura Y. Operations for cervical spondylotic myelopathy, A comparison of the results of anterior posterior procedures. J Bone Joint Surg. 1985;67:609-15.

Hu Y, Lv G, Ren S, et al. Mid- to long-term outcomes of cervical disc arthroplasty versus anterior cervical discectomy and fusion for treatment of symptomatic cervical disc disease: a systematic review and meta- analysis of eight prospective randomized controlled trials. PLoS One. 2016;11

Ilzuka H, Ilzuka Y, Makagawa Y et al. Imterlaminar bony fusion after cervical laminoplasty: Its chracteristics and relationship with clinical results. Spine. 2006;31:644-7.

IHC IHSCS. International classification of headache disorders, 2nd ed. Cephalalgia. 2004;24:160.

Ikenaga M, Shikata J, Tanaka C. Radiculopathy of C-5 after anterior decompression for cervical myelopathy. J Neurosurg Spine. 2005;3:210-7.

Iwasaki M, Okuda S, Miyauchi A, et al. Surgical strategy for cervical myelopathy due to ossification of the posterior longitudinal ligament. Part 1: clinical results and limitations of laminoplasty. Spine. 2007;32(6):647-53.

Iwasaki M, Okuda S, Miyauchi A, et al. Surgical strategy for cervical myelopathy due to ossification of the posterior longitudinal ligament. Part 2: advantages of anterior decompression and fusion over laminoplasty. Spine. 2007;32(6):654-60.

Iyer S, Kim HJ. Cervical radiculopathy. Curr Rev Musculoskelet Med. 2016:9;272-80.

Janssen ME, Zigler JE, Spivak JM, et al. ProDisc-C Total Disc Replacement Versus Anterior Cervical Discectomy and Fusion for Single-Level Symptomatic Cervical Disc Disease: Seven-Year Follow-up of the Prospective Randomized U.S. Food and Drug Administration Investigational Device Exemption Study. J Bone Joint Surg Am. 2015;97(21):1738-47.

Jimenez JC, Sani S, Braverman B, Deutsch H, Ratliff JK. Palsies of the fifth cervical nerve root after cervical decompression: prevention using continuous intraoperative electromyography monitoring. J Neurosurg Spine. 2005;3:92-7.

Jin BH, Kim YS: Ossification of spinal ligaments. J Korean Neurosurg Soc. 1991;20:875-84.

Joaquim AF, Cheng I, Patel AA.. Postoperative spinal deformity after treatment of intracanal spine lesions. Spine J. 2012;12:1067-74.

Kadanka Z, Mares M, Bednanik J et al. Approaches to spondylotic cervical myelopathy: conservative versus surgical results in a 3-year follow-up study. Spine. 2002;27:2205-11.

Kamiya M, Harada A, Mizuno M, Iwata H, Yamada Y. Association between a polymorphism of the transforming growth factor-beta 1 gene and genetic susceptibility to ossification of the posterior longitudinal ligament in Japanese patients. Spine. 2001;26:1264-6.

Kara B, Celik A, Karadereler S, et al. The role of DTI in early detection of cervical spondylotic myelopathy: a preliminary study with 3-T MRI. Neuroradiology. 2011;53:609-16.

Kato M, Nakamura H, Konishi S, et al. Effect of preserving para- spinal muscles on postoperative axial pain in the selective cervical laminoplasty. Spine. 2008;33(14):455-59.

Kawaguchi Y, Kanamori M, Ishiara H et al. Preventive measures for axial symptoms following cervical laminoplasty. J Spinal Disord Tech. 2003;16:497-501.

Kawaguchi Y, Furushima K, Sugimori K, Inoue I, Kimura T. Association between polymorphism of the transforming growth factor-beta 1 gene with the radiologic characteristic and ossification of the posterior longitudinal ligament. Spine. 2003;28:1424-6.

Kerkovský M, Bednarík J, Duk L, Sprláková-Puková A, Urbánek I, Mechl M, Válek V, Kadanka Z. Magnetic resonance diffusion tensor imaging in patients with cervical spondylotic spinal cord compression: correlations between clinical and electrophysiological findings. Spine. 2012;37:48-56.

Kim P, Murata H, Kurokawa R, Takaishi Y, Asakuno K, Kawamoto T. Myoarchitectonic spinolaminoplasty: efficacy in reconstituting the cervical musculature and preserving biomechanical function. J Neurosurg Spine. 2007;7:293-304.

Kim TJ, Bae KW, Uhm WS et al. Prevalence of ossification of the posterior longitudinal ligament of the cervical spine. Joint Bone Spine. 2008;75:471-4.

Komagata M, Nishiyama M, Endo K et al. Prophylaxis of C5 palsy after cervical expansive laminoplasty by bilateral partial foraminotomy. Spine J. 2004; 4:650-5.

Kong Q, Ma X, Li F et al. COL6A1 polymorphisms associated with ossification of the ligament flavum and ossification of the posterior longitudinal ligament. Spine. 2007;32:2834-8.

Kyung-Soo Suk, Ki-Tack Kim, Jung-Hee Lee, Sang-Hoon Lee, Jin-Soo Kim, Il-Hun Choi. Prevertebral Soft Tissue Swelling after Anterior Cervical Discectomy and Fusion - Comparison between Plate Fixation and Cage Insertion. J Korean Orthop Assoc. 2009;44:249-55.

Lee DH, Park SA, Kim NH, et al. Laminar closure after classic Hirabayashi open-door laminoplasty. Spine. 2011;36(25):1634-40.

Lee DH, Lee JS, Yi JS, et al. Anterior cervical plating technique to prevent adjacent-level ossification development. Spine J. 2013;13:823-9.

Lee DH, Cho JH, Hwang CJ, et al. Can C3 laminectomy reduce interlaminar bony fusion and preserve the range of motion after cervical laminoplasty? Spine. 2016;41(24):1884-90.

Lee JW, Kim JH, Park JB, Park KW, Yeom JS, Lee GY, Kang HS. Diffusion tensor imaging and ber tractography in cervical compressive myelopathy: preliminary results. Skeletal Radiol. 2011;40:1543-51.

Lee MJ, Bazaz R, Furey CG, et al. Risk factors for dysphagia after anterior cervical spine surgery: a two-year prospective cohort study. Spine J. 2007;7:141-7.

Lees F, Turner J. Natural history and prognosis of cervical spondylosis. Br Med J. 1963;2:1607-10.

Levine MJ, Albert TJ, Smith MD. Cervical radiculopathy: diagnosis and nonoperative management. J Am Acad Orthop Surg. 1996;4:305-16.

Lipson SJ. Metaplastic proliferative fibrocartilage as an alternative concept to herniated intervertebral disc. Spine. 1988;13:1055-60.

Liu Y, Zhao Y, Chen Y, Shi G, Yuan W. RUNX2 polymorphisms associated with OPLL and OLF in the Han population. Clin Orthop Relat Res. 2010;468(12):3333-41.

Lorenz M, Patwardhan A, Vanderby R Jr. Load-bearing characteristics of lumbar facets in normal and surgically altered spinal segments. Spine. 1983;8:122-30.

Matsumoto M, Toyama Y, Ishikawa M, Chiba K, Suzuki N, Fujimura Y. Increased signal intensity of the spinal cord on magnetic resonance images in cervical compressive myelopathy. Does it predict the outcome of conservative treatment? Spine. 2000;25:677-82.

Matsunaga S, Sakou T, Taketomi E, Komiya S. Clinical course of patients with ossification of the posterior longitudinal ligament: A minimum 10-year cohort study. J Neurosurg. 2004;100:245-8.

Mihara H, Ohnari K, Hachiya M, Kondo S, Yamada K. Cervical myelopathy caused by C3-C4 spondylosis in elderly patients: a radiographic analysis of pathogenesis. Spine. 2000;25:796-800.

Morio Y, Teshima R, Nagashima H, Nawata K, Yamasaki D, Nanjo Y. Correlation between operative outcomes of cervical compression myelopathy and MRI of the spinal cord. Spine. 2001;26:1238-45.

Nakagawa Y, Tamaki T, Yamada H, Nishiura H. Discrepancy between decreases in the amplitude of compound muscle action potential and loss of motor function caused by ischemic and compressive insults to the spinal cord. J Orthop Sci. 2002;7:102-10.

Nassr A, Eck JC, Ponnappan RK, et al. The incidence of C5 palsy after multilevel cervical decompression procedures. Spine. 2012;37(3):174-8.

Netterville JL, Koriwchak MJ, Winkle M, Courey MS, Ossoff RH. Vocal fold paralysis following the anterior approach to the cervical spine. Am Otol Rhinol Laryngol. 1996;105:85-91.

Newhouse KE, Lindsey RW, Clark DR, Lieponis J, Murphy MJ. Esophageal perforation following anterior cervical spine surgery. Spine. 1989;14:1051-3.

Newman M. The outcome of pseudarthrosis after cervical an- terior fusion. Spine. 1993;18:2380-82.

Nilsson M, Lätt J, Ståhlberg F, van Westen D, Hagslätt H. The importance of axonal undulation in diffusion MR mea- surements: a Monte Carlo simulation study. NMR Biomed. 2012;25:795-805.

Nouri A, Tetreault L, Singh A. Degenerative cervical myelopathy. Spine. 2005;40(12):675-93.

Nurick S. The pathohenesis of the spinal cord disorder associated with cervical spondylosis. Brain. 1972;95:87-100.

Ohshio I, Hatayama A, Kaneda K, Takahara M, Nagashima K. Correlation between histopathologic features and magnetic resonance images of spinal cord lesions. Spine. 1993;18:1140-49.

Okamoto K, Kobashi G, Washio M et al. Dietary habits and risk of ossification of the posterior longitudinal ligaments of the spine (OPLL); Findings from a case-control study in Japan. J Bone Miner Metab. 2004;22:612-7.

Ogino H, Tada K, Okada K et al. Canal diameter, anteroposterior compression ratio, and spondylotic myelopathy of the cervical spine. Spine. 1983;8:1-15.

Ono K, Ota H, Tada K, Yamamoto T. Cervical myelopathy secondary to multiple spondylotic protrusion: A clinico-pathologic study. Spine. 1977;2:109-25.

O'Brien MF, Peterson D, Casey AT, Crockard HA. A novel technique for laminoplasty augmentation of spinal canal area using titanium miniplate stabilization: A computerized morphometric analysis. Spine. 1996;21:474-84.

Papadopoulos CA, Katonis P, Papagelopoulos PJ, Karampekios S, Hadjipavlou AG. Surgical decompression for cervical spondylotic myelopathy: correlation between operative outcomes and MRI of the spinal cord. Orthopedics. 2004;27:1087-91.

Park JB, Cho YS, Riew KD. Development of adjacent-level ossification in patients with an anterior cervical plate. J Bone Joint Surg Am. 2005;87:558-63.

Pavlov H, Torg JS, Robie B, et al. Cervical spinal stenosis: determination with vertebral body ratio method. Radiology. 1987;164:771-5.

Penning L, Wilmink JT, van Woerden HH, Knol E. CT myelographic findings in degenerative disorders of the cervical spine: clinical significance. AJR Am J Roentgenol. 1986;146:793-801.

Phillips DG. Surgical treatment of myelopathy with cervical spondylosis. J Neurol Neurosurg Psychiat. 1973;36:879-84.

Phillips FM, Carlson G, Emery SE, Bohlman HH. Anterior cervical pseudarthrosis. Natural history and treatment. Spine. 1997;22:1585-89.

Phillips FM, Geisler FH, Gilder KM, et al. Long-term outcomes of the US FDA IDE prospective, randomized controlled clinical trial comparing PCM cervical disc arthroplasty with anterior cervical discectomy and fusion. Spine. 2015;40:674-83.

Pickett GE, Sekhon LH, Sears WR, Duggal N. Complications with cervical arthroplasty. J Neurosurg Spine. 2006;4:98-105.

Radhakrishnan K, Litchy Wj, O'Fallon WM, et al. Epidemiology of cervical radiculopathy. A population-based study from Rochester, Minnesota, 1976 through 1990. Brain. 1994;117(2):325-35.

Ratliff JK, Cooper PR. Cervical laminoplasty: A critical review. J Neurosurg. 2003;98:230-8.

Resnick D, Grerra J, Robinson CA, Vint VC. Association of diffuse idiopathic skeletal hyperostosis (DISH) and calcification and ossification of the posterior longitudinal ligament. AJR. 1979;131:1049-53.

Rhee JM, Yoon T, Riew KD. Cervical radiculopathy. J Am Acad Orthop Surg. 2007;15:486-94.

Rothman RH, Rashbaum RF. pathogenesis of signs and symptoms of cervical disc degeneration. Instr Course Lect. 1978;27:203-15.

Rubinstein SM, Pool JJ, van Tulder MW, et al. A systematic review of the diagnostic accuracy of provocative tests of the neck for diagnosing cervical radiculopathy. Eur Spine J. 2007;16:307-19.

Saal JS, Saal JA, Yurth EF, et al. Nonoperative management of herniated cervical intervertebral disc with radiculopathy. Spine. 1996;21:1877-83.

Sagi HC, Beutler W, Carroll E, et al. Airway complications associated with surgery on the anterior cervical spine. Spine. 2002;27(9):949-53.

Sampath P, Bendebba M, Davis JD, Ducker TB. Outcome of patients treated for cervical myelopathy: A prospective, multicenter study with independent clinical review. Spine. 2000;25:670-76.

Sang Ho Moon, Han Sik Kim. Percutaneus Epidural Neuroplasty. J Korean Orthop Assoc. 2015;50:215-24.

Sasso RC, Anderson PA, Riew KD, et al. Results of cervical arthroplasty compared with anterior discectomy and fusion: four- year clinical outcomes in a prospective, randomized controlled trial. J Bone Joint Surg Am. 2011;93:1684-92.

Scheer JK, Tang JA, Smith JS et al. Cervical spine alignment, sagittal deformity, and clinical implications. A review. J Neurosurg Spine. 2013;19:141-59.

Sengupta DK, Grevitt MP, Mehdian SM. Hypoglossal nerve injury as a complication of anterior surgery to the upper cervical spine. Eur Spine J. 1999;8:78-80.

Seo JY, Ha KY. Fate of posterior osteophytes in fused segments after anterior cervical discectomy and fusion. Spine. 2012;37(9):741-49.

Shapiro S. Banked fubula and the locking anterior cervical plate in anterior cervical fusion following cervical discectomy. J Neuro-surg. 1996;84:161-5.

Shimizu K, Nakamura M, Nishikawa Y, et al. Spinal kyphosis causes demyelination and neuronal loss in the spinal cord. A new model of kyphotic deformity using juvenile Japanese small game fowls. Spine. 2005;30(21):2388-92.

Shimomura Y, Hukuda S, Mizuno S. Experimental study of ischemic damage to the cervical spinal cord. J Neurosurg. 1968;28:565-81.

Shiraishi T. Skip laminectomy: a new treatment for cervical spondylotic myelopathy, preserving bilateral muscular attachments to the spinous processes: a preliminary report. Spine J. 2002;2:108-15.

Shiraishi T, Fukuda K, Yato Y, Nakamura M, Ikegami T. Results of skip laminectomy-minimum 2-year follow-up study compared with open-door laminoplasty. Spine. 2003;28:2667-72.

Simo M, Szirmai I. Aranyi Z. Superior sensitivity of motor over somatosensory evoked potentials in the diagnosis of cervical spondylotic myelopathy. Eur J Neurol. 2004;11:621-26.

Sjaastad O, Fredriksen TA, Pfaffenrath V. Cervicogenic headahce: diagnositic criteria. The cervicogenic headache internation study group, Headache. 1998;38:442-45.

Skovrlj B, Gologorsky Y, Haque R, et al. Complications, outcomes, and need for fusion after minimally invasive posterior cervical foraminotomy and microdiscectomy. Spine J. 2014;14:2405-11.

Song KJ, Taghavi CE, Lee KB, Song JH, Eun JP. The efficacy of plate construct augmentation versus cage alone in anterior cervical fusion. Spine. 2009;34:2886-92.

Song KS, Chaiwat P, Chuntarapas T, et al. Dynamic radiographic criteria for detecting pseudarthrosis following anterior cervical arthrodesis. J Bone Joint Surg. 2014;96:557-63.

Spillane JD, Lloyd GHT. The diagnosis of lesions of the spinal cord in association with osteoarthritic disease of the cervical spine. Brain. 1952;75:177-86.

Stookey B. Compression of spinal cord and nerve roots by herniation of the nucleus pulposus in the cervical region. Arch Surg. 1940;40:417-32.

Suda K, Abumi K, Ito M, et al. Local kyphosis reduces surgical outcomes of expansive open-door laminoplasty for cervical spondylotic myelopathy. Spine. 2003;28(12):1258-62.

Suri A, Chabbra RP, Mehta VS, Gaikwad S, Pandey RM. Effect of intramedullary signal changes on the surgical outcome of patients with cervical spondylotic myelopathy. Spine J. 2003;3:33-45.

Symon L, Lavender P. The surgical treatment of cervical spondylotic myelopathy. Neurology. 1967;17:117-26.

Takahashi M, Yamashita Y, Sakamoto Y, Kojima R. Chronic cervical cord compression: Clinical significance of increased signal intensity on MR images. Neuroradiology. 1989;173:219-24.

Takeuchi K, Yokoyama T, Aburakawa S, et al. Axial symptoms after cervical laminoplasty with C3 laminectomy compared with conventional C3-C7 laminoplasty: a modified laminoplasty preserving the semispinalis cervicis inserted into axis. Spine. 2005;30(22):2544-49.

Tsukahara S, Miyazawa N, Akagawa H et al. COL6A1, the candidate gene for ossification of the posterior longitudinal ligament, is associated with diffuse idiopathic skeletal hyperostosis in Japanese. Spine. 2005;30:2321-4.

Tong HC, Haig AJ, Yamakawa K. The spurling test and cervical radiculopathy. Spine. 2002;27:156-9.

Uchida K, Kobayashi S, Yayama T et al. Metabolic neuroimaging of the cervical spinal cord in patients with compressive myelopathy: A high-resolution positron emission tomography study. J Neurosurg Spine. 2004;1:72-79.

Uchida K, Nakajima H, Sato Ryuichiro, et al. Cervical spondylotic myelopathy associated with kyphosis or sagittal sigmoid alignment: outcome after anterior or posterior decompression. J Neurosurg Spine. 2009;11:521-28.

Uda T, Takami T, Tsuyuguchi N, et al. Assessment of cervical spondylotic myelopahty using diffusion tensor magnetic resonance imaging parameter at 3.0 tesla. Spine. 2013;38:407-14.

Urban JPG, McMullin JF. Swelling pressure of the lumbar intervertebral discs: Influence of age spinal level, composition and degeneration. Spine. 1988;13:179-87.

Vaccaro AR, Falatyn SP, Scuderi GJ et al. Early failure of long segmental anterior cervical plate fixation. J Spinal Disord. 1998;11:410-5.

Vittoria Bucknall, JN Alastair Gibson. Cervical endoscopic spinal surgery: A review of the current literature. Journal of Orthpaedic Surgery. 2018;26(1):1-8.

Wachli B, Dvorak J, Grob D. Cervical spine disorders and headaches. Read at the Annual Meeting of the Cervical Spine Research Society, New York, 1993.

Wada E, Ohmura M, Yonenobu K. Intramedullary changes of the spinal cord in cervical spondylotic myelopathy. Spine. 1995;20:2226-32.

Wang W, Qin W, Hao N, Wang Y, Zong G. Diffusion tensor imaging in spinal cord compression. Acta Radiol. 2012; 53:921-28.

Wang JC, McDonough PW, Endow KK, Kanim LE, Delamarter RB. The effect of cervical plating on single-level anterior cervical discectomy and fusion. J Spinal Disord. 1999;12:467-71.

Wang JC, McDonough PW, Kanim LE, Endow KK, Delamarter RB. Increased fusion rates with cervical plating for three-level anterior cervical discectomy and fusion. Spine. 2001;26:643-7.

Wang JM, Roh KJ, Kim DJ, Kim DW. A new method of stabilising the elevated laminae in open-door laminoplasty using an anchor system. J Bone Joint Surg Br. 1998;80:1005-8.

Wang PN, Chen SS, Liu HC et al. Ossification of the posterior longitudinal ligament of the spine. A case-control risk factor study. Spine. 1999;24:142-5.

Washio M, Kobashi G, Okamoto K, et al. Japan Collaborative Epidemiological Study Group for Evaluation of Ossification of the Posterior Longitudinal Ligament of the Spine (OPLL) Risk: Sleeping habit and other life styles in the prime of life and risk for ossification of the posterior longitudinal ligament of the spine (OPLL): A case-control study in Japan. J Epidemiol. 2004;14:168-73.

Watters WC, Levinthal R. Anterior cervical discectomy with and without fusion. Results, complications, and long-term follow-up. Spine. 1994;19:2343-7.

White A III, Southwick WO, Deponte RJ, Gainor JW, Hardy R. Relief of pain by anterior cervical spine fusion for spondylosis: A report of sixty five patients. J Bone Joint Surg Am. 1988;13:774-80.

Whoan Jeang Kim, Kyou Hyeun Kim, Won Sik Choy. Anterior Discectomy and Fusion With or Without Plate Fixation for One Level Cervical Disc Herniation. J Kor Soc Spine Surg. 2000;7: 373-8.

Wirth FP, Dowd GC, Sanders HF, Wirth C. Cervical discectomy: A prospective analysis of three operative techniques. Surg Neurol. 2000;53:340-48.

Wong JJ, Cote P, Quesnele JJ, et al. The course and prognostic factors of symptomatic cervical disc herniation with radiculopathy: a systematic review of the literature. Spine J. 2014;14:1781-9.

Yamamoto I, Ikeda A, Shibuya N, et al. Clinical long-term results of anterior discectomy without interbody fusion for cervical disc disease. Spine. 1991;16:272-9.

Yanagi T. Ossification of the posterior longitrdinal ligament. A clinical and radiological analysis of forty-six cases. Brain Nerve. 1987;22:909-21.

Yijian Zhang, Nanning Lv, Fan He, Bin Pi, Hao Liu, Angela Carley Chen, Huilin Yang, Mingming Liu, Xuesong Zhu. Comparison of cervical disc arthropathy and anterior cervical discectomy and fusion for the treatment of cervical disc degenerative diseases on the basis of more than 60 months of follo-up: a systematic review and meta-analysis. BMC Neuroglogy. 2020;20:143.

Yone K, Sakou T, Yanase M, Ijiri K. Preoperative and postoperative magnetic resonance image evaluation of the spinal cord in cervical myelopathy. Spine. 1992;17:388-92.

Yonenobu K, Hosono N, Iwasaki M, Asano M, Ono K. Neurologic complications of surgery for cervical compression myelopathy. Spine. 1991;16:1277-82.

Yonenobu K, Okada K, Fuji T, Fujiwara K, Yamashita K, Ono K. Causes of neurologic deterioration following surgical treatment of cervical myelopathy. Spine. 1986;11:818-23.

Young WF, Rosenwasser RH. An early comparative analysis of the use of fibular allograft versus autologous iliac crest graft for interbody fusion after anterior cervical discectomy. Spine. 1993;18:1123-24.

Zdeblick TA, Ducker TB. The use of freeze-dried allograft bone for anterior cervical fusions. Spine. 1991;16:726-9.

Zhang Y, Liang C, Tao Y, et al. Cervical total disc replacement is superior to anterior cervical decompression and fusion: a meta- analysis of prospective randomized controlled trials. PLoS One. 2015;10(3):e0117826.

색 인

CT 검사, 105
MRI 검사, 104
가관절증, 192
갑상 연골, 41, 42
갑상선, 42
강직, 74, 190
거북목, 36, 37, 40, 148, 180
경막, 46, 52, 53, 54, 116, 144, 190
경막외 스테로이드 주사, 115, 116, 117, 118
경추, 20, 21, 24, 29, 31, 40, 42, 74, 84, 90, 109, 126, 148
경추 후만증, 70, 73, 79, 113, 118, 176, 182
경추의 극돌기, 122
경추인성 두통, 76
고주파 치료, 139
골극, 30, 31, 63, 83
골극, 31, 63, 83
관절, 30, 63, 70, 74, 216
교감 신경총, 43, 121
구상돌기, 29, 30, 104, 124, 143
구추관절, 28, 30, 63, 102
균형추, 19
극돌기, 29, 122, 162, 208
근력, 96, 168, 203
근육, 19, 58, 79, 81, 190, 203
근전도 검사, 108, 109, 110, 111
금속 나사못, 28, 173, 196, 198
금속판, 132, 155, 195, 198
기관, 41, 138, 139
기도, 19, 20, 121, 122
늑골, 21
단순 방사선 검사, 102
당단백, 25, 26, 62
대후두공, 52
동결견, 111
동맥, 19, 44, 138
동적 척수 압박, 84, 85
등척성 운동, 115
디스크 유착, 156
림프관, 19
만곡, 33, 73, 88, 172
말초 신경, 45, 46, 49, 81, 93, 109, 111
목 디스크, 5, 6, 19, 28, 32, 66, 209
목뼈, 16, 17, 19, 20, 25, 29, 33, 71, 85, 161
무지, 55
미추, 21, 22
백질, 47, 48
버드나무 골절 술식, 177

변성, 32, 62
복식호흡, 80
부교감 신경, 43
분비샘, 19
삼각근, 57, 81, 97, 191
삼두박근, 58, 59, 82
삼차-경추 핵, 78
상부 경추 척수, 78
상완 신경총, 56, 111
상완 신경총, 56, 111
섬유윤, 25, 27, 62, 63, 125
성대, 41, 42, 122
소뇌, 33, 44
소지, 55, 59, 82
수술 전, 후 보조기, 205
수술 종류 결정 방법, 173
수지 탈출 징후, 93
수핵, 25, 27, 31, 32, 62, 71, 106, 125, 139
스펄링 검사, 90, 91
시지, 55, 58, 81
식도, 19, 41, 138, 139, 121, 122
식도, 41, 121, 122, 138, 184
신경, 19, 71, 78, 89, 96, 139
신경 감압술, 144
신경공, 32, 51, 63, 79, 102104
신경근, 24, 25, 32, 47, 51, 81, 104, 113, 115,
신경근, 24, 47, 50, 51, 55, 57, 81, 90, 115, 189
신경근 차단술, 116
신경세포체, 47
신경절, 43, 51
신경총, 33, 56, 121
심장, 21
아틀라스, 23
약지, 55, 58
연골, 20, 41, 42
연관통, 77, 78
연성 디스크, 27, 31, 62, 63, 72, 83, 105
연질막, 53, 54
영상의학적 검사, 101
오십견, 111
외측괴, 25, 28, 160, 197
요추, 21, 22, 31, 46, 47
용해술, 139
유발 전위 검사, 108, 109, 110
유합술, 126, 127, 128, 143, 151
윤상 연골, 42
응축술, 124, 139
이두박근, 57, 58, 81, 97
이중 압박 증후군, 111
인공 디스크, 124, 134, 135, 182, 187
인대, 20, 71, 102177, 198, 205, 216
인두, 41, 121
일자목, 36, 37, 38, 87
전만곡, 34, 39, 160
전방 수술, 124, 143, 178, 181
전방 추간판 절제술, 124, 125, 126, 143, 178
전자석, 106

전종인대, 32, 51
전후방 동시 수술, 174
정량적 보행 검사, 110
정맥, 19, 138
정적 척수 압박, 84
중지, 55, 58, 82
중추 신경, 45, 54, 109
척수, 45, 49, 54, 62, 72, 78, 109, 147, 189
척수증, 61, 67, 70, 72, 83, 88, 93, 107, 113, 203, 214
척수증 손, 92, 93
척수증의 후방 감압술, 159
척추, 20, 21, 27, 33, 47, 61, 67
척추경, 28, 29, 31, 102, 179, 180, 181, 197
척추관 협착증, 31, 63, 83, 84
척추관 협착증, 31, 32, 63, 83, 84
척추증, 61
척추체 이동 절골술, 143, 157, 178, 214
천추, 21, 22, 47
초음파 열 치료, 139
추간판, 20, 75, 83, 117, 124, 125, 139
추궁판, 28, 29, 104, 122, 140, 160, 212
축, 24
축성 경부통, 71, 74, 113
축성 압박 검사, 90, 91
축추, 23, 104
콜라젠, 26, 27
탈구, 64
퇴행성 경추 질환, 15, 19, 61, 79
퇴행성 관절염, 216
트럼펫형 감압술, 129, 152, 153, 212
폐, 21, 55, 80
항인대, 104, 122
혈관, 19, 20, 76, 88, 139, 141
호프만 징후, 92
홈통형 감압술, 153, 211
환추, 23, 24, 104
황인대, 31, 63, 85, 144
횡격막, 55, 56, 80
횡돌기, 29, 44
횡돌기공, 33, 44
후궁, 29, 31, 85, 140, 146, 161, 212
후궁 성형술, 143, 161, 212, 141
후두, 41, 43, 121, 122
후두골, 50
후만곡, 34, 35, 39, 150
후방 수술, 143, 179, 181, 188
후종인대, 32, 51, 83, 90, 105, 180,
후종인대, 51, 52, 83, 176
흉곽호흡, 80
흉추, 21, 22, 31, 34, 46, 50, 51, 56, 82, 133, 146,

누구에게나 찾아오는 중년의 불청객

목 디스크

인쇄일| 2020년 8월 25일
발행일| 2020년 8월 31일
저 자| 이 동 호
발행인| 엄 철
발행처| 최신의학사
서울시 중구 동호로 24길 27-11
전화. 02-2263-4723~5
팩스. 02-2263-4726
등 록| 1995년 8월 7일 제 2-2019호
ISBN: 978-89-88159-42-2

값 30,000원